现代血液疾病新诊疗

主 编　杨志文　等

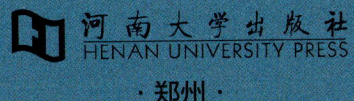

图书在版编目（CIP）数据

现代血液疾病新诊疗 / 杨志文等主编 . -- 郑州：河南大学出版社，2021.3
ISBN 978-7-5649-4598-5

Ⅰ.①现… Ⅱ.①杨… Ⅲ.①血液病 - 诊疗 Ⅳ.① R552

中国版本图书馆 CIP 数据核字 (2021) 第 041261 号

责任编辑：阮林要
责任校对：林方丽
封面设计：陈盛杰

出版发行：	河南大学出版社
	地址：郑州市郑东新区商务外环中华大厦 2401 号
	邮编：450046
	电话：0371-86059750（高等教育与职业教育出版分社）
	0371-86059701（营销部）
	网址：hupress.henu.edu.cn
印　　刷：	广东虎彩云印刷有限公司
版　　次：	2021 年 3 月第 1 版
印　　次：	2021 年 3 月第 1 次印刷
开　　本：	880mm×1230mm　1/16
印　　张：	12.5
字　　数：	405 千字
定　　价：	75.00 元

（本书如有质量问题，请与河南大学出版社营销部联系调换）

编 委 会

主　编　杨志文　吕俊廷　刘黎琼　陈秋茹
　　　　　白丽霞　梁　颜　胡晓婧

副主编　薛连国　陶　媛　聂泽强　芮耀耀
　　　　　李安弘　乔　剑　傅　强　孔德煜

编　委　（按姓氏笔画排序）
　　　　　孔德煜　吉林省胜利医院
　　　　　白丽霞　河北燕达陆道培医院
　　　　　吕俊廷　江门市中心医院
　　　　　乔　剑　中国人民解放军联勤保障部队第九八三医院
　　　　　刘黎琼　华中科技大学协和深圳医院
　　　　　芮耀耀　南京医科大学附属儿童医院
　　　　　李安弘　重庆市开州区人民医院
　　　　　杨志文　广州中医药大学第一附属医院
　　　　　陈秋茹　深圳市龙华区人民医院
　　　　　胡晓婧　东莞市人民医院
　　　　　聂泽强　运城市中心医院
　　　　　陶　媛　广州市番禺区中心医院
　　　　　梁　颜　湖北医药学院附属襄阳市第一人民医院
　　　　　傅　强　重庆市开州区人民医院
　　　　　薛连国　连云港市第一人民医院

前 言

血液病是原发于造血系统的疾病，或影响造血系统伴发血液异常改变，以贫血、出血、发热为特征的疾病。目前，随着医学的飞速发展，尤其是细胞生物学、分子生物学、细胞遗传学、分子免疫学等先进技术的应用，大大提高了血液病学临床和实验研究的水平。临床医师对血液病的病因和发病机制有了更加深入的了解，针对血液病的治疗，以及临床实验研究，取得了更显著的成绩。特别是造血干细胞移植技术的应用，成为了白血病、淋巴瘤、实体肿瘤、自身免疫性疾病等恶性血液病和免疫缺陷及遗传性疾病等的主要治疗手段之一。为了满足血液内科专业人员以及基层医务工作者的临床需要，我们在参阅国内外相关研究进展的基础上组织编写了此书。

血液病学是发展十分迅速的临床学科之一，有关血液病的基础理论、诊断和治疗等各方面均已取得了长足的进展。本书内容包含广泛，首先介绍了血液细胞基本形态、血液病诊断、血液疾病的体格检查与常用诊断技术，其次重点介绍了红细胞异常疾病、白细胞疾病、淋巴瘤、多发性骨髓瘤、骨髓增生性疾病、造血干细胞移植等内容，最后讲述了血液成分输注与血液净化的内容。

由于本书参编人员较多，编写风格不尽一致，书中难免存在遗漏和错误之处，敬请广大读者批评和指正。

编 者
2021 年 3 月

目 录

第一章 血液细胞基本形态 1
 第一节 红细胞系统 1
 第二节 单核细胞系统 9
 第三节 粒细胞系统 10
 第四节 淋巴细胞系统 16
 第五节 浆细胞系统 19
 第六节 巨核细胞系统 21

第二章 血液病诊断 26
 第一节 血液病的诊断特点 26
 第二节 血液病诊断基础要点 27
 第三节 血液病的诊断方法 28
 第四节 血液病的鉴别诊断 29

第三章 血液疾病的体格检查与常用诊断技术 30
 第一节 血液病的体格检查 30
 第二节 腰椎穿刺术和鞘内注射 32
 第三节 骨髓穿刺术和骨髓活检术 36
 第四节 骨髓细胞电镜检查 41
 第五节 血液细胞的自动化仪器分析 51
 第六节 放射性核素在血液系统中的应用 51
 第七节 血液病的 CT 与 MRI 诊断 61

第四章 红细胞异常疾病 76
 第一节 缺铁性贫血 76
 第二节 铁粒幼细胞性贫血 78
 第三节 先天性转铁蛋白缺乏血症 80
 第四节 原发性肺含铁血黄素沉着症 81
 第五节 巨幼细胞性贫血 82

第五章 白细胞疾病 85
 第一节 白细胞减少和粒细胞缺乏症 85
 第二节 急性髓细胞白血病 89

第三节　急性淋巴细胞白血病 ··· 100
　　第四节　急性混合细胞白血病 ··· 108
第六章　淋巴瘤 ··· 112
　　第一节　恶性淋巴瘤 ·· 112
　　第二节　假性淋巴瘤 ·· 119
　　第三节　淋巴瘤样肉芽肿病 ·· 119
　　第四节　坏死增生性淋巴结病 ··· 121
　　第五节　窦性组织细胞增生伴巨大淋巴结病 ·· 122
　　第六节　Castleman 病 ··· 123
　　第七节　药物诱发假性淋巴瘤反应 ··· 126
第七章　多发性骨髓瘤 ·· 127
　　第一节　诊断与鉴别诊断 ··· 127
　　第二节　临床分期与预后分层 ··· 134
　　第三节　治疗的药物分类与诊疗机制 ·· 136
　　第四节　疗效标准 ··· 139
第八章　骨髓增生性疾病 ··· 144
　　第一节　原发性血小板增多症 ··· 144
　　第二节　原发性骨髓纤维化 ·· 146
　　第三节　真性红细胞增多症 ·· 150
第九章　造血干细胞移植 ··· 154
　　第一节　基础概述 ··· 154
　　第二节　原理 ··· 160
　　第三节　适应证 ·· 165
　　第四节　造血干细胞移植的常用技术 ·· 170
第十章　血液成分输注与血液净化 ·· 179
　　第一节　血液成分输注 ··· 179
　　第二节　血液透析 ··· 188
　　第三节　腹膜透析 ··· 191
参考文献 ·· 194

第一章 血液细胞基本形态

第一节 红细胞系统

一、红细胞实体

(一) 红细胞实体的概念

骨髓内的原始红细胞经早、中、晚幼红细胞直至成熟红细胞的连续发育过程称红细胞系列,该系列加上外周血液中的全部红细胞,共同组成一个正常的功能单位(尽管是分散性的),称为红细胞实体,见图1-1。

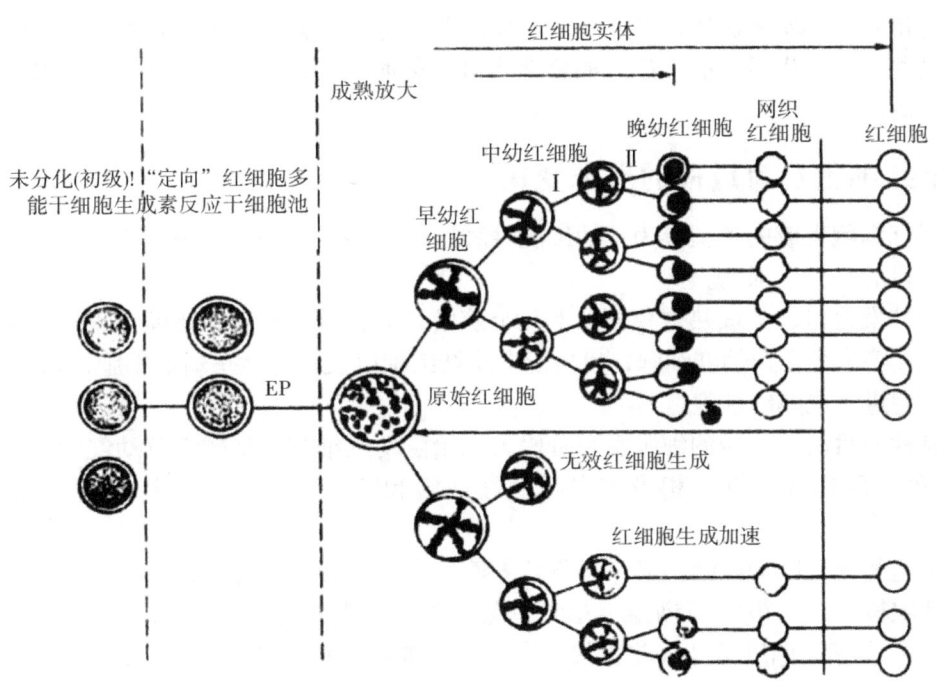

图1-1 红细胞实体及红细胞系列成熟与放大示意图

未分化(初级)多能干细胞,持续补充定向性红细胞生成素反应干细胞(即红系定向干细胞,ERC)池,在红细胞生成素的刺激下,ERC分化成为原始红细胞。而红细胞系的正常发育过程,是通过4次有丝分裂完成的。其间经历三个发育阶段:早幼、中幼(Ⅰ与Ⅱ)及晚幼红细胞,直至胞核固缩,最终脱核而发育成为网织红细胞。此种分裂、增殖与成熟的结果,即产生放大,每一个原始红细胞可产生16个网织红细胞(名词放大与增殖一词相呼应,指发育至终末期细胞数增加)。

自原始红细胞至网织红细胞这一成熟过程约需72 h。再经48 h后,网织红细胞即发育为成熟红细胞。

在无效红细胞生成的情况下,由于幼红细胞成熟障碍,加之骨髓内幼红细胞原位破坏及红细胞的生成作用加速,往往伴有减数分裂过程的紊乱。

在红细胞系列的成熟与放大过程中,一旦铁、叶酸、维生素 B_6 和维生素 B_{12} 缺乏或者其代谢遭受抑制及海洋性贫血时珠蛋白的合成缺陷,铅中毒时血红素的合成障碍等,不仅能导致红细胞的形态学异常,也能引起红细胞发育过程中的核浆成熟同步失调,从而产生异常的形态学表现。

(二)幼红细胞岛

幼红细胞岛是正常人骨髓内红细胞生成的解剖学单位。1 或 2 个巨噬细胞定位于岛的中央,四周围绕处于不同成熟阶段的幼稚红细胞。巨噬细胞伸出无数伪足样胞质突起与幼红细胞密切接触,相差显微镜或微型电影放映器的观察证明,岛中央之巨噬细胞处于活泼的运动之中,它伸出的伪足样突起,迅速地在幼红细胞周围移动,并与之密接,尽管这种接触瞬间即逝。一旦幼红细胞发育成熟,即脱离巨噬细胞的胞质突起,与邻近的静脉窦相接,通过窦壁孔隙进入骨髓血管系统。

幼红细胞与巨噬细胞保持密切相接的平均时间为 85 h。其间原始红细胞经 4 次有丝分裂而发育成熟,并合成成熟红细胞内血红蛋白量的 80%。巨噬细胞除对幼红细胞的发育进行"监护"和负责晚幼红细胞的"脱核"外,有报道其本身即幼红细胞发育的有效微环境,它能为幼红细胞提供某种尚未明了的营养物质。

然而,幼红细胞岛是造血组织内一种较脆弱的结构,于骨髓抽吸过程中,由于负压的吸力,幼红细胞岛往往发生解体。偶尔,于骨髓抽取物涂片内可见 1 个或多个幼红细胞与巨噬细胞或其碎片相并列,此即幼红细胞岛残余。

如以活检所得骨髓小粒做切片,于电镜下进行检查,就能证实生活状态下幼红细胞岛的形态。

临床上,某些红系增生活跃的疾患,如急性溶血性贫血和红白血病,于普通骨髓涂片中也较易发现完整的幼红细胞岛。

二、幼稚红细胞发育过程的形态变化

习惯上,把红细胞生成的类型分为正幼细胞性和巨幼细胞性两类。一般所说的幼稚红细胞一词,往往用来表示各阶段的有核红细胞。

在正幼细胞性发育时,其成熟过程分以下几个阶段,即原始红细胞,嗜碱性正幼红细胞,相当于国内的早幼红细胞;嗜多色性正幼红细胞,相当于中幼红细胞以及正色性正幼红细胞,相当于晚幼红细胞,然后经网织红细胞进入成熟红细胞。

在巨幼细胞性发育时,相应的细胞发育阶段为原始巨幼红细胞,嗜碱性巨幼红细胞,相当于早巨幼红细胞,嗜多色性巨幼红细胞,相当于中巨幼红细胞和嗜正色素性巨幼红细胞,相当于晚巨幼红细胞。

与正幼红细胞相比,巨幼红细胞显示以下几方面的形态学特点:①巨幼红细胞的胞体较正幼红细胞大;②巨幼红细胞核/浆比例小,即浆多;③巨幼红细胞时核内淡染的常染色质(副染色质)多而丰富;④巨幼红细胞时核内异染色质呈开放花边状;⑤巨幼红细胞时核内核仁大而显著;⑥巨幼红细胞时核/浆发育不平衡("核幼浆老")。

如果所检出的幼红细胞仅表现③和④两项形态学特征,称"类巨幼细胞变",后者在 MDS 时十分常见。

涂片与切片内处于不同发育阶段的正幼红细胞系细胞形态学识别特征如下。

(一)红系定向干细胞(红系祖细胞)

红系祖细胞即红细胞生成素反应性干细胞(ERC),是从人体外周血分离出的一种淋巴细胞样造血干细胞。如果进行体外培养,培养物内加入红细胞生成素后,即能用氚标志胸腺嘧啶法识别 ERC。红细胞生成素能刺激 ERC 定向地分化成为原始红细胞,但在一般光镜下用普通染色难以识别。

(二)原始红细胞

1. 涂片形态

原始红细胞直径在 12～15μm,胞体呈圆形、卵圆形或不整形,可有伪足样突起。核圆,约占胞体面积的 80%。染色质疏松,可见核仁。胞质蓝,无颗粒。原始红细胞的染色质较原始细胞Ⅰ型更粗糙而致密,胞质也更不透明。

有人证明,在红系细胞的早期与中期,已有相当量的蛋白质合成,与此同时,胞浆内的核苷酸量则相应下降,至中幼红细胞晚期,胞质内核苷酸几近消失,蛋白质的合成也显著降低,甚至消失。

2. 切片形态

在优质塑胶包埋切片经 HGF 或 MGG 染色后,原始红细胞核圆居中,核仁单个,深蓝色,清晰或隐约可见,某些切片内,因切割区不同而无核仁,同一核仁在不同切割面上大小也不同。核内异染色质呈蓝棕色粗粒或小块状,核周边分布较多,常染色质呈淡蓝或浅紫色,胞质深蓝色或灰蓝色。原始红细胞与切片内其他原始细胞间的鉴别,可通过圆形位于中心位的胞核及周围绕以不同发育阶段的幼红细胞构成的幼红细胞岛(簇)这一构形而加以识别和鉴别。必要时,可采用 α-唾液糖蛋白或 β-唾液糖蛋白(血型糖蛋白 A 和 C)经免疫酶标染色而进一步证实。

(三)早幼红细胞

1. 涂片形态

胞体比原始红细胞小,直径 16～18μm,核圆约占胞体的 3/4。染色质较粗,核仁不明显,但偶见核仁残迹。由于胞质含有大量多核糖体,因而嗜碱性极强。此期虽有少量血红蛋白合成,但往往被强嗜碱性所掩盖。电镜下可见铁蛋白颗粒。

2. 切片形态

切片内早幼红细胞直径较原始红细胞小,核圆,核膜厚,核仁隐约难见或无核仁,胞质呈蓝色或蓝紫色。由于早幼红常与其他幼红细胞群集成岛(簇),有助于间接识别。

(四)中幼红细胞

1. 涂片形态

继红细胞系的第 2 次有丝分裂后,即进入中幼红细胞阶段。此期胞质内的血红蛋白浓度已升至 $(1～23)\times 10^{-6}\mu g$,铁卟啉化合物渐趋形成,并与球蛋白相结合,胞质内血红蛋白量逐渐增多。划入本期的幼红细胞范围广,自胞质内出现可辨认的血红蛋白起,至嗜碱性胞质几近消失为止。本型细胞胞体变小,直径 12～15μm;核小,约占不足胞体面积的 1/2,常偏心;染色质更为致密,常聚集成块,副染色质可见,无核仁。因胞质内血红蛋白增加而呈双嗜性。

2. 切片形态

切片内胞体面积又较早幼红细胞小,核小而圆,约占胞片面积的 1/2,核膜不清。异染色质呈深蓝色或紫色,比早幼红更为致密,淡染性常染色质量少,无核仁。胞质带宽,呈不透明多染性现象。

(五)晚幼红细胞

1. 涂片形态

胞体更小,直径 10～15μm,核圆,小而固缩,染成蓝黑色,约占胞体的 1/4,核居中或偏心。胞质富含血红蛋白,染成橘红色。此期细胞内血红蛋白的平均浓度达 $28\times 10^{-6}\mu g$,但细胞容积降低 25%～33%。

正常人中 30%～50% 的早、中、晚幼红细胞的胞质内含有非血红蛋白铁,即铁蛋白颗粒,经普鲁士蓝染色呈阳性,称铁粒幼细胞。

2. 切片形态

胞体面积更小,核圆,居中或偏心。核内异染色质凝缩呈同质性深蓝或紫蓝色,尽管胞片仅 2～3μm 厚,因染色质直接与染料接触,故核着色较涂片更深,胞质呈粉红色或不着色。

在经脱钙的石蜡包埋 HE 染色切片中,由于人为因素引起胞核收缩,使中、晚幼红细胞出现明显的核周晕,有助于切片内幼红细胞与淋巴细胞的鉴别。

新生儿骨髓切片内可检出大量胞体较小的中、晚幼红细胞岛（簇），组织学上易误诊断为转移性小圆细胞恶性肿瘤的髓内侵犯。此时，使用单抗 Ret40f 和 JC159 进行免疫酶组化染色，就可证明这些"小圆细胞"本质上实系中、晚幼红细胞。

（六）网织红细胞

1. 涂片形态

网织红细胞是本系中尚未完全发育成熟的无核红细胞。在 Romanowsky 染色的涂片上，此细胞呈多染性，故必须用灿烂甲酚蓝（煌焦油蓝）等超活体染色后才能识别。胞质内含有颗粒状或细网状蓝染性物质，此种网织结构属于核糖体残余。

正常红细胞的寿命以 120 d 计，每天网织红细胞生成的理论数应为 1/120，即 0.8%。由于计数不精确，故实际工作中以 0.4% ~ 1.6% 为常值。因网织红细胞是以百分数表示，故要注意红细胞的基数，才能正确反映造血功能有否提高。正常人红细胞为 $5.0 \times 10^{12}/L$，若网织红细胞以 0.8% 计，则其绝对值为 $4.0 \times 10^{12}/L$。如某一患者红细胞数为 $2.5 \times 10^{12}/L$，网织红细胞也是 0.8%，则其绝对值仅 $2.0 \times 10^{12}/L$，提示骨髓再生功能只有前者的 1/2；反之，红细胞为 $2.5 \times 10^{12}/L$，网织红细胞为 2%，绝对值为 $5.0 \times 10^{12}/L$，提示造血功能正常，只是红细胞破坏加速，可能存在溶血。

2. 切片形态

在用 HGF 染色或 MGG 染色的切片上，网织红细胞难以识别。

（七）红细胞

1. 涂片形态

网织红细胞于 24 ~ 48 h 逐渐失去其核糖体而发育至成熟红细胞。正常静止性红细胞呈双凹盘形，直径在 7.5 ~ 8.3 μm，厚度约为 1.7 μm，平均容量为 83 μm^3，表面积约为 145 μm^2。随着红细胞的衰老，以上数据可略有相应降低。在 Wright 染色涂片上，正常红细胞呈红棕色；而在 Giemsa 染色时则为粉红色。在干燥涂片上，红细胞厚度约为 0.6 μm，已丧失其正常厚度的 2/3。

2. 切片形态

切片内除正常红细胞呈圆形外，尚可见哑铃形或新月形，后者系双凹盘形红细胞的纵切面。

三、病理性幼稚红细胞

（一）巨幼细胞

在普通染色的骨髓涂片上，在病理性巨幼细胞与生理性正幼红细胞生成之间进行正确的鉴别，有时存在一定的困难。在实际工作中，许多细胞不可能那么典型，而且，在两者间往往存在一些中间过渡型细胞。

典型的巨幼细胞在维生素 B_{12} 或叶酸缺乏时常见。一般于中幼红细胞阶段最易对正幼与巨幼细胞做出鉴别。其鉴别要点有二：①巨幼细胞核内淡染性的副染色质明显增加；②巨幼细胞胞质内的血红蛋白合成比正幼红细胞更慢，量更少。

巨幼细胞胞核着色淡，染色质更为细致。由于副染色质显著增加，核染色质更为分散。晚巨幼细胞体比正常晚幼红细胞大，副染色质增多，甚至胞核固缩时，副染色质仍明晰可见。

此外，类巨幼细胞变一词，常用来表示轻度的巨幼细胞性改变。其时，核内副染色质增加，以骨髓增生异常综合征、难治性贫血、红白血病和溶血性贫血时常见。产生此种变异的原因，可能与叶酸缺乏或叶酸－维生素 B_{12} 的代谢障碍有关。

（二）核破裂

核破裂是砷中毒与某些红细胞生成障碍性贫血的特征。其时，幼红细胞的胞核显示核固缩加速，并于中幼红细胞阶段提前出现。核内嗜碱性染色质呈显著块状，胞核缩小，多叶核与花瓣形核也常见。在两个细胞核间有时可见染色质细丝连接的核桥，提示中幼红细胞的终末有丝分裂尚未完成。具有花瓣形的固缩核与多个核碎片在晚幼红细胞中也很突出。

（三）血红蛋白化障碍

除了在巨幼细胞性贫血时看到的一种可逆性核浆成熟分离外，在缺铁、铅中毒和海洋性贫血时，由于血红蛋白合成的异常，也可发现另一形式的核浆发育不平衡现象。其时，胞核的发育与正常红细胞相似，而胞质于中幼红细胞阶段仍保持明显的嗜碱性。细胞胞体较正常小，且常显示细胞边缘破碎或不规则。这主要与细胞内表面的液泡形成有关。持续嗜多染性，与血红蛋白合成量减少，而多核糖体量过多有关。

（四）幼红细胞空泡形成

幼红细胞胞质与胞核内的空泡形成，是氯霉素中毒的一种表现。这在早幼与中幼红细胞阶段尤为明显。每个细胞内所含空泡数可在 3～20 个，直径约为 1μm。苏丹黑或 PAS 染色均呈阴性反应。在急性酒精中毒后发生红系抑制的患者中，也常看到类似的幼红细胞空泡形成，但其中空泡变性往往限于原始与早幼红细胞内。

四、正常与异常红细胞的形态

（一）正常红细胞的形态

1. 静止性红细胞

正常静止性红细胞呈双凹盘形，直径在 7.5～8.3μm，厚度约为 1.7μm，平均容量为 83μm³，表面积约为 145μm²。随着细胞的衰老，以上数据可略有相应降低。在 Wright 染色时则为粉红色。在干燥血涂片上，红细胞的厚度约为 0.6μm，已丧失其正常厚度的 2/3。在涂片制作过程中，由于玻片被脂肪、清洁剂或其他不洁物所沾染，加上摩擦力或表面张力等因素的影响，均能人为地引起红细胞的碎裂、炸面团样细胞、环形细胞和新月形细胞等变异。

2. 血液循环内红细胞的动力学变异

血液循环内红细胞的形态，既与各种力的作用有关，也与红细胞的周围环境、代谢状态及其本身的"年龄"有关。

红细胞在血液循环的运行过程中，由于所流经血管的直径与流速的不同，将发生不同形态的动力学改变。

红细胞的平均寿命为 100～120 d。红细胞在血管内的变形性，主要决定于血液的黏度与流速。在毛细血管内，由于血流缓慢，往往可见 2～12 个红细胞凝聚在一起，呈"缗钱状"于小血管内缓慢运行。这时细胞可呈椭圆形、半球形或不规则形。在大血管内，由于剪力的增加，红细胞的"缗钱状"凝聚即分散。这时，某些红细胞与某一血管表面接触时，于瞬间即被一时性的拉长而呈泪滴形。有时可看到带有少量胞质的膜性"尾巴"脱落入血流内。当影响红细胞形态的病理性动力学因素存在时，如血管腔狭窄、血小板簇或纤维蛋白丝横贯于血管腔，这时运行中的红细胞可被"劈开"，形成碎片。

（二）异常红细胞的形态

在以 Romanowsky 染色的骨髓涂片上，幼红细胞的异常形态包括胞质空泡变性、巨幼细胞变和病态发育改变，外加铁染色下所见的环形铁粒幼细胞等。

所谓巨幼细胞变，系指骨髓造血细胞中任何一个细胞系列发生形态与功能异常而言，主要与维生素 B_{12} 和（或）叶酸的缺乏有关，包括巨幼细胞性红细胞生成、粒细胞生成和巨核细胞生成。而巨幼细胞一词仅指巨幼细胞性红细胞系列各期细胞的通称，包括巨原始红细胞、巨早幼红细胞、巨中幼红细胞和巨晚幼红细胞等。

另有一种胞体大、核染质细致、胞质丰富的类巨幼细胞变，主要见于骨髓增生异常综合征、抗代谢类药物化疗后以及接受 azidothymidine（AZT）治疗后，为很常见的红系形态学改变。

病态发育改变，如像核/浆发育不平衡、核形异常、核分叶、核间桥和多核等，主要见于 MDS、先天性红细胞生成异常性贫血、巨幼细胞性贫血、红白血病及化疗后的患者中。

血液实验室一般在光镜下经普通染色的血和骨髓涂片上，于平面（长与宽 2 个尺度）下观察与记录红细胞的形态。如果在立体扫描电镜（SEM）下，就可从长、宽、厚 3 个尺度观察红细胞形态的变异。目前，国际上通用以希腊词干去记录各种红细胞形态，临床常见的异常红细胞见表 1-1。必要时，也可采用复合名词去记录所见的异常红细胞,如球细胞－口细胞;或酌情配合"微"等修饰词,赖以表示红细胞的容量,如微球形红细胞和大扁平红细胞等。

常见的红细胞形态学异常,主要在各种贫血、恶性血液病和寄生虫感染时检出,且应以普通染色的血和骨髓涂片检查为准。在实际工作中,常见的生理与病理性红细胞形态学变异包括红细胞大小不均症、异形红细胞症、小红细胞以及出现胞质内包涵体,诸如Howell Jolly小体、Cabot环和嗜碱性点彩等。

表1-1 红细胞形态的命名及其所见疾病

新术语	旧名或同义名	形态特点	示意图	所见疾病
圆盘形细胞(discocyte)	双凹盘状	呈盘形,有两个同心的凹面		正常形状
棘细胞(echinocyte)(Ⅰ~Ⅲ)	芒刺形细胞 锯齿形细胞 浆果细胞	红细胞表面等距离间隙有短刺状突起,它可以从盘形锯齿形(棘细胞Ⅰ型)发展成球形锯齿状(棘细胞Ⅱ型),至刺状突几乎完全丧失(Ⅲ型)		尿毒症,PK缺乏时,红细胞内低钾,老年人输血后,血液代谢耗竭,胃癌与消化性溃疡出血时
棘皮细胞(acanthocyte)	靴刺细胞 棘皮样细胞 棘头状细胞	不规则的刺形红细胞伴有不同长度和形态的突起		无β脂蛋白血症,酒精性肝病,脾切除后状态,吸收不良状态
口细胞(stomatocyte)(Ⅰ~Ⅲ)	杯形细胞 蘑菇盖形细胞 单凹盘形细胞	红细胞呈碗形,伴有单一凹陷,自浅碗形至仅伴有一小旋涡的球形		遗传性口细胞症,嗜酒者,肝硬化,阻塞性肝病,红细胞内钠泵缺陷
球形细胞(spherocyte)	球形红细胞 微球形红细胞	红细胞双凹消失,充满血红蛋白,在SEM下仅显示小凹陷		遗传性球形细胞增多症,免疫性溶血性贫血,输血后,Heinz小体溶血性贫血,水稀释性溶血,碎裂性溶血
裂殖细胞(schizocyte)	裂体细胞 钢盔细胞 碎裂细胞	割裂红细胞,常为半盘形,具有2或3个尖角,也可为不规则碎片		微血管病性溶血性贫血,心源性溶血,严重烧伤,行军性血红蛋白尿
椭圆形细胞(elliptocyte)	卵圆形细胞	蛋形至拉长的椭圆形细胞,血红蛋白可呈极性分布		遗传性椭圆形红细胞症,海洋性贫血,缺铁性贫血,骨髓痨性贫血,巨幼细胞性贫血
镰形细胞(drepanocyte)	镰刀形细胞(sickle cell)	细胞内包含聚合HbS,可呈针刺形,冬青叶形或不规则针形		镰状细胞(SS,S特征SC、SD和S-海洋性贫血等)
靶形细胞(codocyte)	靶形红细胞(target cell)	在ESEM下呈铃形,在光镜下呈靶形		阻塞性肝病,血红蛋白病(S,C)海洋性贫血,缺铁,脾切除后
泪滴形细胞(dacryocyte)	网球拍细胞 异形红细胞	拉长的、一个尖角的红细胞		骨髓纤维化,骨髓痨性贫血,海洋性贫血
扁平细胞(leptocyte)	薄细胞 薄松饼细胞	仅于细胞周缘有血红蛋白的纤薄、扁平的细胞		海洋性贫血,阻塞性肝病,缺铁

(三)红细胞形态的生理与病理性变异

1. 正常红细胞的衰老过程

随着晚幼红细胞胞核的逐出,胞膜过剩,细胞门区发生旋卷变形。约于2 d内,凡完成红细胞功能所不必要的胞膜、水分与细胞器均脱离,导致形态的重建,形成圆盘形红细胞。在其100~120 d的生存期中,红细胞在血液循环不利的生物物理学与生物化学环境内运行,胞膜渐次丧失,终将导致球形变。这时,细胞表面积/容量之比率降低,细胞内血红蛋白浓度增高,代谢性耗竭,并伴随变形力的减退。上述形态和生物物理特性的改变,预示衰老的到来。最终被单核－巨噬细胞系统所清除。

2. 圆盘形细胞－棘细胞－口细胞间的转变

这三种红细胞形态间的相互转变是红细胞的基本生理过程。

自圆盘形细胞转变成棘细胞时，在红细胞的表面形成等距离与等高度的短刺状突起。在外界致棘细胞变物质的作用下（表1-2），即导致棘细胞形成。但转变早期，如能将其置于新鲜血浆中洗涤，往往能使此种细胞的形态发生逆转。然而，当持续置于致棘细胞变物质内，胞膜与刺状突起将逐渐丧失，最终导致球–棘形细胞的形成。这时，逆转为圆盘形细胞的能力即告丧失。一般认为，自圆盘形至棘细胞间的转变，红细胞的容量并无明显改变。

相比之下，自圆盘形转变成口细胞时，红细胞形成单向凹陷的碗形，继而凹面逐渐消失，最终引起球形变。目前能导致口细胞变物质见表1-3。

表1-2 致棘细胞变物质

脂肪酸	呋塞米
烷基磺酸盐	巴比妥酸盐
二羟苯	根皮苷酚
水杨酸盐	根皮苷
龙胆盐	鞣酸
依他尼酸	氨硫脲
2,4二硝基酚	双嘧达莫
溶血卵磷脂	二氧化铀盐
乙醇	盐水反复洗涤
丁醇	pH增高（如盛于碱性容器）
胆酸	
保泰松	ATP耗竭
吲哚美辛	

表1-3 致口细胞变物质

氯化烃铵	伯氨喹
氯丙嗪	氯喹
局部麻醉药：	苄达明
辛可卡因	秋水仙碱
丁卡因	长春新碱
普鲁卡因	长春碱
抗组胺药：	麦角副酸二乙酰胺
苯吡胺	三硝基甲苯
溴非尼腊明	吐温80（油酸酯）
巴米品 bamipine	维生素A或维生素E
普萘洛尔	pH降低
苯丙胺	阳离子去污剂
罂粟碱	

3. 椭圆形细胞

椭圆形细胞也称卵圆形红细胞，占正常人血涂片内红细胞数的不足1%。自轻度椭圆形至铅笔或雪茄烟形不等。血红蛋白聚集于细胞的两端，主要由于细胞两极的胆固醇浓度特高，致使两极的胞膜发生扭曲而形成。

在众多贫血疾患，尤其是珠蛋白生成障碍性贫血、缺铁性贫血、慢性病引起的贫血和巨幼细胞贫血时，此种红细胞往往增至>10%。在遗传性椭圆形细胞增多症患者，血与骨髓涂片内的椭圆形细胞可高达>70%。

4. 口细胞

口细胞也称杯形细胞、单凹盘形细胞，红细胞呈碗形，伴有单一凹陷，呈浅碗形或带小旋涡的形状，主要见于遗传性口细胞症、嗜酒者、肝硬化、阻塞性肝病和红细胞内钠泵缺陷时。

5. 球形细胞

红细胞的双凹消失，充满血红蛋白，主要见于遗传性球形细胞增多症、免疫性溶血性贫血、输血后、Heinz 小体溶血性贫血及由于意外事故使蒸馏水进入血液循环或溺水者继发的所谓水稀释性溶血，水稀释性溶血是血管内球形细胞增多的另一原因。

6. 靶形细胞

靶形细胞也称靶形红细胞，是由于红细胞表面积增加或红细胞内血红蛋白量的降低，导致胞膜相对过剩而引起。

在阻塞性肝病患者中，由于红细胞膜内的卵磷脂胆固醇乙酰转移酶（LCAT）活性降低，导致膜内的胆固醇含量增加，使胆固醇/磷脂值明显增高，进而引起细胞表面积的绝对值增加，导致靶形细胞的形成。

相反，在发生缺铁和海洋性贫血时，由于此时细胞内血红蛋白含量减少，引起相对性膜过剩，导致靶形细胞的形成。

7. 泪滴形细胞

泪滴形细胞也称网球拍细胞，是一种拉长而带一个尖角的红细胞，主要见于骨髓纤维化、骨髓病性贫血和珠蛋白生成障碍性贫血的患者。

8. 裂殖细胞

裂殖细胞也称裂体细胞、钢盔细胞和碎裂细胞，属割裂红细胞，常为半盘形，带有 2～3 个尖角，也可呈不规则碎片形。在各种原因的血管壁病变或瓣膜修补术产生的创面，均能于局部形成纤维蛋白丝，对血液循环内运行中的红细胞产生阻滞性牵引力，一旦超过其附着力，红细胞拉长，有时碎裂为两个大小不等的断片，形成带 2～3 个尖角的裂殖细胞，主要见于微血管病性溶血性贫血、心源性溶血、严重烧伤和行军性血红蛋白尿时。

9. 棘细胞

棘细胞也称芒刺形细胞、锯齿形细胞和浆果细胞，形态特点是在红细胞表面等距离间隙有短刺状突起，它可以从盘形锯齿状（棘细胞 I 型）发展成球形锯齿状（棘细胞 II 型），至刺状突几乎完全丧失（III 型），主要见于尿毒症、丙酮酸激酶（PK）缺乏、红细胞内低钾和老年人输血后。

10. 棘皮细胞

棘皮细胞也称靴刺细胞、棘皮样细胞和棘头状细胞，是由于红细胞膜内脂质含量改变引起，呈不规则的棘形红细胞伴有不同长度和形态的突起，主要见于脾切除后，无 β 脂蛋白血症和酒精性肝硬化时。此时，红细胞膜内胆固醇/磷脂酰胆碱值显著增加，导致棘皮细胞形成。

11. 镰形细胞

镰形细胞也称镰刀形细胞，细胞内包含聚合的 HbS，在低氧情况下，即可形成带有 2 个尖角的新月形、镰刀形、冬青叶形或针刺形细胞，主要见于镰状细胞病（SS、S 特征、SC、SD 和 S-珠蛋白生成障碍性贫血）患者。

当血红蛋白分子脱氧时，脱氧的 HbS 分子相互连接，在细胞内形成 HbS 多聚体，后者是一种直径为 150～180Å（Å = 10^{10}m）的棒状物，它是由单分子细丝体连接而成，6 个细丝体扭结在一起，形成螺旋形的缆状结构，使红细胞发生镰刀形变，形成特殊的镰形细胞。细胞内的此种长棒状多聚体与细胞的长轴相平行。当再氧合时，镰形细胞可以逆转为圆盘形细胞。但圆盘形细胞↔镰形细胞之间多次重复转变后，胞膜损伤累积，最终引起不可逆。这时，即使氧张力再度增高，镰形细胞也不能再次逆转为圆盘形。细胞内血红蛋白浓度与阳离子渗透性均增加。钾含量降低，钠与钙含量升高，细胞内发生代谢耗竭，胞膜硬变，从而使细胞变形力亦明显下降。

12. 扁平细胞

扁平细胞也称薄松饼细胞，仅于红细胞的周缘有血红蛋白，扁平细胞是一种非常苍白而纤薄的细胞，主要见于重症缺铁性贫血和珠蛋白合成障碍性贫血。

13. 伴变性珠蛋白小体的红细胞

Heinz 小体呈小圆形或尖角形，直径 0.3～2μm，在普通染色标本上不着色，需用甲紫、新鲜亚甲蓝或煌焦油蓝做活体染色时才易显示，主要见于遗传性红细胞磷酸戊糖旁路酶缺陷、珠蛋白生成障碍性贫血（海洋性贫血）和不稳定血红蛋白综合征时。如与氧化物相遇，引起过氧化氢浓度增高，红细胞内即形成血红蛋白与膜结合，引起阳离子渗透性的改变，水与钾丧失，钠含量增高，早期即有 ATP 耗竭。被此种小体固着的那一部分胞膜受损，以微球体或碎片的方式自胞膜上脱落，最终形成球形细胞。这种红细胞不易通过脾窦内皮细胞间的孔隙，终被窦周红髓中的巨噬细胞所吞噬。

14. 角细胞

角细胞是由于靠近红细胞周边的空泡发生破裂而产生一种带刺状突起的红细胞，过去也称芒刺形细胞或碎裂细胞，其中间型也称钢盔细胞，均为一组相关型异常红细胞，主要见于镰状细胞病、肺栓塞和不同原因引起的弥散性血管内凝血（DIC）患者的血与骨髓涂片内。

此外，在镰状细胞病和肺栓塞患者血涂片内看到的所谓"水泡"细胞，可能是一种角细胞相关型细胞。这时，红细胞表面显示一个无血红蛋白的水泡，一旦水泡破裂，即形成角细胞。

第二节　单核细胞系统

单核细胞来自定向的粒系祖细胞，即粒单细胞系干细胞。其发育也需经过原始、幼稚阶段，由 3～4 次分裂增殖而后成熟。但单核细胞并非终末细胞，需最后进入组织或体腔，发育成幼巨噬细胞和成熟巨噬细胞。在不同器官或部位，巨噬细胞有不同的名称，如骨髓中的巨噬细胞、肝中的星形细胞、肺中的肺泡巨噬细胞、结缔组织中的组织细胞、淋巴结和脾脏中的固定或游离的巨噬细胞、体腔中的巨噬细胞、骨组织中的破骨细胞、神经系统中的小胶质细胞等。它们被统称为单核-巨噬细胞系统或组织细胞系统。

一、单核细胞系统的正常形态

（1）原单核细胞：原单核细胞（monoblast）细胞体较大，直径 14～20μm，呈圆形或不规则形。核大，呈圆形、椭圆形、肾形或折叠、扭转等不规则形，染色质纤细，单薄，疏松似网，染淡紫红色，核膜不明显。有 1～3 个明显的核仁（多为 1 个）。胞质丰富，染淡蓝色或灰蓝色，或不透明似毛玻璃样的蓝或灰蓝色，无颗粒，偶见有钝伪足。

（2）根据原始单核细胞质中颗粒的有无又将原始单核细胞分为两型，分类标准与原始粒细胞相同。①原始单核细胞 I 型：具有典型原始单核细胞的形态特征，胞质中无颗粒。②原始单核细胞 II 型：具有原始单核细胞的特征，胞质中含有少量细小颗粒，胞核常有扭曲、折叠、分叶等畸形等变化。

（3）幼稚单核（幼单）细胞：幼稚单核细胞比原单核细胞略大，直径 15～25μm。核大不规则，可有凹陷、切痕、折叠、染色质略粗于原始阶段，也可见核仁。胞质量多、染不透明似毛玻璃样的蓝或灰蓝色、含细小的紫红色嗜天青颗粒。

（4）单核细胞：单核细胞为外周血中最大的细胞，直径 15～25μm，圆形或椭圆形。核较大，呈不规则形、肾形、马蹄铁形、元宝形或不规则分叶折叠卷曲。染色质细致疏松如网，染淡紫红色。胞质较多，染淡蓝、灰蓝色不等，常呈毛玻璃样不透明。胞质内含有许多细小灰尘样紫红色嗜天青颗粒。核凹陷处胞质染色较淡，偶见无颗粒胞质伪足样伸出。

二、单核细胞系统的异常形态

（1）白血病单核细胞：白血病时原始单核和幼稚单核细胞也有核质发育不平衡现象，核仁大而明显，核畸形，胞质内可出现 Auer 小体。染色质纤细，核极不规则，呈分叶，折叠和扭曲状。

（2）单核细胞的其他异常（图 1-2）。

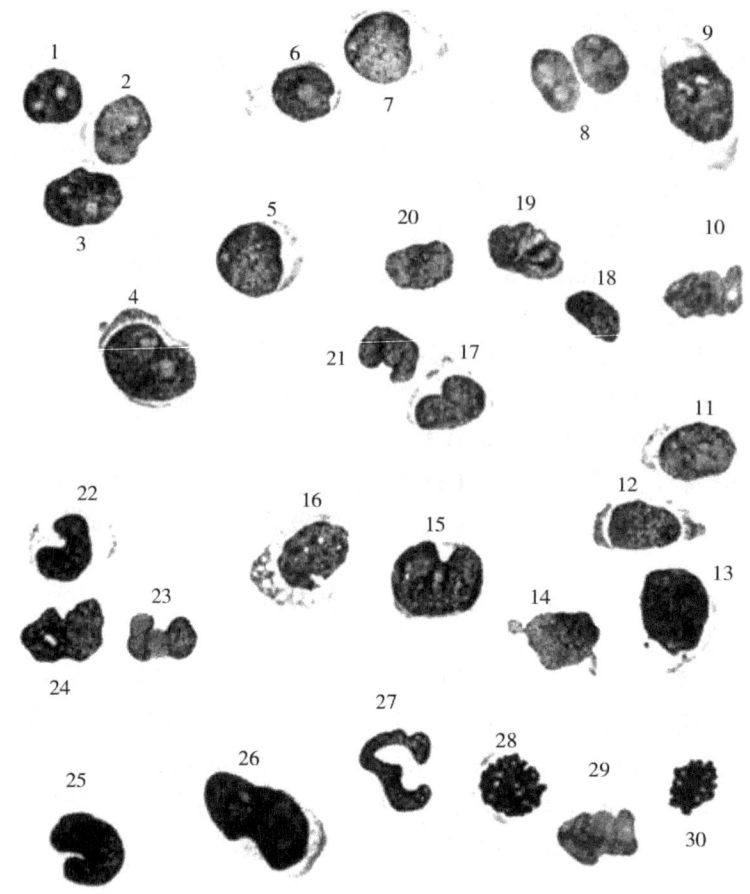

图1-2 各种原始幼稚成熟单核细胞形态

1，2，5. 原始单核细胞Ⅰ型；3，4，6～9. 原始单核细胞Ⅱ型；10～20，26，29. 幼稚单核细胞；21～25，27. 成熟单核细胞；28，30. 单核细胞丝状分裂型

第三节　粒细胞系统

粒细胞是一种具有运动力和吞噬功能的细胞，是机体防御感染的重要细胞屏障。现在对各种类型的成熟与幼稚白细胞，除了光镜外，尚有电镜、生物化学和组织化学等识别方法。然而光镜下的形态学检查法，仍不失为临床上最简便而有效的方法。

对于白细胞数增高或减少患者的诊断，仔细观察粒细胞的形态，无疑具有十分重要的意义。然而，在不同患者间，尤其是在患白血病时，成熟与各阶段幼稚粒细胞的形态学特征，往往具有很大的变化，以致某些细胞不可能单凭一般的形态学特征做出诊断。可见，形态学确有其一定的局限性。这时，必须配合骨髓象的观察及特异的组织化学染色等，以辅助临床诊断。

粒细胞系包括中性粒细胞、嗜酸性粒细胞、嗜碱粒细胞和肥大细胞。肥大细胞是一种与嗜碱性粒细胞密切相关的细胞。粒细胞系成熟过程的形态学步骤包括原始（粒）细胞、早幼粒细胞、中幼粒细胞、晚幼粒细胞、杆状核粒细胞和分叶核粒细胞。在此发育过程中，核/浆比例渐次降低，胞质内堆积溶酶体颗粒，后者开始时属非特异性（又称原发性颗粒、嗜亚尼林蓝或嗜联苯胺颗粒），并渐渐变为特异性颗粒。核染色质变得粗糙和致密，核仁渐次不明显或模糊，进而消失。

必须注意，当同步观察某一病例的骨髓涂片和切片时，应注意识别以下规律。

（1）在正常活检切片中，原始（粒）细胞与早幼粒细胞等前体细胞常单个地（少数2个）定位于小梁旁区的血管四周，于此处构成粒系生发区。但有些也可散布于切片主质的其余部位，往往与切割面有关，此种局部解剖学关系在抽取物涂片制作过程中已被解体，故涂片中不复存在此构形。

当小梁旁区或间区出现 3～5 个以上的原始（粒）细胞与早幼粒细胞聚集成簇，称"幼稚前体细胞异常定位"（ALIP），属低危型 MDS 的组织病理学特征。

（2）切片内原始（粒）细胞和原始红细胞两者在形态上较难鉴别。但切片内的原始红细胞有与早幼、中幼及晚幼等不同发育阶段的幼红细胞聚集成岛（簇）的倾向。并且在正常情况下，幼红细胞岛（簇）罕有定位于小梁旁区者，这与原始（粒）细胞的定位不同，有助于鉴别。

（3）正常涂片内成熟中性粒细胞达 5 叶以上者属分叶过多，而半薄切片厚仅 2～3μm，故看到较多（≥3 叶）的中性分叶核粒细胞时就应考虑为分叶过多。

（4）在正常切片中，原始、早幼和中幼粒细胞常定位于小梁旁区和骨小梁表面，也可位于小血管外膜面邻近，而在远离骨小梁和血管外膜面的主质区内，即以晚幼粒细胞和成熟粒细胞分布为主，此种粒细胞系生成作用的辐射状排列与分布倾向，极易在反应性粒系细胞增生活跃或慢性髓细胞白血病慢性期患者的切片内得到验证。

（5）由于活检切片常以水溶性 Bouin 液进行固定，而嗜碱性颗粒易溶于水而致脱粒，故切片上除偶可检出成熟嗜碱粒性细胞外，一般甚难发现。

以下介绍骨髓涂片与切片内处于不同发育阶段的粒细胞系细胞的形态识别特征。

一、幼稚粒细胞发育过程的形态变化

（一）原始（粒）细胞

术语原始细胞和原始粒细胞的定义是含糊又易混淆的领域，划分界限主要在胞质方面。过去，约定俗成的原则是原始粒细胞的胞质内不带非特异性颗粒，一旦出现此颗粒，不管其数量多少，均划入早幼粒细胞一挡。1982 年，FAB 协作组建议将"白血病前期"改名为 MDS，规定在 MDS 和 AML 时，由于显著的粒系细胞病态发育，使得原始粒细胞的核/浆发育高度不平衡，某些细胞仅带少许胞质非特异性颗粒，但胞核染色质仍纤细疏松，核仁多个大而明显（"核幼浆老"），按过去的规定应划入早幼粒阶段。但细胞发育是一个连续的过程，必然存在中间移行型，鉴于此，FAB 协作组提议在 MDS 和 AML 两大类疾病进行骨髓涂片细胞形态学分类时，必须做下述两方面的修正：其一，以原始细胞的概念替代原始粒细胞；其二，试图通过 Ⅰ 型与 Ⅱ 型原始细胞的划分来改善上述混乱局面，其中 Ⅰ 型原始细胞主要指胞质内无颗粒的普通原始粒细胞。

细胞着色特性与核蛋白有关，RNA 存在于核仁与胞质中，而 DNA 定位于核内。细胞内蛋白质的合成是在核蛋白的控制下进行的。核仁的存在与细胞的增殖有关，一旦核仁消失，细胞的增殖随即停止，原位将被更深染的嗜碱性异染色质取代。

在实际工作中，原始粒细胞常需与原淋巴细胞相鉴别。在普通染色标本上，其鉴别要点有二：①原粒细胞一般有 2 个以上的淡蓝色核仁，周围因染色质稠密增浓而致境界不清；反之，原淋巴细胞通常仅含 1 个核仁，并且境界较清晰。②原粒细胞的胞浆嗜碱性较强，浆少，往往不足核周一圈；反之，原淋巴细胞的胞浆较多。

此外，原粒细胞的形态多变，尤其是在急性白血病时，胞核可有凹陷或分叶。所谓 Rieder 型细胞，系指有明显核折叠的副原始粒细胞。在急性粒细胞白血病（急粒）时，原粒细胞胞浆内有时可见一种类似结核杆菌的棒状小体，即 Auer 小体，由嗜天青颗粒融合而成。

Hanker 等在急粒患者的白血性原、幼粒细胞内，发现一种氢过氧化物酶阳性的梭形或棒形小体，简称 Phi（φ）小体，通过催化 3,3'-二氨基联苯胺（DAB）过氧化反应而被染色。急粒患者原粒细胞内 Phi 小体的阳性率较 Auer 小体显著为高，对急粒具有诊断意义，由此可与急性淋巴细胞白血病（急淋）相鉴别。

1. 涂片形态

（1）Ⅰ 型原始细胞：相当于大小不等的普通原始粒细胞，胞体圆或卵圆，直径在 11～20μm，核/浆比例高，核大，为圆形或卵圆形，居中位，核染色质纤细疏松，核仁明显 1～3 个，偶可达 5 个，其边缘染色质稠密增浓，呈淡蓝色。胞浆嗜碱性，呈天蓝色。胞质带窄，常不足核周一圈，绝无原发性嗜亚尼林蓝颗粒，也无核周淡染的 Golgi 区。在 MDS 和 AML 时，Ⅰ型原始细胞的形态多变，胞核常凹陷或分叶，"核老浆幼"明显。所谓 Rieder 型细胞系指伴明显核折叠的副原始粒细胞。此外，AML 时，原始细胞的胞质内易检出类似结核杆菌的棒状（Auer）小体，系由嗜天青颗粒融合而成。

（2）Ⅱ型原始细胞：形似Ⅰ型，胞质仍嗜碱性，呈淡蓝色，可见少数（6～20颗）不规则分布的非特异性嗜苯胺蓝颗粒，核仍居中位，胞质带较Ⅰ型为宽，核/浆比例低，核周无淡染的 Golgi 区。

（3）Ⅲ型原始细胞：由 Goasguen 等（1991 年）提出，形似Ⅱ型，但颗粒数 > 20 颗，也无 Golgi 区，故无早幼粒细胞的特点，实属更接近早幼粒阶段的过渡型细胞。在实际工作中可划入Ⅱ型原始细胞中。

2. 切片形态

原始细胞Ⅰ型（原粒）与Ⅱ型是骨髓活检塑料包埋切片中较易被识别的巨大粒系前体细胞，易在小梁旁区或血管四周单个检出，核圆或卵圆泡状，核膜较厚，可见一个或多个大而清晰染成深蓝色的核仁，由于切割平面的不同，某些核片内可无核仁。于浅紫色的常染色质内，可见大小不等的异染色质颗粒或小块。胞质带窄，染成不均匀灰蓝或淡紫色。

（二）早幼粒细胞

当细胞有以下特点时，不能划入Ⅱ（Ⅲ）型原始细胞内，应分入早幼粒细胞一挡。①核偏心；② Golgi 装置发达，即可见核周晕；③核染色质致密或聚集成簇块状；④原发性嗜苯胺蓝颗粒变形增多（> 20 颗）；⑤核/浆比例更低，胞质带更宽；⑥在 MDS 和 AML 时，由于病态发育而致早幼粒细胞原发性颗粒减少或着色力减弱，引起低颗粒或无颗粒，这时，主要通过①～③和⑤加以识别，尤其是 Golgi 区的存在。必要时可进行免疫标志的检测以协助诊断。Ⅰ型（原粒）和Ⅱ型原始细胞呈 HLA-DR$^+$，并可表达 CD34；反之，早幼粒细胞的 HLA-DR 和 CD34 均呈阴性。

在急性髓细胞白血病时，早幼粒细胞中的嗜天青颗粒可以凝聚成为 Auer 小体。所谓柴捆细胞是一种含有十多条 Auer 小体的异常早幼粒细胞。这时，Auer 小体呈束状交叉排列，犹如柴捆，易见于急性早幼粒细胞白血病患者。

1. 涂片形态

胞体较原始细胞大，直径 12～25μm。胞核相对小，占胞体面积的 1/2 以上。核圆或卵圆形，偏于一侧。核染色质粗，紫红色，可见核仁。胞质嗜碱性弱，较Ⅱ型原始细胞非特异性嗜天青颗粒变形增多，常遮盖胞核，核周淡染的 Golgi 区明显。自早幼粒细胞起，胞质内显示过氧化物酶阳性，并随细胞的发育成熟而渐次增强。

2. 切片形态

切片内的早幼粒细胞是粒系中最大的细胞，胞体面积较原始细胞大，核膜厚，1～2 个深蓝色核仁较涂片更加清晰，胞质带宽，染成不均匀淡紫色，可见数量不等的紫红色原发性嗜天青颗粒。正常切片内早幼粒细胞主要定位于小梁旁区、骨小梁表面和血管外膜面邻近。

（三）中幼粒细胞

1. 涂片形态

胞体变小，圆形，直径 11～18μm。核较小，一侧较平，略有凹陷，呈馒头状，占胞体面积的 1/2～2/3。染紫红色，核膜明显，染色质渐趋粗、浓。核仁淡蓝，早期仍可存在，继而消失。胞质嗜碱性弱，淡蓝或淡红，嗜天青颗粒减少，而继发性特异性颗粒开始出现，可分中性、嗜酸和嗜碱三型中幼粒细胞。

在超活体染色下，胞质内可见大量细小的线粒体和中性红小体。有人按中性红小体数量、定位和排列情况的不同，将中幼粒细胞进一步分成 A、B、C 三组，但在实际工作中并无必要。

此外，中国医学科学院血液学研究所（1962 年）提出一种亚急性粒细胞白血病患者骨髓内可见较多核/浆发育不平衡的异常中幼粒细胞。此种细胞胞体较大，胞质内有较多细小、色淡且分布密集的特异性颗粒，染色质仍较疏松，核仁大而清晰，胞质丰富，易见空泡。

2. 切片形态

胞体大小中等，核偏心，呈卵圆形或馒头状，一侧较平，略有凹陷。核膜厚，核仁呈深蓝色，异染色质呈小块状。胞质粉红色，有明显 Golgi 区。胞质内可见数量不等的继发性特异性颗粒，可区分成中性、嗜酸和嗜碱三种不同系列分化的中幼粒细胞。其中，中性中幼粒细胞是本系中数量最多的细胞，中性颗粒在切片内呈纤细粉红色或棕色点状；而嗜酸性颗粒稍粗，呈橘红色或鲜艳亮红色，与中性颗粒迥然不同；嗜碱性中幼粒细胞是本系中最少见的细胞，因该颗粒易溶于水，切片中鲜有被检出者。

（四）晚幼粒细胞

1. 涂片形态

胞体较中幼粒细胞小，直径 10~16μm。胞核变小，不足胞体面积的 1/2，一侧凹陷或肾形，但凹陷的程度不及核径的 1/2。染色质致密，聚集成块，着色深，无核仁。浆多，嗜碱性弱，呈淡红色。浆内满布特异性颗粒，嗜天青颗粒量少。按颗粒性质的不同，可区分成中性、嗜酸和嗜碱晚幼粒细胞。本期细胞不再分裂，其进一步发育成杆状核粒细胞，继而进入血流。

2. 切片形态

胞片面积较中幼粒细胞小，核常伴锯齿状或切迹，核膜厚，异染色质更加致密深蓝，聚集成块，常染色质进一步减少。按特异性颗粒的不同，可区分成中性、嗜酸和嗜碱晚幼粒细胞，但嗜碱晚幼粒细胞切片内难以识别。在正常切片内，晚幼粒细胞主要分布在远离骨小梁及血管外膜面的小梁间主质区域内。

二、成熟粒细胞的形态

（一）杆状核粒细胞

1. 涂片形态

胞体直径 10~15μm，胞核凹陷超过核径的 1/2，但凹陷部分未将胞核完全分割成为仅有细丝连接的分叶者，均属杆状核范畴。染色质致密，呈粗条状，深紫红色。胞质嗜碱性消失，呈淡红色。嗜天青颗粒量少，特异性颗粒增多。按颗粒性质的不同，可分辨出中性、嗜酸与嗜碱杆状核粒细胞三类。

2. 切片形态

胞体变小，核呈杆状，着色深，胞质不着色或染成淡粉红色。中性杆状核时浆内可见细小的浅红色颗粒，嗜酸杆状核时浆内颗粒粗大、亮红色，切片内极易辨认。本阶段细胞在切片内主要分布于远离小梁旁的小梁间区主质内。

（二）分叶核粒细胞

1. 涂片形态

分叶核粒细胞是本系中发育最成熟的粒细胞，胞体大小较一致，直径 12~15μm。核 3~5 叶，以 3 叶者居多，叶与叶之间由染色质细丝连接。染色质呈块状或条索状，深紫红色。胞质淡红色，按特异性颗粒的不同，可分辨出中性、嗜酸和嗜碱 3 型分叶核粒细胞。

中性分叶核粒细胞包含 80%~90% 的特异性中性颗粒，其余 10%~20% 为非特异性嗜天青颗粒，提示随着细胞发育成熟，含溶酶体的嗜天青颗粒生成逐渐减少。已知碱性磷酸酶（ALP）在富含嗜天青颗粒的早幼粒阶段呈阴性反应，至中性中幼粒阶段开始呈 ALP 阳性。随着细胞的发育成熟，ALP 活性进行性升高。可见，该酶主要包含在特异性中性颗粒内。

此外，中性分叶核粒细胞尚有其他组织化学特性，包括过氧化物酶、糖原及脂类染色阳性，非特异性酯酶阴性。在超活体染色时，可见大量细小折光性小体充满胞质，并呈活泼的阿米巴样运动。

成熟嗜酸粒细胞为圆形或椭圆形，直径 12~17μm。核以 2 叶者居多，嗜酸性颗粒较中性颗粒大，并且大小均匀，排列紧密，呈橘红色，具有折光性。在中幼粒细胞阶段即出现，随着细胞的发育成熟，颗粒数相应增多。嗜酸性颗粒的电子密度既可相当致密，也可呈透明状，这主要决定于颗粒的功能状态。

成熟嗜碱粒细胞的嗜碱性颗粒呈圆形或椭圆形，深紫蓝色，粗大，为一种异染性颗粒，大小、染色不一致，边缘不整齐，于胞质内分布不一，常覆盖于胞核，使胞核模糊不清。颗粒呈水溶性，故染色过久或冲洗过度后，即剩下胞核和含有许多小空隙的胞质。

颗粒的异染性与酸性黏多糖的存在有关，PAS 染色阳性，经淀粉酶消化后即转阴，提示颗粒内存在糖原或糖蛋白。由于此种颗粒可被透明质酸酶溶解，证明其内含有透明质酸。此外，颗粒内还含有氨基酸和胺。在特殊情况下，还含有高浓度的组胺，后者系由嗜碱性颗粒本身所合成。

2. 切片形态

胞体小，核分叶状且着色深，胞质不着色或粉红色。中性分叶核时浆内可见细小的淡红色颗粒或无颗粒。嗜酸性分叶核时浆内可见亮红色或橘红色粗大颗粒，极易识别。

（三）肥大细胞

肥大细胞是一种与嗜碱粒细胞密切相关的细胞，两者系由同一粒系前体细胞发育而来。也有人认为，两者系源自一个共同的定向嗜碱干细胞。

1. 涂片形态

胞体在 15～40μm，呈圆、卵圆、纺锤、蝌蚪、手镜、鱼钩、泪滴和不规则等形状。核呈圆或卵圆形，居中或偏心，核染色质模糊，无核仁。胞质中等量，淡红色，可有伪足，浆内充满大小相等的蓝色嗜碱性颗粒。在普通骨髓涂片内，肥大细胞常分布于骨髓小粒的深部，故进行髓象分类计数时难以发现。如用甲苯胺蓝或经缓冲的硫堇进行异染性染色时，在高倍镜下观察也易将肥大细胞检出。此外，使用 AAl 抗体与肥大细胞的类胰蛋白酶进行免疫标志染色时，肥大细胞则显示阳性反应，且与嗜碱粒细胞不出现交叉反应现象。

2. 切片形态

在骨髓切片内，肥大细胞常定位于静脉窦、小动脉或毛细动脉四周，并沿着骨小梁或骨内膜表面和淋巴小结或淋巴集簇边缘分布。在用 MGG 染色的切片内，可见肥大细胞的胞质内富含不溶于水的嗜碱颗粒，较易识别。切片内肥大细胞外形不一，胞核小，圆形，染色质致密，胞质内充满大小较一致的圆形深紫色颗粒。

三、获得性的粒细胞形态异常

（一）Dohle 小体

其是见于中性粒细胞胞质内的一种圆形或卵圆形嗜碱性小体，直径 1～2μm，在瑞特染色（pH 7.0）标本内，呈天蓝或灰蓝色。通常局限于胞质的外缘，一个或多个。以成熟中性粒细胞内多见，但也可在幼稚粒细胞内发现。淋巴与单核细胞内偶见。

Dohle 小体最初在猩红热患者中被发现。此外，感染、烧伤、创伤、妊娠和肿瘤患者的中性粒细胞内也可发现。在给予环磷酰胺等细胞毒类药物治疗的患者中，也可导致 Dohle 小体的形成。

伴随 Dohle 小体的其他形态学改变尚有中性粒细胞核分叶减少、白细胞颗粒变粗及巨大畸形血小板等。证明本症实质上是一种全身性的代谢紊乱。

（二）巨多形核白细胞

成熟中性粒细胞的直径在 12～10μm，每个细胞的核分叶数在 2～5 叶，平均核分叶指数为 3。在叶酸或维生素 B_{12} 缺乏的患者中，可出现直径为 15～25μm 的巨多形核中性粒细胞，往往比大红细胞症的发生更早。由于它是一种全身性的代谢性缺陷，故胞体的增大并不限于中性粒细胞，骨髓内的所有粒系幼稚型、红系、巨核系及其他进行迅速分裂增殖的体细胞，包括肠、膀胱和阴道黏膜上皮细胞等，均发生巨细胞变形。

此外，巨多形核白细胞也可见于慢性感染、粒细胞白血病、骨髓增生性疾患及在使用某些抗代谢药物，如 6-巯基嘌呤、甲氨蝶呤、羟基脲和阿糖胞苷等治疗后。

（三）其他获得性的形态学异常

早已注意到感染患者的中性粒细胞可有多种形态变化，包括核固缩、中毒性颗粒、脱粒与空泡变性等。其改变的程度与感染的严重性有关。已证明，中性粒细胞的空泡变性对脓毒血症的诊断具有参考意义。有人研究了 3 500 份血液标本，发现中性粒细胞空泡变性者 122 份，其中 119 份证明伴有细菌感染。此外，有人在 21 例脓毒血症者的血标本内，发现中性粒细胞空泡变性者 19 例，此种形态学异常往往比血培养的阳性结果出现更早。

中性粒细胞的空泡变性与脱粒，也在罹患各种关节炎，尤其是类风湿关节炎的关节渗液中发现。

中性粒细胞的核分叶过低、核分叶过多及胞质内颗粒异常（颗粒过多、过少或缺失），最常见于骨髓增生异常综合征（MDS）、髓细胞白血病、巨幼细胞性贫血、化疗和G-CSF治疗后。

（四）海蓝组织细胞

海蓝组织细胞是一种胞质内带蜡质样包含物的细胞，用Wright染色时染成海蓝色或蓝绿色，易见于各种慢性骨髓增殖性疾病（CMPD）、MDS、高脂质血症和各种溶血性贫血患者中。

（五）泡沫组织细胞

泡沫组织细胞是一种带类脂质包含空泡的细胞，主要见于尼曼－皮克病、高胆固醇血症、Wolman病（酸性酯酶缺乏）、Tangier病（α脂蛋白缺乏）及朗格汉斯细胞组织细胞增生症的患者。

（六）噬血细胞症

噬血细胞症也即Ⅱ类组织细胞增生症，是以非朗格汉斯反应性组织细胞的增殖为特征，伴有吞噬血细胞现象的证据，可见于病毒感染（即病毒相关性噬血细胞综合征）、细菌感染（即感染相关性噬血细胞综合征）、恶性肿瘤（即肿瘤相关性噬血细胞综合征）及抗惊厥药使用后（即药源性噬血细胞综合征）的患者等。

四、遗传性的粒细胞形态异常

（一）遗传性中性粒细胞核分叶过度

中性粒细胞核分叶过度，既可以是获得性的，也可以是遗传性的。核分叶过度是一种常染色体显性遗传性异常。于纯合子时，平均中性粒细胞的核分叶数>4叶（正常<3叶），患者并无其他异常表现。偶尔也有遗传性嗜酸粒细胞核分叶过度的报告。

（二）遗传性巨多形核白细胞

本症既可为获得性的，也可以是遗传性的。后者属常染色体显性特性遗传。巨中性多形核粒细胞的平均直径为16.9μm（正常12~15μm），其容量约为正常中性粒细胞的2倍。本症常同时伴有中性粒细胞的核分叶过度，推其原因，可能与胞核分裂的同时，胞质的分裂发生了障碍有关。

（三）佩－许（Pelger-Huet）异常

此种异常由Pelger于1928年首先描述，以粒系正常核分叶的缺陷为特征。典型者，成熟中性、嗜酸和嗜碱粒细胞的胞核仅含1叶或2叶，染色质致密，核呈圆形、哑铃形或落花生形。最初，Pelger考虑它是结核的血液学特征。此后，Huet证明本症是一种常染色体显性遗传性异常。人群发病率约为1/6 000。其核发育异常并不合并任何其他先天性缺陷，中性粒细胞的功能也属正常。

此外，在严重感染、骨髓增殖性疾患、细胞毒类药物治疗后、MDS和急性白血病时，可出现一种获得性或称假性佩－许异常，血与骨髓涂片内易检出带典型夹鼻镜样胞核的中性粒细胞。此异常属可逆性，一旦感染或肿瘤被控制，此获得性异常即告消失。

（四）Alder-Reilly异常

本种异常由Alder（1939年）与Reilly（1941年）分别描述，其特点是：在中性、嗜酸和嗜碱粒细胞的胞质内，含有数量众多的粗大、深染的嗜天青颗粒，某些单核细胞和淋巴细胞也可受累。浓密的颗粒往往将胞核掩盖。本症常与其他遗传性缺陷，如脂肪软骨营养不良并存。

（五）May-Heggelin异常

本症是较罕见的遗传性异常，主要表现是：在白细胞减少的同时，多数中性、嗜酸与单核细胞内可出现Dohle小体，伴有巨大畸形血小板，血小板数也减少。患者外表完全健康，偶尔有出血性表现。对白细胞包含小体超微结构的观察证明为直径50Å的致密纤维丝，它是一种信使核糖核酸（mRNA）。

此外，在感染、细胞毒类药物应用后，也可发生获得性的May-Heggelin异常。

（六）Chediak-Higashi综合征

此种罕见的遗传性疾病，属常染色体隐性遗传，家族有近亲婚配史。临床以局部白化病、中性粒细胞减少、巨大溶酶体和易致化脓性感染为主要特征。单核与中性粒细胞的体外功能试验证明，本症具有多种内在缺陷，包括趋化作用与吞噬力降低。杀菌功能也有缺陷。患者外周血与骨髓内粒系、淋巴和单核细胞的胞质内含有一种过氧化物酶阳性的、嗜碱性 Döhle 小体样颗粒，直径 2～5μm，此种颗粒的持续存在，是诊断本症的重要依据。

第四节 淋巴细胞系统

1774年，Hewson 等在研究淋巴管与淋巴性器官的解剖学过程中，首先提出淋巴细胞一词。至1879年，Ehrlich 确认淋巴细胞是一种独立的细胞类型。如今，随着免疫学的发展，已揭示了淋巴细胞在机体特异性免疫防御中具有重要作用。免疫系统是由免疫淋巴组织和免疫活性细胞组成。两者的存在及正常功能的维持，是建立机体免疫稳定性的基本保证。任何一方的缺陷，都将导致机体免疫功能的不全，甚至使其丧失抗感染的能力及形成各种类型的免疫缺陷性疾患。可见，淋巴细胞在免疫防御中具有重要地位。

淋巴细胞主要在淋巴结、骨髓、脾脏、扁桃体、胃肠道黏膜及呼吸道黏膜的淋巴小结内产生。与粒系细胞不同，某些淋巴细胞并非终细胞，它具有进一步再分化的潜力。

淋巴细胞是一种骨髓正常组分，B 细胞和 T 细胞均源自骨髓全潜能干细胞。原始淋巴细胞是最早能在形态学上识别的淋巴系细胞。幼淋巴细胞较成熟淋巴细胞稍大，既可以是 B 细胞，也可以是 T 细胞起源。成熟淋巴细胞较红细胞稍大，分为 T 细胞和 B 细胞两组。骨髓和外周血内少数淋巴细胞属大淋巴细胞，胞质丰富，浆内嗜天青颗粒粗大且增多，称大颗粒淋巴细胞（large granular lymphocyte，LGL），后者在血涂片内较骨髓涂片内更常见。可分成两型，即自然杀伤细胞（natural killer，NK cell），呈 $CD3^-$、$CD8^+$；以及细胞毒性 T 细胞，呈 $CD3^+$、$CD8^+$。此外，LGL 尚可表达 $CD16^+$、$CD56^+$ 和（或）$CD57^+$。所谓血原细胞是骨髓 B-前体细胞，显示 $CD10^+$、$CD19^+$、$HLA-DR^+$ 和 TdT^+，并可表达 CD_{34}。血原细胞在形态上与原始淋巴细胞类似，但染色质较致密，核仁无或不明显。

正常骨髓切片中所见的淋巴细胞既可单个地散布于造血主质与脂肪细胞间，也可聚集成由少数淋巴细胞构成的淋巴集簇或由较多淋巴细胞构成的淋巴小结。儿童骨髓切片中的淋巴细胞以单个分布为主，并可占骨髓切片有核细胞数的 30%～40%；随着年龄的增长，集簇和小结的检出率也渐渐增多。如果每份骨髓切片中检出的淋巴小结或集簇数 >3 个时，就应疑及赘生性的可能，需与良性反应性过程进行鉴别。切片内良性淋巴结集簇与恶性浸润病变间的鉴别要点见表 1-4。

表 1-4 骨髓切片内良性淋巴集簇与恶性浸润间的鉴别要点

良性淋巴集簇	恶性浸润病变
易见于老年人群	见于各不同年龄组人群
集簇周缘呈规则圆形	集簇周缘呈不规则形
直径 < 3 mm	直径 > 3 mm
每个标本内 1～3 簇	每个标本内 > 3 簇
5% 可见生发中心	无生发中心
不出现在小梁旁	可出现在小梁旁
以规则的小淋巴细胞为主	细胞显示一定程度的异形性
见少量浆细胞和嗜性酸粒细胞	通常仅有淋巴样细胞
呈多克隆轻链模式	呈单克隆轻链模式

一、淋巴细胞发育过程的形态变化

涂片与切片内处于不同发育阶段的淋巴细胞系细胞形态识别特征如下。

（一）原始淋巴细胞

1. 涂片形态

胞体圆，直径 10～18μm，核圆或卵圆形，核染色质纤细染紫红色，核仁 1～2 个，清晰，淡蓝色，周缘的染色质增浓。核/浆比例高，胞质少，淡蓝色，常有环核淡染带，无颗粒。PAS染色时常有阳性细颗粒出现，过氧化物酶阴性。

2. 切片形态

HGF染色下，胞体较原始（粒）细胞小，核圆或有凹陷，核膜厚，清晰易辨。某些胞核呈扭折、卷曲或轻度锯齿样，异染色质呈粗粒状、斑点样。核仁多数单个，也可多个，深蓝色，某些核片无核仁。胞质带窄，淡蓝或浅棕色。

（二）幼稚淋巴细胞

1. 涂片形态

幼稚淋巴细胞较中性分叶核粒细胞大，圆形，直径 10～20μm，核大，核圆或卵圆形，少数有凹陷，淡紫红色。染色质较原始淋巴细胞粗，但比淋巴细胞细，有浓集成块倾向，可见核仁或核仁残迹。胞质多，淡蓝色，嗜天青颗粒易见。

健康人外周血与骨髓中无幼淋巴细胞存在，在发生急性淋巴细胞性白血病时可大量出现。

2. 切片形态

胞片较大，核圆或轻度不整形，核膜较厚。异染色质呈致密颗粒与小块状，核仁明显，1～2个，染深蓝色，某些胞片无核仁。胞质带宽，灰蓝而不透明。

（三）淋巴细胞

1. 涂片形态

涂片内小淋巴细胞直径 6～9μm，细胞容量 200～300μm^3。大淋巴细胞直径 9～15μm，少数可达 20μm，细胞容量 300～900μm^3。小淋巴细胞核圆，卵圆或肾形，几乎充满整个胞体。核膜明显，染色质致密浓集成块，染成紫红色，一般无核仁，但用甲绿-派若宁染色时可见核仁。胞质带窄，染成淡蓝色，一般无颗粒，有时可见位于细胞一隅的嗜天青颗粒。大淋巴细胞染色质着色较淡，均匀，无浓集成块。胞质较丰富，浆内可见 5～10 颗紫红色嗜天青颗粒。

当用杰纳斯绿和中性红做超活体染色时，淋巴细胞内可见一定量的短杆状线粒体，往往集中于细胞质的一隅，与核的凹陷部相对应。有时可见少量的细小中性红空泡。

在病理状态下，尤其当机体遭到亲淋巴性病毒侵袭后（如麻疹与传染性肝炎），淋巴细胞可表现明显着色异常，胞质呈强嗜碱性，染蓝色，易见空泡变性。胞核圆或卵圆，偏于一侧，胞核占胞体面积的 1/2～2/3，染色质细致而紧密，可排列成条索状。有人对 102 例麻疹患者的血象进行分析，发现 97 例（占 95.1%）发现此种着色异常的淋巴细胞，占白细胞总数的 0.5%～1.5%，平均 3.5%。此种浆细胞样细胞，不仅对疾病的诊断具有一定的意义，而且它尚能作为病毒病原的重要依据。

淋巴细胞过氧化物酶、非特异性酯酶及苏丹黑染色均呈阴性，PAS染色时胞质内可见糖原颗粒，某些酶类，如磷酸化酶、酸性水解酶、核酸酶及线粒体酶等，在淋巴细胞质内可呈阳性反应。

2. 切片形态

核小，圆形而居中位，或稍有偏心。核膜厚，异染色质呈斑点样，常染色质染成浅棕色，异染色质与常染色质间境界清楚，与晚幼红细胞的同质性结构迥然不同，易于鉴别。胞质量少，核周染成浅棕色或不着色。

二、正常淋巴细胞的免疫学特性

（一）免疫活性细胞的类型

成熟淋巴细胞是一种免疫活性细胞，它在抗原刺激下发生免疫反应。可见，淋巴细胞是一种具有免疫潜能的细胞。

淋巴细胞主要分成 T 细胞和 B 细胞两类，两者的形态在光镜下无法鉴别。人类的 T 与 B 细胞均来自骨髓的未分化（初级）多能干细胞（CFU-L-M），然后分化成淋巴性干细胞。其中一部分经血流进入中枢性淋巴器官（胸腺）内，在胸腺素的作用下，先于皮质区分化与增殖，然后进入髓质区，发育为成熟的 T 细胞。根据其定位、表面抗原、表面受体、再循环、寿命与功能的不同，T 细胞又可分成 T_1～T_4

四个亚群。T_1 无免疫活性；T_2 有免疫活性且寿命长，能再循环；T_3 寿命短，不能再循环，产生淋巴因子；T_4 为"记忆"细胞，对射线抗力强。另一部分不通过胸腺，直接进入周围性淋巴器官（如脾和淋巴结），分化与增殖成不依赖胸腺的淋巴细胞，称骨髓衍生性或囊依赖性淋巴细胞，简称 B 细胞。B 细胞又分成 B_1 与 B_2 两个亚群。B_1 能合成免疫球蛋白，但几乎无分泌能力，带有 C_3 受体；B_2 能分化成原浆细胞，产生 IgM，再继续发育成浆细胞，分泌大量的 IgG 或 IgA。这就可解释为何 IgM 合成于 IgG 或 IgA 之前。B_2 无 C_3 受体存在。

（二）T 与 B 细胞的分布

T 与 B 细胞在体内不同组织中的分布是不同的（表 1-5）。T 细胞主要分布于外周血液，一部分定居在淋巴结的副皮质区（淋巴滤泡周围和皮质深层）及脾的中央动脉周围，而 B 细胞主要分布在淋巴结和脾脏的生发中心与红髓中。

表 1-5　人体不同组织中 T 与 B 细胞的分布

组织	T 细胞（%）	B 细胞（%）
外周血液	55 ~ 75	15 ~ 30
骨髓	25	> 75
淋巴	> 75	25
淋巴结	75	25
脾脏	50	50
扁桃体	50	50
胸腺	> 75	< 25

（三）T 与 B 细胞的不同特性和标志（表 1-6）

1. 一般特性

用氚胸腺嘧啶标志法，测得小白鼠的 T 细胞寿命长达 4 ~ 6 个月，故 T 细胞寿命长；反之，B 细胞的寿命仅为 5 ~ 7 周，故 B 细胞的寿命短。

表 1-6　人体 T 与 B 细胞的不同特性与标志比较

特性	T 细胞	B 细胞
细胞表面标志：		
羊红细胞受体（E 玫瑰花试验）	+	-
脑相关抗原	+	-
表面免疫球蛋白	-	+
凝聚性免疫球蛋白（Fc 受体）	-	+
C_3 受体	-	+
抗 T 细胞血清（T 细胞抗原）	+	-
抗 B 细胞血清（B 细胞抗原）	-	+
Ⅰa 型抗原	-	+
Epstein-Barr（EB）病毒受体	-	+
血球凝集素	+	-
对有丝分裂素的反应：		
植物血凝素（PHA）	+	-
刀豆素（ConA）	+	-
细菌内毒素（LPb）	-	+
抗免疫球蛋白抗体	-	+
对药物敏感性：		

续表

特性	T 细胞	B 细胞
丙卡巴肼	+	-
硫唑嘌呤	+	-
环磷酰胺	-	+
抗淋巴细胞（胸腺细胞）血清	+	-
其他：		
对射线敏感性	-	+
吸附力（玻珠、塑料等）	较差	较强
负电荷（细胞电泳）	较少	较多
寿命	较长（数月至数年）	较短（数天至数周）

由于两种细胞所带电荷的不同，故通过细胞电泳法可将其分开。T 细胞电荷多，故在电场中泳动快，B 细胞电荷少，泳动慢。

在扫描电镜下，由于 T 细胞的表面受体少，故细胞表面光滑；相反，B 细胞的表面受体有数千个以上，故表面凹凸不平。此外，两种细胞对致有丝分裂因子的反应、对药物和射线的敏感性及吸附力的大小等方面，均有一定的差异。

2. 正常淋巴细胞的膜标志

T 与 B 细胞的形态在光镜下是无法鉴别的，但两类免疫淋巴细胞各有其不同的表面标志。

B 细胞易于检出表面免疫球蛋白（sIg）、补体 3（C_3）受体以及凝聚性免疫球蛋白（Fc）受体。用 B 细胞异种抗血清能检出带有人类 B 细胞抗原（HuBLA）。这种 B 细胞异种抗血清可通过淋巴细胞株和慢性淋巴性白血病患者所得的淋巴细胞进行制备。

人类 B 细胞同种异基因抗原与大鼠的 I 区协同性抗原（I-region associated antigen，简称 I a 型抗原）类似。它首先在正常末梢血的 B 细胞和单核细胞上发现。I a 型抗原既可用妊娠血清或家兔的抗脾细胞膜抗血清查出，也可用人体原淋巴细胞样 B 细胞分离得到的一种糖蛋白的抗血清查出。

此外，尚有部分 B 细胞及其亚群存在一种对应 EB 病毒的受体。当 B 细胞经抗原刺激而分化成浆细胞后，许多 B 细胞的特异性表面标志，包括表面免疫球蛋白和 C_3 受体均告丧失。至于人体浆细胞有无特异性的浆细胞膜标志，至今尚未被证实。

通常，T 细胞无 B 细胞所具有的表面标志。人体 T 细胞的识别，多数实验室采用该类细胞具有与绵羊红细胞形成自发性玫瑰花结（E 玫瑰花试验）的能力加以识别。应用 T 细胞异种抗血清，能检出带有人类 T 细胞抗原（HuTLA）的淋巴细胞。$HuTLA^+$ 和 E^+ 均属胸腺细胞或 T 细胞的膜标志。此种 T 细胞异种抗血清，可应用胸腺细胞、外周血 T 细胞、T 白血病细胞、淋巴样细胞株、胸腺瘤细胞和作为 T 细胞来源的人脑组织进行制备。

此外，目前尚有另一些 T 细胞的识别方法，如麻疹病毒受体与褐云玛瑙螺血球凝集素相结合以及 T 细胞型急淋（急性淋巴性白血病）时的酸性磷酸酶阳性等。

第五节 浆细胞系统

1875 年，Waldeyer 首先记载了血管周围结缔组织内一种以浆细胞命名的细胞。Cajal 与 Unna 在同一时期（1890—1891 年）描述了一种强嗜碱性的结缔组织细胞，称为浆细胞。至 1895 年，Marschalko 详细描述了浆细胞的形态特征。1900 年，Wright 提出了骨髓瘤细胞与浆细胞之间具有形态学类似性。1937 年，Bing 等发现浆细胞与抗体的产生有关。现已知浆细胞既是机体防御机制中的一个重要组成部分，又是血浆球蛋白的重要来源。

既往对浆细胞的起源具有不同见解：有人认为其系来自结缔组织细胞或迁移性淋巴细胞与组织淋巴，也有人认为浆细胞是原粒细胞或原红细胞反常增殖的结果。

目前认为，浆细胞、淋巴细胞及其中间型（浆细胞样淋巴细胞）均是负责体液免疫的免疫细胞或效应细胞，能合成并分泌大分子免疫蛋白，是骨髓的正常细胞组分。浆细胞来自B细胞已获公认，属B细胞的终末发育阶段，当后者与抗原接触时，转型中的B细胞可离开淋巴结进入骨髓及人体其他部位，转化并发育成原、幼浆细胞，进而成熟为浆细胞。

正常人骨髓涂片内浆细胞约占骨髓有核细胞数的1.3%（0.4%~3.9%）。活体骨髓里的浆细胞常定位于小动脉和毛细血管壁的四周，也可单个或2~3个小簇状散布于主质的其他部位。在骨髓涂片中，浆细胞易在涂片的外周部位检出，因为外周区有较多的毛细血管碎片。

一、浆细胞的分布

正常外周血无浆细胞存在。但在淋巴结的髓索与皮质滤泡、脾白髓圆柱形动脉周围淋巴鞘和脾小结的被覆层，胸腺及小肠的上皮下结缔组织内，均有少量的浆细胞存在。

正常成人骨髓抽吸物中，也可发现少量浆细胞。据国外一份资料报道：浆细胞约占骨髓有核细胞数的1.3%（0.4%~3.9%）；在作者观察的110例正常髂骨骨髓象中，浆细胞占0~1.5%，国内其他资料的报道也与此相接近。

骨髓里的浆细胞往往围绕在网状细胞周围，此种排列方式可能具有免疫意义。由于浆细胞常分布在小动脉毛细血管区，故在普通骨髓涂片中，浆细胞易在涂片的外周部分检出。因为外周区有较多的毛细血管碎片。在正常情况下，胸导管与淋巴内罕见浆细胞；反之，经抗原刺激后，于外周血、胸导管和淋巴中均易见到浆细胞。

二、浆细胞发育过程的形态变化

Fagraeus的研究证明，浆细胞的前驱细胞是一种从淋巴细胞到浆细胞间的巨大过渡型细胞。通过放射自显影术，发现机体在抗原刺激下，从静止性淋巴细胞分化为原、幼浆细胞，进而发育成为浆细胞，其间发生一系列的有丝分裂。体外细胞转化试验证明，在特异性抗体形成前驱细胞，分化成抗体形成性浆细胞这一过程中，存在一种过渡型细胞。此外，商陆致进行的有丝分裂因子（PWM）人淋巴细胞转化试验表明，经7~10 d后，可发现一种具有浆细胞电镜特性的细胞，后者能合成IgM。

涂片与切片内处于不同发育阶段的浆细胞系细胞形态识别特征如下。

（一）原始浆细胞

1. 涂片形态

正常血液和骨髓中无原始浆细胞。在发生浆细胞白血病或多发性骨髓瘤时，骨髓内可大量出现。胞体直径10~20μm，核大，圆或卵圆形，常偏心，染色质纤细，一个或多个巨大核仁。胞质丰富，深蓝而不透明，可见核周淡染区，无颗粒。

2. 切片形态

胞体较大，核圆而居中位，核膜较厚，核仁单个明显，某些核片内无核仁。胞质量多，嗜碱性，偶见核周淡染区。

（二）幼稚浆细胞

1. 涂片形态

幼稚浆细胞为原浆细胞与浆细胞之间的中间型，直径10~16μm，核圆或椭圆形，占胞体的1/2以上，常偏心，核染色质粗糙，开始浓集呈车轮状，染成深蓝色。核仁1个，偶见多个。胞质深蓝而不透明，也可呈多染性。核周可见半月状淡染区，即副核晕，边缘可见少数纤细的嗜天青颗粒。

2. 切片形态

核圆形或椭圆形，偏心或居中，核染色质斑点或小块状，可见单个深蓝色核仁，某些切面无核仁。胞质带宽，呈蓝色，不透明，偶见核周淡染区。

（三）浆细胞

1. 涂片形态

涂片内浆细胞形态变化较大，典型者呈圆或卵圆形，平均直径 14.4μm（9～20μm），平均核径为 8.5μm，核偏心，圆或卵圆形。异染色质粗糙，块状，着色深，常排列成车轮状。典型的小浆细胞核偏心，异染色质呈放射状分布，Golgi 区（副核晕）明显，胞质嗜碱性，即称 Marschalko 型浆细胞。

此外，正常骨髓内偶见多核浆细胞，但超过 4 叶的巨浆细胞罕见。胞质的强嗜碱性与富含核糖核蛋白有关，当以甲绿-派若宁染色时，胞核被甲绿染成蓝绿色，而胞质由于含有大量的核糖核蛋白，故被派若宁染成红色。既往曾把浆细胞命名为嗜派若宁细胞。浆细胞的过氧化物酶与非特异性酯酶均阴性，而 β-葡萄糖苷酸酶强阳性。

此外，某些浆细胞的胞质中，含有粗大的、内部电子密度高的红色包涵体，直径 2～3μm，即所谓 Russell 小体。于病理状态下易见，偶尔也可在正常的淋巴结中发现。

2. 切片形态

胞核居中或偏心，圆形，异染色质呈粗粒或小块状，核周边缘聚集成块，着色深。胞质带宽，染色不均，淡紫或暗红色，伴核周 Golgi 淡染区。与浆细胞的 Golgi 区相比，成骨细胞的 Golgi 区呈圆形且不与胞核邻接，淡染区周围胞质中的核糖体量增多且刚好定位于 Romanowsky 染色时的亚甲蓝部位。

三、浆细胞增多症

动物免疫接种的研究证明，经抗原刺激 2～3 d 后，外周血即有巨大的嗜派若宁原始细胞出现，继而浆细胞数明显增加，放射自显影术提示来自增殖性的嗜派若宁原始细胞。如果以人红细胞或伤寒沙门菌免疫绵羊，在抗原刺激淋巴结输出的淋巴液中，超过 40% 的细胞属高度嗜碱性的浆细胞样淋巴细胞，继而经由淋巴管进入血液循环。

人体对于多种疫苗，包括 T.A.B（伤寒与副伤寒 A 与 B）、脊髓灰质炎及破伤风的反应，已进行过深入的研究，结果证明，正常对照者的大淋巴样细胞决不超过 0.5% 且典型浆细胞在 0.05% 以下，如果将氚胸腺嘧啶掺入 DNA 中，并采用放射自显影术进行判断，标志细胞数低于 0.2%；反之，人体经免疫接种后，氚胸腺嘧啶及二氧嘧啶核苷标志细胞数增加，强嗜碱性的淋巴样细胞也相应增多，后者于电镜下可见发育良好的内质网。

正常骨髓、淋巴和结缔组织内可见少量浆细胞，外周血一般无浆细胞存在。于风疹、流行性腮腺炎、传染性肝炎和传染性单个核细胞增多症及麻疹等病毒感染时，外周血中即发现一定量的浆细胞样细胞。据观察，即使处在麻疹潜伏期，外周血中亦可见到一定数量的浆细胞样淋巴细胞，此点在儿童集体机构内，于麻疹流行期，具有一定的流行病学意义。

某些细菌感染，包括心内膜炎、伤寒和链球菌败血症时，外周血中的浆细胞样细胞也增加。在血清病、华氏巨球蛋白血症、结节病及严重烧伤时，血片内也可发现此种细胞。

第六节　巨核细胞系统

一、巨核细胞与血小板的起源

既往认为巨核细胞起源于原始间充质细胞，经由血原细胞、原巨核细胞、幼巨核细胞，最终发育成巨核细胞。

近年来，通过脾集落的研究，证明各种血细胞，包括巨核细胞在内，均是由骨髓造血多能干细胞分化而来。首先，未分化的（初级）多能干细胞，经由部分分化的（次级）多能干细胞，即脾-集落形成单位（CFU-S）分化为巨核系定向干细胞，也称巨核系集落形成单位（CFU-M），或巨核细胞前体。此后，在促血小板生成素（thrombopoietin, Tp）的作用下，CFU-M 经原巨核细胞（Ⅰ期）、幼巨核细胞（Ⅱ期），发育成为颗粒巨核细胞（Ⅲ期）和成熟巨核细胞（Ⅳ期）。

在成年人，肺脏内也有巨核细胞存在，并能产生血小板。其产量占血液循环内血小板总量的 9%~26%。

关于血小板的形成与释放曾有许多推测。根据 Wright 对血小板起源的假说认为，它是由骨髓巨核细胞胞质断离脱离的碎片形成。此种见解迄今已被多数学者所接受。电镜观察证明，血小板颗粒是在高尔基复合体内形成，随着细胞的发育成熟，胞膜向胞质中内陷，形成微管系统，把胞质分隔成许多小区，每个小区都围绕以质膜，内有颗粒，形成血小板。成熟巨核细胞聚集于骨髓静脉窦的窦壁外，血小板先以原浆性的带状结构，通过窦壁内皮间的小孔隙，自巨核细胞上剥落后，进入静脉窦内，然后在窦内逐个分散成为单个血小板，进入血液循环。一般认为，每个成熟巨核细胞可产生 2 000~7 700 个血小板。

二、关于巨核系定向干细胞池

巨核细胞多倍体的特点是经每次分裂后细胞并未一分为二。体内或体外短期培养的观察，也未能证实巨核细胞有分裂为二的细胞动力学行为。因此，骨髓内巨核细胞数的增多，仅是由于某些未能识别的 CFU-M 分裂增殖的结果。但目前尚不能完全排除新分化的、非多倍体（即 2~4n）的原、幼巨核细胞有分裂成 2 个子细胞的可能。

体外研究证明，巨核细胞集落刺激因子（Mega-CSF）具有刺激 CFU-M 增殖而形成集落的能力，它在体内也能刺激 CFU-M 增殖，并向原巨核细胞分化，进而使巨核细胞群体扩张。在急性血小板减少动物的血液中，并无 Mega-CSF 存在。可见，此种活性物质并无 TP 样作用；反之，TP 也无刺激 CFU-M 增殖而形成集落的能力。

当 CFU-M 增殖时，核内的 DNA 由二倍体（2n）变为四倍体（4n），这些细胞构成巨核系定向干细胞池，具有分裂能力。2n 或 4n 的 CFU-M 经发育成熟后，离开定向干细胞池，源源不断地补充骨髓巨核细胞群体，最终形成血小板。

三、巨核细胞的生成及多倍体

在巨核细胞分化与成熟过程中，核内的 DNA 量进行性增加，随着核的不全性分裂与成熟，胞质也相应渐次成熟，可分为 4 期。

Ⅰ期：胞质嗜碱性，无颗粒，列为原巨核细胞。
Ⅱ期：胞质中央呈粉红色，开始出现嗜天青颗粒，列为幼巨核细胞。
Ⅲ期：粉红色增多，蓝色减少，充满嗜天青颗粒，列为颗粒性巨核细胞。
Ⅳ期：胞质嗜酸性，周围可见血小板形成，列为成熟巨核细胞。

已知，TP 在巨核细胞多倍体的发育中有重要作用。TP 浓度显然与循环血小板数呈反比。当体内血小板数正常或增多时，TP 量即降低，导致巨核细胞平均倍体水平及其胞体面积的平行性下降。

正常情况下，低倍体（2n 与 4n）巨核细胞数量很少，并且都属幼稚型（Ⅰ期与Ⅱ期）。体内 8n 巨核细胞所占比例最高（约 65%）。多数原本处于 8n 的Ⅰ期巨核细胞分裂成为 16n 的Ⅰ期巨核细胞，少数成熟进入Ⅱ期、Ⅲ期。全部 16n 的Ⅰ期巨核细胞成熟进入Ⅱ期、Ⅲ期、Ⅳ期（约占巨核细胞数的 25%），一般不再分裂成为 32n 的Ⅰ期巨核细胞。处于 32n 的Ⅱ期巨核细胞也从第Ⅲ期成熟为第Ⅳ期。可见，多数 16n 或更高倍体的细胞属于成熟型（Ⅲ期或Ⅳ期）。

一般规律是处在同一发育阶段的巨核细胞，其倍体数越高，胞体直径越大，胞质容量也就越多，则产生血小板的量也就越多。可见，TP 通过刺激每个巨核细胞的发育，对血小板的生成有放大作用。

巨核细胞是正常骨髓切片中最大的细胞，胞体直径在 12~150μm，伴特异的多叶核。切片每个高倍视野（400×）内可见 1~2 个巨核细胞。成熟巨核细胞通常显示散在性单个分布于小梁间区主质内，不发生群集现象，也不相互密接。此外，正常切片内巨核细胞不定位于小梁旁区和血管周围，若小梁旁区检出众多巨核细胞，则属于异常现象。

正常巨核细胞系细胞是一种多倍体细胞，故常显示一定程度的胞核多形性变，但从病理学角度看，巨核细胞多形性的判断标准是：①同一切片内胞体大小相差悬殊；②胞体和核形的形态、高度多变；

③局部解剖分布与定位上的变异超越正常切片所见者。

切片内偶尔在不同直径巨核细胞的胞质内出现其他细胞成分，而且在胞体较大的巨核细胞内更常见。何以巨核细胞缺乏溶酶体而无吞噬功能，但浆内出现其他血细胞？有人认为是其他血细胞"迷走"入巨核细胞质内，即与所谓"伸入运动"有关，是两种不同质细胞的共生现象。

四、巨核细胞发育过程的形态变化

涂片与切片内处于不同发育阶段的巨核细胞系细胞形态识别特征如下。

（一）原始巨核细胞

1. 涂片形态

原始巨核细胞即Ⅰ期，胞体较其他系列原始细胞大，直径15～30μm。核大，圆或椭圆形，也可分叶。染色质纤细分散，呈网状，可见2～3个淡蓝色核仁。胞质嗜碱性，蓝色，无颗粒。但电镜下可见少量颗粒。正常骨髓涂片无原始巨核细胞存在。于原发性血小板减少性紫癜时易见。巨核细胞白细胞时可大量出现。

2. 切片形态

核片大，卵圆形、肾形或扭折状，核仁有无决定于切片的切割平面，如有则呈深蓝而清晰，异染色质深紫或深蓝色，呈粗粒或小块状。胞质量少，嗜碱性，灰蓝不透明，常带有突起或边缘，呈芽状，后者表明有初期血小板形成现象。正常涂片内见不到原始巨核细胞，但切片上偶可检出。此外，在常染色的切片内原始巨核细胞不易准确识别，必须依赖血小板过氧化物酶的超微结构、胞质内伴有 PAS 阳性物质或单抗 Y2/5（CD61）等标志技术才能解决。

（二）幼稚巨核细胞

1. 涂片形态

幼稚巨核细胞即Ⅱ期，胞体直径20～80μm，核大，呈肾形或不规则形，也可分叶。染色质粗密，可见核仁或核仁残迹，核仁四周常绕以浓密的染色质。胞质少，边缘蓝色，中央核周呈粉红色，有许多纤细的紫红色嗜天青颗粒。正常骨髓涂片中偶见，原发性血小板减少性紫癜和巨核细胞白血病时显著增多。

2. 切片形态

核片大，肾形或不规则形，也可呈分叶状，核仁有无不定，异染色质呈致密粗颗粒或小块状，深蓝色。胞质量较多，弱嗜碱性。在油镜下于核周围偶可检出发育中的嗜天青颗粒。

（三）颗粒型巨核细胞

1. 涂片形态

颗粒型巨核细胞即Ⅲ期，是骨髓中最大的细胞，直径50～100μm，核大，形态不规则或多叶核。染色质呈粗密条纹状，紫红色，无核仁。胞质多少不定，粉红色增多，而蓝色减少，浆内含大量紫红色颗粒，常聚集成簇，但无血小板形成。

2. 切片形态

此期属 8 n、16 n、32 n 或 64 n，核片大而不规则，高度分叶状。异染色质呈粗块状，深蓝色，可见染浅灰色的常染色质，切片内"绞绳样"染色质的排列模式不明显。胞质量多，均匀嗜酸性，染淡紫红色，隐约可见数量不等的细小颗粒，无血小板形成。

（四）成熟巨核细胞

1. 涂片形态

成熟巨核细胞即Ⅳ期，直径与Ⅲ期相当。核形不规则，高度分叶状。胞质呈均匀嗜酸性，浆内含有嗜天青颗粒的同时，可见数量不等的血小板形成，故也称血小板型巨核细胞，较Ⅲ型更为成熟。正常骨髓涂片所见主要属Ⅲ期与Ⅳ期巨核细胞，健康人静脉血中也可含有少量Ⅲ期、Ⅳ期巨核细胞。已证明，血液循环中的巨核细胞多数被扣押于脾脏内，血液中9%～26%的血小板是从肺毛细血管内的巨核细胞上断离、脱落而释放出来的。

2. 切片形态

核大而不规则，高度分叶状，约95%的此期细胞属16～32 n。胞质呈均匀嗜酸性，淡紫红色，偶可检出数量不等的血小板。

巨核细胞必须与正常骨髓切片中的其他巨大细胞（如破骨细胞）及浸润病变中的异常巨大细胞，如朗汉斯巨细胞和里－斯（Reed-Sternberg，R-S）细胞等相鉴别。破骨细胞是一种多核细胞（非巨核细胞的多叶核），胞质呈散在分布，形态一致，Golgi区不明显，常定位于Howship吸收陷窝内。

五、血小板的形态

血小板是外周血中最小的可染成分，直径2～4μm。病理情况下或在用抗凝剂的血涂片内，不少血小板的体积增大，甚至达到接近小淋巴细胞的程度。血小板无核，胞质淡蓝透明，含大量的紫红色颗粒。

在电镜下，血小板有三种主要结构区，每一区均与血小板的特异性功能有关：周围区主要与黏附性有关，溶胶－凝胶区与收缩功能有关，而细胞器区与分泌有关。现分述如下。

（一）周围区

血小板与血管创面的黏附性以及血小板本身相互间的粘连，是止血栓形成的重要步骤。其基本过程包括未黏聚的血小板转变成粘连状态，释放出使血小板进一步凝聚的内源性化学成分。周围区在完成这一功能中起重要作用。

血小板周围区包括外衣层、界膜和膜下区。

1. 外衣层

外衣层与血小板周围血浆直接接触，该层厚为150～200 A，覆盖于细胞表面的界膜上。其中含有酸性黏多糖、糖蛋白和镁依赖性ATP酶。吸附的血浆蛋白和辣根过氧化物酶也是外衣层的重要构成成分。血小板凝集前、凝集中及凝集后，该层的化学成分均保持相对稳定。已知在血凝过程中，外衣层与血小板的粘连现象有密切关系，但其确切的化学因素及粘连的有关机制至今未明。

2. 界膜

血小板周围区的中层是一种3层膜结构，它是维持胞体完整性的基础。表面活性物质、抗组胺药、局部麻醉剂、螯合剂、高渗与低渗盐液及脂质溶剂等，均能引起界膜的损伤，进而导致血小板的变异。

3. 膜下区

该区位于界膜层下，属于周围区与溶胶－凝胶区间的过渡区。由于其化学组成与细胞表面的改变密切相关，故膜下区一般认为属于周围区的一部分。自膜下区的外周至微管的周围带中存在微丝。微丝与细胞壁紧密连接，并伴有透明质的纤维成分，其功能除了使血小板保持圆盘形外，尚参与伪足形成、伪足稳定以及黏性变过程中表面突起的收缩等。

（二）溶胶－凝胶区

在光镜下，血小板内除见少数颗粒外，余者均为无结构的透明质。在电镜下，透明质是由纤维块状物质所构成，含有直径250 A的微管，后者于细胞壁下围绕着血小板的最大周径排列成环状束，微管是透明质内最明显的纤维系统。而直径为50 A的微丝构成另一个纤维系统。每一条微管由12～15根直径为50 A的亚丝体平行排列而成。

圆盘状血小板内透明质的相对可塑性，及血小板变形过程中基质能迅速流入伪足内，均表明胞质具有溶胶－凝胶这一特性。血小板伪足及凝块的退缩，均有赖于血小板溶胶－凝胶区内的纤维成分来完成。可见，溶胶－凝胶区是与收缩功能有关的血小板构形。

（三）细胞器区

各种细胞器及颗粒嵌入血小板的溶胶－凝胶基质内，颗粒、致密小体和线粒体为本区的主要组分。此外，单个糖原颗粒弥散于整个基质内，有时可看到游离的致密糖原小块。

1. 颗粒

本区含有许多中等电子密度的颗粒，可能是血小板黏性变过程中血小板分泌物质的重要源泉。颗粒呈圆或卵圆形，形态多变。每一颗粒的四周有一界膜围绕，其内部基质可分成两种不同电子密度的区域，颗粒基质内可见管状成分，其意义未明。颗粒中富含磷脂、水解酶，后者包括酸性磷酸酶、β-葡萄糖苷酸酶和组织蛋白酶等。此外，颗粒内含有血小板纤维蛋白原、血（凝）块紧缩素、ATP 酶、ATP、ADP、5-羟色胺、糖蛋白和黏多糖等。

2. 致密小体

血小板内的致密小体含量很少，但它在止血功能中非常重要。内部电子密度高而不透明，可能与其核心部分含有钙离子有关。人体血小板内的多数不透明细胞器均来自颗粒，从颗粒转化成为致密小体，必须要有 5-羟色胺的直接参与。

致密小体是血小板的主要分泌性细胞器。于血小板黏性变的早期，致密小体的数量迅速下降，而在黏性变的后期及凝血块退缩过程中，致密小体即消失。已知 5-羟色胺、ADP、儿茶酚胺和血小板第Ⅳ因子，往往与致密小体并存。

3. 线粒体

血小板线粒体结构简单，数量也很少。它是一种重要的 ATP 代谢池。线粒体的电子密度高而不透明，于黏性变过程中，其电子密度更高，也更为不透明。血小板的线粒体可能具有储钙功能（钙库），这与平滑肌的线粒体类似。

除了上述 3 种与功能有关的主要结构区以外，血小板还存在 3 种膜性系统。

第 1 种膜性系统是由许多曲折的细管构成的细管系统，此种管状结构开口于血小板表面，并与血浆相交通，因此，它属于细胞表面的一部分。

第 2 种膜性系统是高尔基装置，仅在少数血小板中存在。究竟此种平板样的囊性结构具有何种特异功能，抑或只是一种祖代细胞的残余体，至今未明。由于某些循环血小板仍具有蛋白合成的能力，故血小板自巨核细胞脱落后，残留的高尔基装置可能仍存在一定的功能。

第 3 种膜性系统是致密管性结构，它与微管的外周区密切相连。当用化学物质将微管从血小板中清除后，致密管性成分即不规则地分散在血小板内。可见，致密管性结构与血小板的纤维成分构成微丝的功能有关，并能为微管的外周区提供模板。

第二章 血液病诊断

第一节 血液病的诊断特点

诊断学是每一位从医者的必修课，运用医学基本理论、基本知识和技能以及包括实验室、心电图、X线、超声等各项检查所获取的临床资料，通过整理分析，对疾病提出的判断。

血液病的诊断与其他各系统疾病诊断一样，包括详细的病史采集、认真的体格检查、选择性的实验室与其他辅助检查等。血液病，顾名思义，与血液相关，故血液病在诊断方面有如下特点。

一、血液病常缺少特有的临床症状与体征

例如，多发性骨髓瘤，临床缺乏特异性表现，患者常因骨痛、骨折首诊于骨科；因尿蛋白、肾功能异常就诊于肾科；因反复呼吸道感染而就诊呼吸科；若医生不全面检查患者，仔细分析临床表现，选择性过筛检查，很容易误诊与漏诊。

二、血液疾病依靠外在表现不能诊断

例如，典型急性白血病以发热、紫癜或黏膜出血、骨痛为主要表现，血常规白细胞升高、血红蛋白降低、血小板减低，外周血涂片可找到幼稚细胞。而不典型者，白细胞计数不高，甚至减低，外周血涂片找不到幼稚细胞。单靠外在表现缺少白血病诊断依据，必须进行骨髓细胞学（获取内在资料）才能诊断白血病。

三、许多疾病可引起血液学改变

临床上许多疾病可引起血液学改变，如消化系统溃疡病、萎缩性胃炎可引起缺铁性贫血，慢性肝病引起血细胞减少与凝血异常，风湿免疫性疾病引起白细胞或血小板减少，传染性疾病引起淋巴细胞增多，妊娠引起血小板减少等。诊断原发性血液病时，应除外继发性血液学改变。

四、血液病的诊断依赖于实验室检查

例如，骨髓增生异常综合征诊断必须行骨髓细胞学检查，明确病态造血的存在。自身免疫性溶血要进行Coombs试验检查，以判断是否存在红细胞抗体。淋巴瘤必须行淋巴结组织活检，以取得病理依据。

五、血液疾病诊断与基础医学紧密相关

例如，溶血性贫血实际上是红细胞破溃所致，只有了解红细胞的内容物，才会知道红细胞破溃释放出什么物质，从而进行相关检查。内源性凝血途径与外源性凝血激活途径参与的凝血因子不同，只有了解各自参与的凝血因子，才能评价凝血酶原时间（PT）与活化部分促凝血酶原激酶时间（APTT）的临床意义。

六、诊断常涉及免疫学、细胞遗传与分子生物学

血液病的发病机制涉及医学免疫学、细胞遗传学与分子生物学。例如，获得性免疫缺陷综合征，是人类免疫缺陷病毒（HIV）感染后导致 $CD4^+$ T 细胞免疫功能受损。血友病、葡糖-6-磷酸脱氢酶缺乏症存在基因异常，为遗传性疾病。慢性粒细胞白血病、急性早幼粒细胞白血病存在异常染色体。慢性淋巴细胞白血病有免疫球蛋白重链可变区（IgVH）基因突变与 T 细胞受体（TCR）基因重排异常，慢性粒细胞白血病 BCR-ABL 基因异常等。应用免疫学、遗传学及分子生物学相关检查才能使诊断更明确。

第二节 血液病诊断基础要点

医生，特别是血液病专科医生，掌握血液病临床基本功是诊断第一要素。基本功包括详细的病史采集，全面的体格检查，选择性实验室检查与异常结果分析，基础与临床的紧密结合，才能提高疾病判断能力。

一、详细的病史采集

许多血液病可以从病史采集直接获得诊断线索。如不明原因的淋巴结肿大，提示是否为淋巴瘤；反复皮下紫癜伴有血小板减少，是否免疫性血小板减少；发作性酱油色尿，有无阵发性睡眠性血红蛋白尿；男性患者、自幼关节活动后出血，并有家族史，应注意血友病诊断等。

二、重视重要的体征发现

例如，贫血的患者出现黄疸，应除外溶血性贫血；白细胞明显增多伴有巨脾，应考虑是否为慢性粒细胞白血病；对称性的、突出皮肤的紫癜，应想到过敏性紫癜；无痛性淋巴结肿大、质硬、较大（一般在 2 cm×2 cm），应除外淋巴瘤。

三、学会对实验室检查结果异常分析

例如，阅读血常规可直接获取是否存在贫血、贫血是否伴有白细胞与血小板异常，并可依据平均红细胞体积将贫血分为大细胞性与小细胞性。又如，当一个患者红细胞沉降率（简称血沉）明显增快、球蛋白明显升高、伴有贫血时，通过综合分析应考虑有无多发性骨髓瘤。

四、用医学基础理论解释检查阳性结果

例如，缺铁性贫血时红细胞体积为什么会小，而缺乏维生素 B_{12} 红细胞体积为什么会大，再生障碍性贫血红细胞体积为什么多数正常。又如，血管性血友病其出血时间为什么会延长，血友病患者凝血活酶时间为什么会延长；肝病患者为什么出血与凝血时间均可延长；抗磷脂抗体综合征为什么凝血活酶时间也延长。再如，再生障碍性贫血为什么淋巴结不肿大，而淋巴瘤与白血病淋巴结为什么会肿大。用基础医学理论解释阳性结果，诊断的层次、思路就会更宽，更准确。

五、具有全面综合分析能力

将采集的病史、体格检查、所有的检查资料综合分析，然后诊断疾病。全面综合分析的能力来自临床基础知识掌握的程度，能否抓住要点，条理是否清晰，思维正确与否，临床实践经验的积累程度。多参加病历讨论、不断总结、阅读文献是提高全面分析能力的最好方法。

六、血液科医生要掌握更多基础医学

血液病发生与遗传学、细胞学、病理学、免疫学、分子生物化学、微生物学、药物学等基础医学密切相关。不管是血液病致病因素、发病机制、临床表现和实验室检查，还是临床诊断、治疗和预后判断

第三节　血液病的诊断方法

一、培养血液病诊断思维能力

疾病诊断的时效性、准确性与医生掌握医学知识的深度、广度、思维和综合能力以及临床实践密切相关。临床疾病诊断一般常遵循"一元论"。但每个医生的思维程度不同，有横向思维、竖向思维、横竖交错思维、环形思维、逆向思维等。北京协和医院张之南教授在《治学与从业——一名协和老医生的体会》一书中将内科临床思维方法归结为：①从事物的联系性、整体性看问题。②以矛盾统一的观点，善用分析综合。③注意时空的连续性和扩展性，动态观察和看待问题。④注意事物的共性和个性，学会对比分析，综合推理。⑤观察与思维关系。⑥原有知识和经验的运用。一位医生的诊断思维能力决定于基础知识是否扎实，临床实践是否全面，理论与实践是否密切结合，诊断思路是否清晰，逻辑推理是否正确。良好的诊断思维培养可明显地提高诊疗水平。

二、基础与临床不要脱节

很多医生，特别是从事临床工作后，逐渐把基础知识丢失，其实只有基础知识扎实，才能成为一名优秀的医生。例如，临床上诊治男性缺铁性贫血患者，当患者在没有胃肠道基础病及明确出血的情况下，也需进行胃肠道检查。为什么呢？因铁在体内的代谢呈闭式循环，男性不应有过多的铁丢失，而男性铁的丢失途径主要在胃肠道。又如，当一位患者贫血并发生黄疸，临床医生就要解释患者黄疸发生的机制，了解胆红素代谢过程，从而认识贫血与黄疸有无关系。假如是红细胞破溃引起的黄疸，其贫血就与黄疸有关，其主要表现为间接胆红素升高。医生若不了解铁的吸收、利用与代谢，不知道胆红素的生成与代谢过程，就不可能把贫血与缺铁、贫血与黄疸联系起来，解释临床表现，制定检查计划，明确诊断方向。

三、重视临床实践总结

医生应重视临床工作总结，只有不断总结经验，才能提高自己的诊断水平。例如，每一种疾病都有其临床表现与相关实验室检查结果，然而同一种疾病在不同患者或疾病不同期，其临床表现可有区别，如果将同一疾病几百例或几千例进行总结分析，就会找到此类疾病的临床特点。在临床工作中，医生对于少见病、危重病、疑难病，要多观察、多总结，要结合文献复习，丰富相关的知识。

四、正确的诊断来源

疾病的诊断包括病史、临床表现、实验室检查证据。详细病史的采集常为遗传性疾病诊断提供线索，如血友病、地中海贫血、遗传性球形红细胞增多症。认真的体格检查发现可提示某些血液病的存在，如检查发现巨脾，应注意慢性粒细胞白血病、多毛细胞白血病、骨髓纤维化等。仔细分析实验室异常结果有助于疾病的指向，如贫血，铁蛋白降低应考虑缺铁性贫血，凝血活酶时间延长提示内源性凝血异常。正确的诊断来源于可靠的病史采集、体检阳性与阴性的发现，实验室有诊断价值的检测结果。

五、排除与存在

"排除"是诊断血液病的基本方法。在诊断前，应排除继发性疾病、良性疾病、功能性疾病、常见疾病等。例如，一位贫血的患者，若诊断骨髓增生异常综合征，应除外继发慢性病性贫血，肾性贫血，良性的、常见的营养性贫血，恶性肿瘤所引起的贫血等。"排除"的过程是一个去伪存真的过程，是个判断的过程。

第四节 血液病的鉴别诊断

一、依据血液病分类鉴别

血液病分类诊断依据血液成分，分为白细胞疾病、红细胞疾病、血小板与凝血因子病、淋巴增殖性疾病及其他血液病等。如此分类查阅方便，易于鉴别。例如，白细胞疾病鉴别，分为白细胞增多与白细胞减少，血液系统疾病所致的白细胞增多或减少，非血液病导致的白细胞增多与减少等。

二、依据病史鉴别

详细的病史采集对血液病诊断非常重要，如血友病、地中海贫血，可以从家族史获取重要信息，提供诊断线索。又如，有胃肠道疾患或手术史、月经过多的患者易发生缺铁性贫血或巨幼细胞贫血，慢性肝病患者可发生血小板减少、凝血异常。

三、依据实验室检测结果鉴别

以实验室检测的异常结果鉴别疾病追查致病因素是临床最常用的方法。例如，检测提示贫血，可以从营养因素、造血器官因素、细胞破坏因素以及其他相关因素进行鉴别，也可从红细胞平均体积（大小）给予分析，还可从网织红细胞计数来考虑，或从是否伴有白细胞或（和）血小板异常来综合分析。又如，常规检查血沉明显增快，提示血液中可能存在抗体、异常球蛋白，如果检测发现单克隆球蛋白升高，要除外多发性骨髓瘤。

四、依据定性实验室检查鉴别

有些实验室检测结果可作为血液病定性检查，如骨髓细胞学检查原始细胞大于20%，可直接诊断为白血病。凝血因子Ⅷ检测水平降低，支持血友病的诊断。淋巴结活检是诊断淋巴瘤的重要依据。异常染色体的存在支持慢性粒细胞白血病或急性早幼粒细胞白血病等。

五、血液病鉴别诊断的内容

血液病的鉴别诊断包括血液病与非血液病引起的血液学异常鉴别、血液病之间的鉴别，主要内容包括症状与体征鉴别、异常实验室检查结果鉴别、血细胞异常鉴别、骨髓细胞学异常鉴别、溶血试验相关检查异常、止血、凝血实验室检查异常与疾病鉴别、抗凝系统与高黏滞状态异常鉴别、流式细胞学检查鉴别、染色体检查鉴别、基因检查鉴别、血液病影像学检查鉴别和血液病超声检查鉴别、血液病各论鉴别、血液病综合征鉴别、相关性血液病鉴别、血液病感染性疾患的鉴别、各系统疾病与血液病之间鉴别和血液病的中医辨证（鉴别诊断）。

第三章 血液疾病的体格检查与常用诊断技术

第一节 血液病的体格检查

全面、细致的体格检查是做出正确临床诊治的基础。因为有的体征对疾病的诊断起决定性作用；有的可提供十分有益的线索，把我们的诊断引向正确的方向；有的则可帮助我们排除某些疾病，缩小鉴别诊断考虑的范围。对疑患血液系统疾病的患者进行体检时，我们在进行全身体格检查时，应特别注意检查与血液系统疾病相关的一些临床体征，从而为临床诊治提供依据。本节主要介绍一些与血液病关系密切的检查和体征。

一、望诊

望诊主要观察患者的一般状态和全身性的体征，如发育、营养、体型、意识、表情、体位、姿势和步态等。

（一）一般状况

衰竭状态可见于恶性血液病患者有高热、严重感染或合并严重出血者，恶病质见于恶性血液病终末期，贫血患者面色苍白、唇色暗淡、表情疲惫，重型珠蛋白生成障碍性贫血患者可有特殊面容。

（二）皮肤

（1）颜色：贫血患者肤色苍白、无光泽；真性红细胞增多症患者肤色赫红；溶血性贫血患者可有黄疸；血色病患者肤色青褐，类如青铜；高铁血红蛋白血症、硫化血红蛋白血症、血红蛋白 H 病等患者肤色发绀。

（2）皮损：检查时应注意皮损的部位、性质、程度。①瘀点（直径 < 2 mm）：常见于血小板下降或毛细血管脆性增加，猩红色斑丘性瘀点见于过敏性紫癜。②瘀斑（直径 > 5 mm）：浅表性瘀斑见于血小板下降或毛细血管脆性增加，深部瘀斑或皮下血肿见于有凝血机制障碍患者，痛性瘀斑见于血栓性血小板减少性紫癜或白血病细胞浸润性皮下出血。③扩张的毛细血管：见于遗传性毛细血管扩张症。④结节或瘢块：见于白血病、恶性组织细胞增生症等恶性细胞皮下浸润。T 细胞性幼淋巴细胞白血病皮肤浸润表现为无瘙痒的丘疹。⑤皮肤瘙痒：常见于霍奇金病。⑥红皮病：见于白血病或霍奇金病。

（三）眼

（1）外观：眼球凸出可见于绿色瘤；睑结膜颜色的意义与肤色相同，而且较肤色更为可靠。巩膜黄染见于溶血性贫血，球结膜上楔形黄斑可见于戈谢（Gaucher）病。

（2）眼底：静脉充盈、淤血见于真性红细胞增多症，静脉呈连串腊肠样外观见于血液高黏滞综合征，出血见于再障及某些出血性疾患，黄斑樱红色斑见于尼曼 - 皮克（Nieman-Pick）病。

（四）口腔

（1）黏膜：口腔黏膜颜色的意义同肤色，出血可见于血小板减少或功能障碍性疾患，溃疡见于白血病、粒细胞减少症等。

（2）牙龈：出血见于原发性或继发性出血性疾患，牙龈肿胀增生见于白血病。

（3）舌：舌乳头萎缩可见于缺血性贫血；舌乳头严重萎缩，舌面平滑如砥，舌质绛红、皲裂，见于巨幼细胞贫血。

（4）咽：坏死性咽炎可见于急性粒细胞白血病。

（5）扁桃体：扁桃体肿大可见于淋巴瘤、白血病等。

二、触诊

血液系统患者的肝、脾、淋巴结是检查的重点。此外，还需注意患者是否有肿块及压痛。

（一）淋巴结

在检查时，应注意按一定顺序进行，以免发生遗漏。一般顺序位：耳前、耳后、乳突区、枕骨下区、颈后三角、颈前三角、锁骨上窝、腋窝、滑车上、腹股沟、腘窝等。发现淋巴结肿大时，应注意其部位、大小、数目、硬度、压痛、活动度、有无粘连等。淋巴结肿大常见于白血病、恶性组织细胞增多症、传染性单核细胞增多症、重链病、嗜酸性淋巴肉芽肿、淋巴瘤等，可表现为全身普遍性增大、某一解剖区组淋巴结肿大或单个淋巴结巨块性肿大。

急性白血病多数系全身淋巴结肿大，质地中等，无压痛，不融合，与周围组织无粘连。慢性淋巴细胞白血病患者淋巴结肿大以颈、腋、腹股沟等处为主，肿大的淋巴结无压痛、较坚实、可移动。淋巴瘤患者肿大的淋巴结为无痛性、表面光滑、活动，触之有橡皮感，具有弹性，部位以腹股沟、颈部、耳后、锁骨上、腋窝多见。

（二）胸骨压痛

急性白血病时常见的一种体征。检查者用拇指指端按压患者的胸骨下端时，若引起患者的剧烈疼痛，则该症为阳性。胸骨压痛对诊断白血病有意义：有胸骨压痛的患者，检查时应同时注意在颅骨、脊柱、髂骨、胫骨等处有无压痛。另外，大多数慢性粒细胞白血病，部分慢性淋巴细胞白血病、慢性粒-单核细胞白血病、骨髓增生异常综合征（MDS）转变成急性白血病时患者也可出现胸骨中下段压痛。

（三）肝、脾

可采用单手、双手及钩指触诊，主要了解肝脏及脾脏的大小、质地、表面情况、有无压痛及摩擦感等。

脾肿大分度有一般分度法及哈氏分度法：①哈氏法分度：0度，在深呼吸时摸不到脾脏；1度，在深呼吸时仅限于肋下缘能摸到脾脏；2度，脾下缘位于肋下缘与第1线之间；3度，脾下缘位于第1线与第2线之间；4度，脾下缘位于第2线与第3线之间；5度，脾下缘超过第3线者。②一般分度法：轻度肿大，不超过肋下缘2 cm；中度肿大，超出肋下缘2 cm至脐水平线上；重度肿大，下极超过脐水平线或前正中线，即巨脾。

轻度脾肿大见于原发性血小板减少性紫癜（反复发作者多见）、传染性单核细胞增多症、慢性淋巴细胞白血病早期、MDS（约20%）及多发性骨髓瘤（MM，约50%）等。中度见于遗传性球形红细胞增多症、真性红细胞增多症、急性白血病、淋巴瘤、巨球蛋白血症、继发性MDS或MDS可能已进展为急性白血病及某些溶血性贫血的患者。巨脾见于慢性粒细胞白血病、多毛细胞白血病（约20%）、60%的幼淋巴细胞白血病、慢性型戈谢病、重型珠蛋白生成障碍性贫血及原发性骨髓纤维化患者等。

肝肿大的意义与脾肿大相同，而特殊性常不及之。1/3原发性溶血性贫血患者有中度肝肿大，质硬、不痛。半数慢性粒细胞白血病、40% MM及30%~40%多毛细胞白血病患者有轻度肝肿大。

（四）肿块

肿块可见于腹型或晚期淋巴瘤。

三、叩诊

叩诊主要用于验证和补充视诊和触诊所得的结果。正常肝在右锁骨中线上，其上界在第5肋，下界位于右季肋下缘，一般叩得的肝下界比触得的肝下缘高1~2 cm。

正常脾脏浊音区前界不超过腋后线，后界为腋后线第9~11肋，其宽度为4~7 cm。脾脏大小的测量用三线法：①在左锁骨中线上测量左肋弓缘与脾脏下缘的距离，为 1 线，又称甲乙线。②测量左锁骨中线和左肋弓交叉点与最远脾尖端之间的距离，为 2 线，又名甲丙线。③如脾脏向右肿大，超过正中线，测量脾右缘到正中线间的最大距离，如未超过正中线，测量脾右缘到正中线间的最小距离，为 3 线，又称丁戊线。

四、其他

（一）弹指试验

其是出血性疾病的检查方法之一。嘱患者将上肢伸直，于其上臂扎止血带，然后用手指弹打前臂浅静脉，若局部出现点状出血，即为弹指试验阳性。临床多见于血管因素引起的紫癜，如先天性血管异常、遗传性毛细血管扩张；血管壁的通透性增加，如维生素 C 缺乏病；血管脆性增加，如过敏性紫癜、遗传性或家族性紫癜等。也见于血小板因素和凝血机制障碍所引起的出血性疾患。

（二）四肢关节

甲床颜色的意义与肤色相同且较可靠；指甲平薄有纵嵴及匙状甲（龙甲）见于缺铁性贫血；关节或肌肉血肿见于血友病，以累及膝、肘、踝、腕等大关节多见，可导致活动受限、肌肉萎缩、关节强直等。MM 患者可有骨骼变形及病理性骨折，肋骨、锁骨、胸骨等处可有肿块隆起，胸骨、肋骨及锁骨连接处可发生串珠样结节。

（三）神经系统

少数巨幼细胞贫血患者可发生浅感觉减退或消失，振动觉和位置觉缺失，闭目难立、步态不稳、下肢无力、腱反射消失、括约肌失控和锥体束征阳性等。四肢痛、温、触觉减低及深感觉障碍、龙贝格征阳性等可见于其他恶性贫血。急性白血病患者颅内有白血病细胞浸润或有颅内出血时，可出现神志改变、颈项强直、共济失调，脑膜刺激征及病理反射可呈阳性。血友病患者在头颅外伤后可出现昏迷等症状。

第二节 腰椎穿刺术和鞘内注射

一、腰椎穿刺术

腰椎穿刺术（lumbar puncture）简称腰穿，是一种检测脑脊液压力和性质及鞘内注射药物的常用诊疗技术。它对颅内感染、出血、颅内原发肿瘤及全身恶性肿瘤的颅内侵犯或转移具有诊断意义，通过腰穿还可以测定颅内压力，了解蛛网膜下腔是否阻塞及通过腰穿向椎管内注射药物等。

（一）腰穿的适应证

（1）颅内原发肿瘤的诊断及了解全身恶性肿瘤有无颅内侵犯或转移（包括中枢神经系统白血病及淋巴瘤和多发性骨髓瘤的颅内侵犯）。

（2）中枢神经系统感染的诊断，如化脓性脑膜炎、脑膜结核、隐球菌性脑膜炎和脑炎等。

（3）了解有无蛛网膜下腔阻塞。而对于蛛网膜下腔出血，因 CT 常能明确诊断，一般可免除腰穿，若临床仍怀疑诊断，应行腰穿帮助鉴别。

（4）观察有关中枢神经系统疾病及其他骨髓侵犯疾病的治疗反应和判断预后。

（5）通过腰穿向椎管内注射药物，如注射麻醉药进行腰椎麻醉，注射抗生素治疗脑膜结核、隐球菌性脑膜炎，注射化疗药物治疗或预防中枢神经系统白血病等。

（6）需要注入显影剂或空气等进行脊腔造影，以观察脊髓蛛网膜下腔、脑蛛网膜下腔和脑室系统情况的疾病及需要做脑脊液动力学检查者。

（二）腰穿的禁忌证

（1）颅内压明显升高，疑有后颅窝占位病变，有脑疝先兆或危险者。

（2）休克、衰竭或濒临危险状态等不能承受腰穿术的患者。

(3）穿刺部位有炎症感染者。

(4）严重凝血功能障碍、使用肝素等抗凝药物导致出血倾向者。

(5）严重躁动不安，不能合作以及严重脊柱畸形者。

（三）腰穿的术前准备

(1）疑有颅内高压者，应在术前进行检眼镜检查；有视盘水肿者，应先做CT或MRI检查排除占位性病变，以免腰穿继发脑疝。无明显视盘水肿者，若急需行此项检查，可在应用降低颅内压药物的情况下，小心谨慎地进行，否则应视为禁忌。

(2）这是一种有创性检查，在做腰穿前还是应向患者或其家属说明活检的意义、过程及可能出现或应注意的问题，如可能会有些疼痛，术中有的患者可能会出现呼吸、脉搏和意识改变及术后可出现低颅压头痛和3 d内不要洗澡等，有的还要让患者或家属签字。

(3）准备无菌消毒腰穿包1个（包括腰穿针1套，无菌盘1个，镊子1把，洞巾1个，纱布2块，棉球6~8个，无菌试管3个），无菌测压管1套，无菌手套1副，5 mL一次性注射器1个，消毒液（2%碘酊和75%乙醇，或0.5%碘伏溶液）。

（四）腰穿的部位

成人脊髓大多终止于腰1椎体下缘，少数终止于腰2和腰3椎间隙，故一般选择第3~4腰椎间隙为首选穿刺点，相当于双髂嵴最高点连线与脊柱的交会处。若穿刺未成功或有其他原因时，也可选择在上一或下一腰椎间隙进行。

（五）腰穿的体位

患者去枕侧卧于硬板床上，背部与床面垂直，头向前胸屈曲，双手抱膝使其紧贴胸部，躯干呈弓形。若患者不能配合，则由助手在操作者对面，用一手挽患者头部，另一手挽患者双下肢腘窝处用力抱紧，使脊柱尽量后突以增宽椎间隙，便于进针。特殊情况下（如腰椎鞍区麻醉）也可取坐位进行穿刺，患者向前弯，双手置膝，使腰背部向后弓出，需助手帮助固定体位。

（六）腰穿的步骤和方法

1. 选择腰穿的部位和体位

选择腰穿的部位和体位见上，初次操作者为保证成功，可用甲紫做一标志。

2. 消毒和麻醉

先打开无菌消毒腰穿包，戴上无菌手套后，常规消毒局部皮肤，以定位的腰穿部位为中心，先用2%碘酊消毒一遍，消毒半径约10 cm，等待1 min干燥后，再用75%酒精以同样方式消毒两遍，也可单用0.5%聚维酮碘溶液同样消毒两遍，铺无菌洞巾。操作者也可以先用棉签消毒后，再戴上无菌手套，铺无菌洞巾。然后自皮肤至椎间韧带以2%利多卡因做局部麻醉。在每次推注利多卡因时，一定要先进行抽吸无回血，证明针头确实不在血管内时，方可推注利多卡因，以免因其入血循环而引起心律失常等严重不良反应。

3. 穿刺进针

操作者左手拇指和食指固定穿刺部位皮肤，右手持腰穿针，针尖稍斜向头部，针体偏向臀部，以垂直于背部的方向缓慢刺入，成人进针深度为4~6 cm，儿童进针深度为2~4 cm，当针头穿过韧带与硬脊膜时有阻力突然消失的落空感，说明已进入脊髓腔（即蛛网膜下腔），此时可将针芯缓慢抽出，而不要过快拔出，以防偶遇术前未估计到的颅内压增高者致脑脊液迅速喷出，造成脑疝，出现危险。此时即可见脑脊液流出，若不见脑脊液流出时，可转动针尾即可流出，若仍不见脑脊液流出时，应插入针芯，拔出少许或再刺入少许后缓慢抽出针芯，等待脑脊液流出，若还是不见脑脊液时，最大可能是穿刺方向欠准确，应将腰穿针缓慢退至皮下重新操作。

4. 压力测定

在放出脑脊液前，先测定脑脊液压力，即将压力管与穿刺针连接，让患者双下肢略伸，肌肉放松，观测压力管中脑脊液的压力。正常侧卧位脑脊液压力为80~180 mmH$_2$O（0.78~1.76 kPa），高于200 mmH$_2$O（1.96 kPa）为颅内压增高，低于70 mmH$_2$O（0.68 kPa）为颅内压降低。若想了解蛛网膜下腔有无阻塞，可做奎肯（Queckenstedt）试验。但在试验前应先做压腹试验，以了解穿刺针是否真正在脊髓腔内，即助手用手掌深压患者腹部，可见脑脊液压力迅速上升，去除压力后，脑脊液压力迅速下降，若穿刺针不在脊髓腔内或不通畅时，则压腹时压力不升。当证明穿刺针确实在脊髓腔内时，开始做奎肯试验，即在测初压后，由助手同时按压患者双侧颈静脉约10 s，正常情况下压迫颈静脉后，脑脊液压力会迅速上升100~200 mmH$_2$O（0.98~1.96 kPa），解除压迫10~20 s后，脑脊液压力迅速降至正常水平，则奎肯试验阴性，表示蛛网膜下腔通畅；若压迫颈静脉后脑脊液压力不上升，则奎肯试验阳性，表示蛛网膜下腔完全阻塞；若压迫颈静脉后脑脊液压力缓慢上升，且解除压力后缓慢下降，也为奎肯试验阳性，表示蛛网膜下腔部分阻塞。若压迫一侧颈静脉约10 s，脑脊液压力不上升，但压迫对侧上升正常，则常表示该侧的横窦闭塞。有颅内压升高或怀疑后颅窝肿瘤者，不应做以上试验，以免发生脑疝。

5. 收集脑脊液

撤去测压管，收集脑脊液。一般将脑脊液分别收集于3个已准备好的无菌试管中，第1管用于细菌培养，第2管用于化学分析和免疫学检查，第3管用于一般性状和显微镜检查，每管收集1~2 mL。由于有时腰穿针可损伤椎管前壁的静脉丛，使开始流出的脑脊液中混有人为的红细胞等，特别是当穿刺不顺利时，因此一般应将最后一管脑脊液用于一般性状和显微镜检查。若脑脊液压力过高，可用针芯半堵针孔，使脑脊液缓慢流出，此时收集脑脊液不可过多。

6. 操作结束，胶布固定

操作结束，将针芯重新插入针管内拔出穿刺针，覆盖消毒纱布，胶布固定。

7. 去枕平卧

术后嘱患者去枕平卧至少4~6 h，以免引起术后低颅压性头痛。

（七）腰穿的注意事项

（1）严格掌握腰穿禁忌证，认真做好腰穿的术前准备。

（2）术中患者出现呼吸、脉搏和意识改变时，应立即停止操作，并根据不同原因进行相应的处理。

（3）穿刺过程中若遇坚硬骨质，应改变进针方向再穿，禁止强刺，这样肯定不会成功；进针切忌过深，以防刺破椎间盘造成椎间盘脱出。数次试穿未成功时，应改换其他椎间隙另行穿刺。

（4）颅内压增高者禁做奎肯试验。

（5）针芯抽出要缓慢，特别是颅内压偏高时，可用针芯半堵针孔，使脑脊液缓慢流出，以防脑脊液迅速流出造成脑疝。

（6）为预防腰穿后的低颅压头痛，穿刺可选用小号穿刺针，进针时针尖斜面应与脊柱轴线平行，以免硬脊膜纤维受损。留取脑脊液不宜过多，一般不要超过10 mL，腰穿后至少去枕平卧4~6 h。为减轻腰穿后头痛，应嘱患者多饮水，必要时（若出现低颅压头痛）可静脉输入生理盐水。

（7）收集的脑脊液标本必须立即送检和及时化验，脑脊液放置过久则会出现细胞破坏、变性或细胞包裹于纤维蛋白凝块之中，导致细胞数降低或分类不准确；存放的脑脊液葡萄糖也会分解，使其含量减少。

（8）由于有时腰穿针损伤的原因，使开始流出的脑脊液中可能混有人为的红细胞等，特别是当穿刺不顺利时，因此一般应将最后一管脑脊液用于一般性状和显微镜检查。

（9）鞘内注射药物时，要按下述鞘内注射的要求进行。

（八）腰穿的临床意义和评价

1. 腰穿的临床意义

（1）为中枢神经系统白血病和其他血液系统恶性肿瘤的颅内侵犯或转移提供诊断依据及完成鞘内注射治疗。

（2）为中枢神经系统感染提供诊断依据及完成鞘内注射治疗。

（3）为许多神经科疾病的诊断和治疗提供依据。

2. 对腰穿的评价

腰穿是了解中枢神经系统情况的非常重要和常用的基本检查方法，不仅是神经科医师必须掌握的基本功，也是血液科医师必须掌握的基本功。对血液科医师来说，腰穿是诊断和治疗及观察中枢神经系统白血病及其疗效的重要辅助检查技术，也是用于确定淋巴瘤和多发性骨髓瘤是否有颅内侵犯的基本方法。熟练掌握腰穿技术有一定难度，但作为血液科医师必须熟练掌握。

二、鞘内注射

鞘内注射（intrathecal injection）是通过腰穿技术向脊髓腔（即脊髓蛛网膜下腔）内的脑脊液中注射药物或其他物质以达到临床诊断和治疗目的的一种临床技能。脑脊液含有恒定的化学成分，能维持中枢神经系统的渗透压和酸碱平衡，使中枢神经系统保持一个稳定的化学内环境。脑脊液还起着运送营养物质到中枢神经系统及从中枢神经系统运走代谢产物的作用。但在血液与脑脊液之间、脑脊液与脑之间存在机械性和渗透性屏障，使血液中的各种化学成分只能选择性地进入脑脊液中，这种功能称为血脑脊液屏障（blood brain barrier）。正因为人体内有血脑脊液屏障的存在，所以当许多药物经口服或静脉给予时，一般很难进入脑脊液中，使之达不到有效浓度，为此必须通过鞘内注射给药，才能达到提高药物浓度的目的。

（一）鞘内注射的适应证

（1）预防或治疗某些中枢神经系统的恶性肿瘤，如中枢神经系统白血病和恶性淋巴瘤、中枢神经系统浸润等的治疗及急性淋巴细胞白血病完全缓解后的中枢神经系统白血病的预防等。

（2）注射抗生素治疗脑膜结核、隐球菌性脑膜炎等。

（3）注射显影剂或空气等进行脊髓腔造影，以观察脊髓蛛网膜下腔、脑蛛网膜下腔和脑室系统情况的疾病。

（4）注射麻醉药进行腰椎麻醉。

（二）鞘内注射的禁忌证

凡是不能进行腰穿者，均无法完成鞘内注射，因此鞘内注射的禁忌证与腰穿的禁忌证相同。

（三）鞘内注射的术前准备

（1）见腰穿的术前准备。

（2）准备鞘内注射药物：因鞘内注射的目的不同而异，如治疗或预防中枢神经系统白血病，一般为甲氨蝶呤（MTX）10 mg（第1次5 mg）用生理盐水4 mL溶化后加地塞米松2 mg，若对MTX耐药或有严重头痛等不良反应，也可用阿糖胞苷（AraC）50 mg（第1次25～30 mg）代替。

（四）鞘内注射的步骤和方法

1. 腰椎穿刺

按常规步骤和方法进行腰椎穿刺，当有脑脊液流出时，先收集脑脊液约4 mL供检查用。

2. 鞘内注射药物

把盛有药物的空针接到腰穿针头上，采用分次注入法，即先注入一些药物，再缓慢回吸一些脑脊液，然后再注入一些药物，再回吸一些脑脊液，使每次注入量大于回吸量，经过4～5次后全部注入，这样可以减少或避免药物对脊髓的刺激性。

3. 操作结束，胶布固定

操作结束，将针芯重新插入针管内拔出穿刺针，覆盖消毒纱布，胶布固定。

4. 去枕平卧

术后嘱患者去枕平卧至少4～6 h，以免引起术后低颅压性头痛。

5. 疗程

因鞘内注射的目的和注射药物的不同而异。若作为中枢神经系统白血病的治疗，应每日或隔日1次，直到脑脊液正常；若作为中枢神经系统白血病的预防，应每周2次，共用5次。若鞘内注射抗生素治疗脑膜结核、隐球菌性脑膜炎等，可见相关专科介绍。若鞘内注射显影剂或空气等进行脊腔造影或鞘内注射麻醉药进行腰椎麻醉等，则一次完成。

（五）注意事项

（1）应注意腰椎穿刺的全部注意事项。

（2）鞘内注射的全过程要注意无菌操作。

（3）鞘内注射后应注意患者的反应，如中枢神经系统白血病的鞘内注射，有的可发生头痛，个别有肢体瘫痪的报道。有明显不良反应者，应停止鞘内注射。

（4）为提高疗效，常再加用其他治疗，如对中枢神经系统白血病的治疗，常再加用放射治疗。

（六）鞘内注射的临床意义和评价

1. 鞘内注射的临床意义

（1）对于某些中枢神经系统肿瘤（如中枢神经系统白血病和淋巴瘤）和某些颅内感染（如结核和隐球菌）起主要或辅助治疗作用。

（2）用于脊髓腔造影和腰椎麻醉。

2. 对鞘内注射的评价

因为人体内有血-脑脊液屏障的存在，所以有许多药物很难通过口服或静脉给予方式进入脑脊液中，使之达不到有效浓度，为此必须通过鞘内注射给药，才能达到提高药物浓度的目的。因此，鞘内注射是一个非常重要的治疗方法，而且只有在熟练掌握腰穿技术的基础上才能顺利完成。鞘内注射一般是安全的，但也有某些不良反应，应注意及时发现和避免。

第三节 骨髓穿刺术和骨髓活检术

一、骨髓穿刺术

骨髓穿刺术（bone marrow puncture）简称骨穿，是采取骨髓液的一种常用临床技术。临床上骨髓穿刺液主要用于检查骨髓细胞增生程度和细胞组成及其形态学变化，也可用于细胞遗传学检查（染色体）、造血干细胞培养、寄生虫和细菌学检查等以助临床诊断、观察疗效和判断预后，还可为骨髓移植提供骨髓。骨髓穿刺术是作为一名临床医生必须掌握的一种临床技能，特别是血液科专科医师更应熟练掌握。

（一）骨穿的适应证

（1）各类血液病的诊断和全身肿瘤性疾病是否有骨髓侵犯或转移。

（2）原因不明的肝、脾、淋巴结肿大及某些发热原因未明者。

（3）某些传染病或寄生虫病需要骨髓细菌培养或涂片寻找病原体，如伤寒杆菌的骨髓培养及涂片寻找疟原虫和利朵氏体。

（4）诊断某些代谢性疾病，如弋谢（Gaucher）病，只有从骨髓中找到Gaucher细胞，才能最后确定诊断。

（5）观察血液病及其他骨髓侵犯疾病的治疗反应和判断预后。

（6）为骨髓移植提供足量的骨髓。

（二）骨穿的禁忌证

血友病及有严重凝血功能障碍者，当骨髓检查并非唯一确诊手段时，则不宜进行此种检查，以免引起局部严重迟发性出血。而严重血小板计数减少并非禁忌证，即使血小板低于 10×10^9/L，只是在穿刺结束后应多加压一会儿。

（三）骨穿前的准备

（1）怀疑有凝血功能障碍者，在骨穿前应进行凝血功能方面的检查，以决定是否适做此项检查。

（2）这是一种有创性检查，虽然一般不会有什么危险，患者也不会有太大痛苦，但在做骨穿前还是应向患者或其家属说明骨穿的意义、过程及可能出现或应注意的问题，如可能会有些疼痛、穿刺后 3 d 内不要洗澡等，有的还要让患者或家属签字。

（3）准备无菌消毒骨穿包 1 个（包括骨穿针 1 个，无菌盘 1 个，镊子 1 把，洞巾 1 个，无菌抗凝管 1~2 个, 纱布 2 块, 棉球若干), 无菌手套 1 副, 一次性注射器 2 个 (5 mL 和 10 mL 各 1 个), 消毒液 (2% 碘酊和 75% 酒精, 或 0.5% 聚维酮碘溶液), 干净玻片 6~8 张和 1 张好的推片。

(四) 骨穿的部位和体位

临床上供骨穿的部位有以下四个, 应根据不同情况进行选择。

1. 髂后上棘穿刺点

髂后上棘穿刺点位于 L_5 和 S_1 水平旁开约 3 cm 处一圆钝的突起处, 此处骨髓腔大, 骨髓量多, 穿刺容易成功, 而且安全, 患者也看不到, 减少了恐惧感, 是最常用的穿刺点, 特别是为骨髓移植提供大量骨髓时, 常首先将此部位作为穿刺点。穿刺时患者取俯卧位或侧卧位。

2. 髂前上棘穿刺点

髂前上棘穿刺点位于髂前上棘后 1~2 cm 较平的骨面, 此处易于固定, 操作方便, 无危险性, 但骨髓成分次于髂后上棘, 也不如髂后上棘容易成功。穿刺时患者取仰卧位。

3. 胸骨穿刺点

胸骨穿刺点位于第 2 肋间隙胸骨体的中线部位, 此处骨髓液含量丰富, 当其他部位穿刺失败或仍不能明确诊断时, 需做胸骨穿刺。但胸骨较薄 (胸骨外板厚仅 1.33 mm, 髓腔 7.5 mm), 其后方为大血管和心房, 穿通胸骨会发生意外。穿刺时患者取仰卧位。

4. 腰椎棘突穿刺点

腰椎棘突穿刺点位于腰椎棘突突出处, 此处骨髓成分好, 但穿刺难度较大, 不常用。穿刺时患者取坐位或侧卧位。

(五) 骨穿的步骤和方法

1. 选择骨穿部位和体位

选择骨穿部位和体位见上, 初次操作者为保证成功, 可用甲紫做一标志。

2. 消毒和麻醉

先打开无菌消毒穿刺包, 戴上无菌手套后, 常规消毒局部皮肤, 以定位穿刺点为中心, 先用 2% 碘酊消毒一遍, 消毒半径约 10 cm, 等待 1 min 干燥后, 再用 75% 酒精以同样方式消毒两遍, 也可单用 0.5% 聚维酮碘溶液同样消毒两遍, 铺无菌洞巾。操作者也可以先用棉签消毒后, 再戴上无菌手套, 铺无菌洞巾。然后自皮肤至骨膜以 2% 利多卡因做局部麻醉, 要求以定位穿刺点为中心, 对骨膜进行多点麻醉, 以达到麻醉一个面, 而非一个点, 这样可防止因穿刺点与麻醉点不完全相符而引起的疼痛。在每次推注利多卡因时, 一定要先进行抽吸无回血, 证明针头确实不在血管内时, 方可推注利多卡因, 以免因其入血循环而引起心律失常等严重不良反应。

3. 固定穿刺针长度

将骨穿针的固定器固定在适当的长度上, 胸骨穿刺和棘突穿刺时一般固定在距针尖约 1 cm 处, 髂后和髂前上棘穿刺时一般固定在距针尖 1.5 cm 处。

4. 穿刺

髂后和髂前上棘穿刺时, 操作者左手拇指和食指固定穿刺部位, 右手持骨穿针与骨面呈垂直方向刺入, 当穿刺针针尖接触骨面时, 则沿骨穿针的针体长轴左右旋转骨穿针, 以缓慢钻刺骨质并向前推进, 当突然感到穿刺阻力消失, 即有突破感且穿刺针已固定在骨内时, 表示穿刺针已进入骨髓腔内。

胸骨穿刺时, 操作者左手拇指和食指固定穿刺部位, 右手持骨穿针, 将针头斜面朝向髓腔, 针尖指向患者头部与骨面成 30°~40° 角, 缓慢左右旋转骨穿针刺入 0.5~1 cm, 骨穿针固定在骨内即可, 一般无突然感到穿刺阻力消失的突破感。

腰椎棘突穿刺时, 操作者左手拇指和食指固定穿刺部位, 右手持骨穿针与骨面呈垂直方向刺入, 缓慢左右旋转骨穿针刺入 0.5~1 cm, 骨穿针固定在骨内即可, 一般也无突然感到穿刺阻力消失的突破感。

5. 抽取骨髓液

拔出穿刺针针芯, 放于无菌盘内, 接上干燥的 10 mL 注射器, 用适当的力量迅速抽取骨髓液 0.1~0.2 mL,

即注射器针栓部分见到骨髓液即可，若用力过猛抽取则易致骨髓液抽取过多，导致骨髓液稀释。抽取骨髓液时患者会感到一种程度不同的锐痛。

若未能抽出骨髓液，则可能是穿刺的深度或方向不合适，或穿刺针的针尖堵在骨质上，或可能是穿刺针针腔被皮肤和皮下组织块堵塞，此时应重新插上针芯，稍加旋转或再钻入少许或退出少许，拔出针芯，如见针芯带有血迹时，重新接上注射器再行抽吸，即可取得骨髓液。若仍抽不出骨髓成分或仅吸出少许稀薄血液，则称为干抽，这可能是由于操作者技术不过硬，或由于骨髓纤维化，或由于骨髓成分太多、太黏稠等。若属于操作者技术不过硬，应改换技术操作熟练者，或更换其他部位再穿。若属于后面原因，则应更换骨髓活检方法。

6. 制片和抽取其他用途骨髓液

取下注射器，插入针芯，将抽取的骨髓液迅速滴于载玻片上，由助手用推片蘸取少许骨髓液快速涂片6～8张（具体制片数量视需要而定）。如果需要做骨髓液的其他检查时，应在留取骨髓液涂片标本后，再抽取需要量的骨髓液用于骨髓干细胞培养、染色体和融合基因检查、骨髓细胞流式细胞术检查及骨髓液细菌培养等。

7. 操作结束，胶布固定

抽取骨髓液结束，操作者左手取无菌纱布放于骨穿处，右手将穿刺针拔出，随即将纱布盖住针孔，按压1～3 min（具体时间视出血情况而定），用胶布固定。

（六）骨穿成功的标志

（1）按照骨穿技术常规操作，顺利完成穿刺。

（2）抽取骨髓液时患者有短暂锐痛。

（3）骨髓液中可见淡黄色骨髓小粒。

（4）骨髓涂片中杆状核与分叶核细胞的比例大于血片中杆状核与分叶核细胞的比例。

（5）骨髓涂片中可见巨核细胞、浆细胞和网状细胞等骨髓特有的细胞。

（七）骨髓制片要求

（1）制片用的玻片要干净，推片的边要齐整。

（2）制出的涂片要有头、体、尾三部分，而且涂片要均匀一致。

（3）涂片的厚薄要适宜，若估计骨髓细胞增生极度活跃时，制片要薄；若估计骨髓细胞增生低下或重度低下时，制片要厚。如下因素与制片的厚薄相关：①蘸取骨髓液的量：量多则制片厚，量少则制片薄；②推片与玻片间的角度：角度越大则制片越厚，而角度越小则制片越薄；③推片推进的速度：推片推进的速度越快则制片越厚，推片推进的速度越慢则制片越薄。

（4）当骨髓液抽取过多可能有稀释时，应尽量减少稀释，制片时可采取如下措施：①将骨髓液迅速滴于倾斜载玻片的上方，任其稀释的血液下流，用上方的骨髓制片；②将骨髓液迅速滴于水平放置的载玻片上，迅速用注射器回吸过多稀释的血液，再用剩余的骨髓液制片。

（八）骨穿注意事项

（1）做好骨穿前的一切准备工作，有禁忌证者不宜进行此种检查。

（2）注射器和骨穿针必须干燥，以免发生溶血。

（3）胸骨穿刺不要用力过猛或穿刺过深，以防穿透胸骨内侧骨板伤及心脏和大血管，发生意外。

（4）骨穿针针头进入骨质后，不要摆动过大；穿刺过程中，如果感到骨质坚硬，难以达到骨髓腔时，不可强行进针。这些均是为了防止穿刺针被折断。

（5）如果做骨髓细胞学检查时，抽取的骨髓液量一定不要多；如果需要做骨髓液的其他检查时，一定要在留取骨髓液涂片标本后，再抽取需要量的骨髓液用于其他检查。否则，会因骨髓稀释而影响骨髓增生程度的判断、细胞计数及分类结果。

（6）避免反复抽吸，若需要反复抽吸时，应及时插入针芯，以免针腔被堵或骨髓液流出。

（7）当骨穿出现干抽现象时，可在负压下将穿刺针与注射器一起拔出，此时可获少许骨髓液供涂片用。

（8）骨髓液抽出后应立即涂片，否则会很快发生凝固，影响涂片和分类。

（9）应严格按上述骨髓制片要求涂片，以保证实验室对骨髓进行全面分析。

（10）送检骨髓液涂片时，若需要检查骨髓细胞外铁时，一定要把承载骨髓液的载玻片（又称母片）同时送检。为了便于与外周血细胞比较，应同时附送2~3张血涂片。

（九）骨穿的临床意义及评价

1. 骨穿的临床意义

（1）为血象异常的血液系统疾病提供不同的诊断依据，可有如下几种情况：①肯定诊断，通过骨穿可确定诊断，如各种白血病等；②符合性诊断，骨穿结果可符合临床诊断，如原发性血小板减少性紫癜、再生障碍性贫血和巨幼细胞贫血等；③提示性诊断，骨穿结果可为临床诊断提供线索，如骨髓红系增生明显活跃，出现多染或破碎红细胞等，可提示溶血性贫血；④除外性诊断，如恶性淋巴瘤和其他恶性肿瘤等可通过骨穿除外骨髓侵犯。

（2）用于血液病的疗效观察，如急性白血病是否完全缓解、再生障碍性贫血的骨髓是否恢复正常等。

（3）为某些细菌和原虫性传染病及某些代谢性疾病提供诊断依据。

2. 对骨穿的评价

骨穿是了解骨髓功能情况必不可少的检查方法。在许多病理情况下，血象并不能反映造血的真实情况。往往血象表现相同，而骨髓造血却截然不同，如血象表现都是三系（即红细胞、白细胞和血小板）减少，而骨穿结果却迥然不同，可能是疗效满意的巨幼细胞贫血，也可能是难以治疗的再生障碍性贫血和阵发性睡眠性血红蛋白尿或者是易转化为急性白血病的骨髓增生异常综合征，也可能是预后差的急性非白血病性白血病，因而骨穿是非常必要和极其重要的临床检查。但骨穿只能抽出某一局部的一点点骨髓成分，所以有时往往不能反映骨髓造血的全貌，如再生障碍性贫血，有时可有灶性造血，若骨穿部位刚好在造血岛上，可能会因骨髓造血活跃而误诊。又如多发性骨髓瘤患者骨髓中的浆细胞（即骨髓瘤细胞）是呈瘤性分布，若骨穿部位刚好在骨髓瘤上，则浆细胞会特别多，若刚好在瘤以外的部位，则浆细胞可能较少，这样单看一次骨穿结果可能会影响其诊断和判断治疗效果，因此当临床上出现骨穿的结果与病情不相符时，常需要多部位穿刺。此外骨穿结果受技术因素影响很大，技术不熟练，取材常不满意，如一原发性血小板减少性紫癜的患者，应该是骨髓中巨核细胞数正常或增加，但可因操作者技术不过硬，取材不满意，数次取不出巨核细胞而造成诊断的困难。当然有时确有干抽情况，会导致骨穿失败。另外，制片、染色和阅片技术的高低也会影响骨穿的结果。所以对骨穿的结果应进行全面分析，必要时可重复穿刺检查或做骨髓活检。

二、骨髓活检术

骨髓活检术的全称是骨髓活体组织检查术（bone marrow biopsy），是用针刺的方法抽取骨髓活体组织进行病理学检查的一种临床常用诊断技术。骨髓活检术需要用骨髓活检针，骨髓活检针包括针管（内径2 mm）、针座、接柱（长1.5 cm和2.0 cm各1个）和具有内芯的手柄四部分。

（一）骨髓活检的适应证

（1）多次骨穿抽取骨髓液失败或取材不良，特别是骨髓干抽（dry tap）者。

（2）骨髓增生性疾病，特别是骨髓纤维化的诊断。

（3）骨髓增生异常综合征的诊断及其与再生障碍性贫血的鉴别诊断。

（4）血液系统性肿瘤，如恶性淋巴瘤、急性白血病、多发性骨髓瘤等诊断困难时。

（5）全身恶性肿瘤的骨髓转移者。

（二）骨髓活检的禁忌证

血友病及有严重凝血功能障碍者，当骨髓活检并非唯一确诊手段时，则不宜进行此种检查，以免引起局部严重迟发性出血。而严重血小板计数减少并非禁忌证，即使血小板低于10×10^9/L，只是在活检结束后应多加压一会儿。

（三）骨髓活检的术前准备

（1）怀疑有凝血功能障碍者，在骨髓活检前应做凝血功能方面的检查，以决定是否适做此种检查。

（2）这是一种有创性检查，虽然一般不会有什么危险，患者也不会有太大痛苦，但在做骨髓活检前还是应向患者或家属说明活检的意义、过程及可能出现或应注意的问题，如可能会有些疼痛、活检后3 d内不要洗澡等，有的还要让患者或家属签字。

（3）准备无菌消毒骨髓活检包1个（包括骨髓活检针1套，无菌盘1个，镊子1把，洞巾1个，纱布2块，棉球若干），无菌手套1副，5 mL一次性注射器1个，消毒液（2%碘酊和75%酒精，或0.5%聚维酮碘溶液），装有10%甲醛固定液3～4 mL（适于石蜡包埋法标本的制备）或内装Bouin固定液3～4 mL（作塑料包埋常规染色用）或其他固定液的小瓶及数张干净玻片备用，填好骨髓活检申请单。

（四）骨髓活检的部位和体位

临床上供骨髓活检的部位只有如下两个，因为胸骨和腰椎棘突的骨髓腔太小，特别是胸骨又具有一定的危险性，所以这两个部位绝对不适于进行骨髓活检。

1. 髂后上棘

髂后上棘位于L_5和S_1水平旁开约3 cm处一圆钝的突起处，此处骨髓腔大，骨髓量多，操作容易成功，而且安全，患者也看不到，减少了恐惧感，是最常用的骨髓活检部位。骨髓活检时患者取俯卧位或侧卧位。

2. 髂前上棘

髂前上棘位于髂前上棘后1～2 cm较平的骨面，此处易于固定，操作方便，无危险性，但骨髓成分次于髂后上棘。骨髓活检时患者取仰卧位。

（五）骨髓活检的步骤和方法

1. 选择骨髓活检的部位和体位

选择骨髓活检的部位和体位见上，初次操作者为保证成功，可用甲紫做一标志。

2. 消毒和麻醉

先打开无菌消毒骨髓活检包，戴上无菌手套后，常规消毒局部皮肤，以定位的骨髓活检部位为中心，先用2%碘酊消毒一遍，消毒半径约10 cm，等待1 min干燥后，再用75%酒精以同样方式消毒两遍，也可单用0.5%聚维酮碘溶液同样消毒两遍，铺无菌洞巾。操作者也可以先用棉签消毒后，再戴上无菌手套，铺无菌洞巾。然后自皮肤至骨膜以2%利多卡因做局部麻醉，要求以定位穿刺点为中心，对骨膜进行多点麻醉，以达到麻醉一个面，而非一个点，这样可防止因活检时穿刺点与麻醉点不完全相符而引起的疼痛。在每次推注利多卡因时，一定要先进行抽吸无回血，证明针头确实不在血管内时，方可推注利多卡因，以免因其入血循环而引起心律失常等严重不良反应。

3. 穿刺活检

操作者首先将具有内芯的手柄插入针座和针管中，然后操作者左手拇指和食指固定活检部位，右手持骨髓活检针的手柄与骨面呈垂直方向以顺时针方向旋转进针至一定深度，活检针能固定不倒即可，握住手柄拔出针芯，在针座后端连接1.5或2.0 cm（视所取骨髓活检块的长短而定）的接柱，再插入针芯，继续按顺时针方向进针，进针深度与接柱长度相同，即1.5 cm的接柱进针1.5 cm，2.0 cm的接柱进针2.0 cm，达到要求的深度后，再转动针管360°角，针管前端的沟槽即可将骨髓组织断离。

4. 操作结束，胶布固定

操作者左手取无菌纱布放于活检处，右手将活检针按顺时针方向缓慢退出体外，随即将纱布盖住针孔，按压1～3 min（具体时间视出血情况而定），用胶布固定。

5. 收取和固定骨髓组织

活检针按顺时针方向缓慢退出体外后，拔出针芯，取下接柱，再缓慢轻轻插入针芯，即可推出一块直径2 mm、长1.5～2.0 cm的圆柱形骨髓组织，直接放入10%甲醛或Bouin固定液中送病理科检查。也可根据实验室检查的要求换用其固定液或不放固定液而直接提抽DNA。

（六）骨髓活检的注意事项

（1）做好骨髓活检术前的一切准备工作，有禁忌证者不宜进行此种检查。

（2）因为胸骨和腰椎棘突的骨髓腔太小，特别是胸骨又具有一定的危险性，所以这两个部位绝对不适于进行骨髓活检。

（3）开始进针不宜过深，使活检针能固定不倒即可，否则不易取得满意的骨髓组织。

（4）进针与退针时不宜反复旋转，应保持顺时针方向，以保证骨髓组织块的完整性和活检的成功。

（5）因为骨髓活检针的内径较大，抽取骨髓液的量难以控制，所以一般不用于抽取骨髓液做涂片检查；临床也应避免用一个活检针同时完成骨髓液抽取和骨髓活检，这样可能两种检查结果都不会太满意。

（6）若由于骨髓干抽而进行骨髓活检时，在取出骨髓活检组织块时，可先将圆柱形骨髓组织块在干净的玻片上滚动，以制备出一张可供细胞学检查的骨髓片送血液病实验室检查，有时会弥补因干抽而无骨髓片的问题。然后再将骨髓组织块放入固定液中送病理科检查。

（七）骨髓活检的临床意义及评价

1. 骨髓活检的临床意义

（1）为骨髓纤维化症的确诊提供病理依据。

（2）为血液系统恶性肿瘤及其他系统恶性肿瘤的骨髓转移或侵犯提供病理依据。

（3）为某些血液病的诊断提供辅助的病理依据，如骨髓增生异常综合征时见到前体细胞异常定位（ALIP）则有助于诊断。

2. 对骨髓活检的评价

骨髓活检是骨穿检查的有力补充和发展，特别是当骨髓干抽或穿刺失败时，成为了解骨髓功能情况的唯一检查方法。此外，骨髓活检是原封不动地把骨髓组织完整地搬至体外，因此不仅更能真实地展示各类骨髓细胞的分布情况和增生程度，还能观察骨小梁、血管、脂肪和结缔组织基质间的解剖关系，从而能更好地知晓骨髓组织病理学的全貌，这也优于骨穿检查。由于该项技术带给患者的痛苦不大，而且容易掌握，相信随着标本制作方法和技术的不断改进及阅片技术的提高，其临床应用的范围也会不断扩大。但在临床上若不遵循正规的穿刺步骤和方法进行操作，也常会有取材不满意的情况发生，而且目前病理科常用的苏木精和伊红（HE）染色对细胞形态的观察远不如血液科的瑞氏染色清楚，若病理科医师的经验不足，也会影响结果的判断。

第四节 骨髓细胞电镜检查

血液病骨髓细胞形态变化在诊断中起着重要作用，光学显微镜（简称光镜）检查能较好地担当此任务。随着电子显微镜（简称电镜）技术的发展，对血液病细胞超微结构的研究积累了更多的经验和资料，为诊断提供了越来越多的参考资料。为了在诊断中更好发挥电镜检查的作用，以下就各种类型血液病细胞的超微结构特征和发育程度进行阐述，而不对每种血液病进行逐个描述，尤其是一些由不同系细胞同时恶化增生的，如急性粒-单核细胞白血病（AML-M_4）、红白血病（AML-M_6）等。本节描述中对白血病细胞的分型是根据法国、美国、英国（FAB）协作组和我国临床常用的分型法进行的。由于白血病是造血细胞某一克隆被阻滞于某一分化发育阶段中的异常增殖，因此正常骨髓细胞的形态特征和发育演变是对白血病细胞认识的基础，故在各细胞系开始部分对其要点进行简单阐述。

一、白细胞系

（一）急性髓细胞白血病

急性髓细胞白血病（AML）患者外周血和骨髓内出现大量白血病性原始粒细胞，在 M_1 型（未分化型）中以原粒细胞为主，在 M_2 型（部分分化型）中有大量原粒和早幼粒细胞，在 M_3 型中则以早幼粒细胞为主。白血病性原粒及早幼粒细胞与正常的原粒及早幼粒细胞相比形态类似，但也有特殊的超微结构特征。

1. 正常粒细胞发育的超微结构

原粒细胞较小,核大且圆,有浅切迹,常染色质多,核仁明显。胞质中细胞器甚少,有小线粒体,游离核糖体丰富,粗面内质网和高尔基复合体皆不发达。随着细胞发育,体积先增大后减小,细胞器增多,各阶段的特征性结构出现。如早幼粒阶段出现嗜天青颗粒(又称 A 颗粒),中幼粒阶段出现特殊颗粒(中性、嗜酸性、嗜碱性三种),进入晚幼粒阶段核演变成马蹄形、杆状,进而分叶成为成熟的粒细胞。

2. 白血病性原粒细胞

细胞呈圆形或卵圆形,细胞表面可见少量微绒毛。细胞核较大,呈卵圆形或不规则形,多数细胞核有深浅不等的凹陷。核内常染色质占优势,核仁大而明显(图 3-1)。胞质中内质网呈长索条状,也可见内质网扩张的现象。线粒体有时显肿胀或增多。胞质中一般无颗粒,只在有些细胞中有少量颗粒,常位于高尔基复合体附近。有些细胞的胞质内有棒状小体,又称 Auer 小体(图 3-2),呈棒状或锤形,长 $1\sim 6\mu m$,宽 $0.25\sim 1.5\mu m$,外有包膜。内容物深染均质或有类晶体结构,其中含过氧化物酶、酸性磷酸酶和脂酶,与正常中性粒细胞的 A 颗粒内含物相似,故一般认为是因过剩的过氧化物酶堆积于颗粒中或由 A 颗粒融合而成。

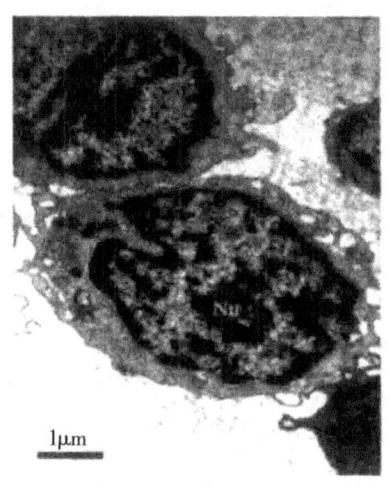

图 3-1 白血病性原粒细胞

细胞呈圆形或卵圆形,细胞表面可见少量微绒毛。细胞核较大,呈卵圆形或不规则形,核内常染色质占优势,核仁大而明显(Nu)。胞质中内质网呈长索条状,可见内质网扩张

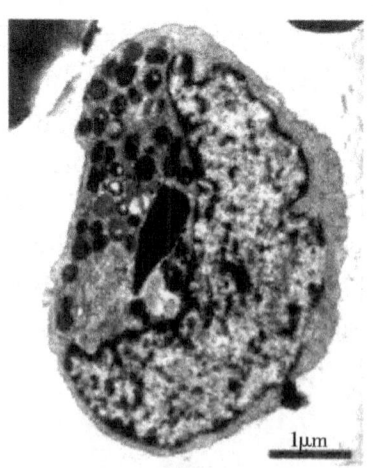

图 3-2 白血病性原粒细胞

胞质中可见 Auer 小体,呈棒状或锤形,外有包膜,内容物深染均质或有类晶体结构

原粒细胞与原淋细胞或原红细胞在形态上有时难以鉴别，可用电镜细胞化学进行区别，即原粒细胞显示髓过氧化物酶（MPO）和胞嘧啶-5'-单核苷酸酶（CMP）阳性。后两者为阴性。MPO 反应产物定位于核膜、内质网、高尔基复合体和 A 颗粒，CMP 反应产物主要位于 A 颗粒。

3. 白血病性早幼粒细胞

细胞较原粒细胞大，但核/质比要较原粒细胞稍小。核外形常有凹陷或畸形，高度不规则时可形成核泡或假包涵体。核泡往往位于核周边（图 3-3），由核膜外突形成；假包涵体可位于核质中，常呈圆形或卵圆形，外周有核膜及其两侧的异染色质，中心为卷入的胞质成分，是因核的凹陷、折叠和扭曲而产生。核中异染色质于核边增多。胞质中核糖体和粗面内质网都更丰富。有的内质网池扩张含有细颗粒物。高尔基复合体较发达。明显的特征是胞质中出现较多 A 颗粒，多为圆形，部分为椭圆形或不规则，有膜包裹，直径 0.2～0.5μm，中心着色较深。此时 Auer 小体更容易找到。在急性髓细胞白血病中还常发现核/质发育不平衡现象，有些细胞的细胞核已发育至中幼粒或晚幼粒阶段，出现肾形或马蹄状核，异染色质增多，但细胞质仍停留早幼粒阶段，即细胞器仍较丰富，特殊颗粒较少。

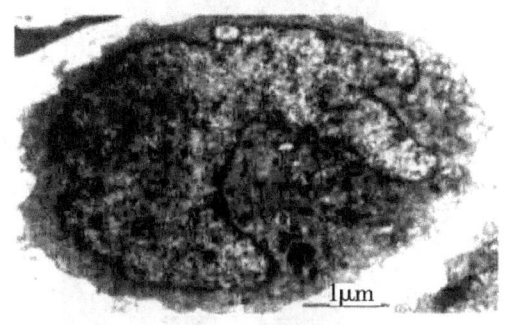

图 3-3 白血病性早幼粒细胞

细胞较原粒细胞大，但核/质比要较原粒细胞稍小。核外形高度不规则（N），
核周边可见核泡。高尔基复合体较发达（G），并有较多 A 颗粒

（二）慢性髓细胞白血病

慢性髓细胞白血病（CML）患者的外周血和骨髓内中性中幼粒、晚幼粒和杆状核细胞增多。细胞与正常相比，核/质发育不平衡。经常见核已发育较成熟，如核呈现深的凹陷或高度不规则或已分叶，核质异染色质增多，聚于核膜下。但胞质中细胞器仍处于早幼粒或中幼粒的早期阶段，细胞器丰富，有较多的核糖体和粗面内质网，后者见扁囊状或扩张泡状，高尔基复合体发达，A 颗粒较多，特殊颗粒发育不良，有些颗粒内物质填充不全。

（三）急性单核细胞白血病

急性单核细胞白血病（AMOL，AML-M_5）患者的外周血和骨髓内出现大量白血病性原始单核细胞，AML-M_5a 型以原单核细胞和幼单核细胞为主，而 AML-M_5b 型以幼单核细胞和单核细胞为主。同样，这些白血病细胞既有正常各期单核细胞的特征，又有白血病细胞的特征。

1. 正常单核细胞发育的超微结构

正常原单核细胞在骨髓中数量较少，与原粒细胞在形态上很难区别，只是原单核细胞中核轻度凹陷的较多见，且胞质中核糖体数量较多。幼单核细胞体积增大，核凹陷加深，异染色质增多。胞质中细胞器丰富，游离核糖体和多聚核糖体皆增多，高尔基复合体发达。发育至单核细胞时，核呈肾形，异染色质聚集于核膜下。胞质中嗜天青颗粒随发育逐渐增多，圆形或卵圆形，短径在 0.2μm 以内，有包膜。与粒细胞相比，这些颗粒稍小，稍深。

2. 白血病性原单核细胞

细胞呈圆形或卵圆形（图 3-4），较正常原单核细胞大，细胞表面伪足样突起和微绒毛增多。细胞核大，核凹陷增多，核/质比大，核仁明显。核内常染色质占优势，异染色质在核周呈不同程度的聚集。细胞质内有丰富的游离核糖体。少量粗面内质网呈细管状分散分布。其他细胞器比正常原单核细胞多，可见线粒体、高尔基复合体，并有少量嗜天青颗粒，一般呈圆形、卵圆形或短杆状，直径 < 0.2μm，颗粒外有界膜，基质呈均质状，界膜与基质之间常见一层空隙。

3. 白血病性幼单核细胞

细胞呈圆形或不规则形（图3-5），较正常幼单核细胞大。随着细胞的分化成熟，细胞核变小，核凹陷加深并逐渐趋向马蹄形。有些细胞核呈高度不规则状，常见假包涵体和核泡。核内异染色质增多，在核周有少量聚集。核内常见一个或数个核仁。细胞质内核糖体较多，粗面内质网和线粒体也增多。高尔基复合体发育良好，常位于细胞核凹陷处，参与单核细胞颗粒的形成。胞质内有较多嗜天青颗粒，颗粒呈圆形、卵圆形或杆状等，核心染色较深。胞质内也可见Auer小体。

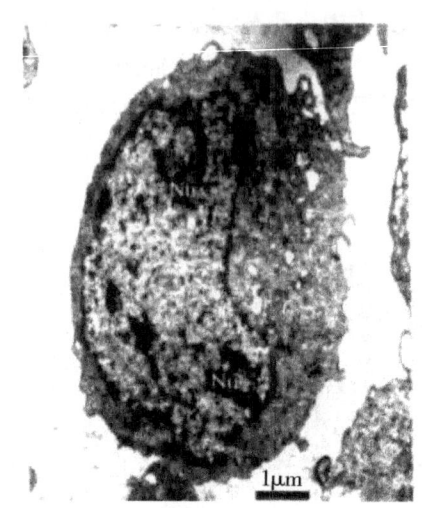

图3-4　白血病性原单核细胞

细胞呈卵圆形，细胞表面伪足样突起和微绒毛增多。细胞增大，核仁明显（Nu）。细胞质内有丰富的游离核糖体。少量粗面内质网呈细管状分散分布

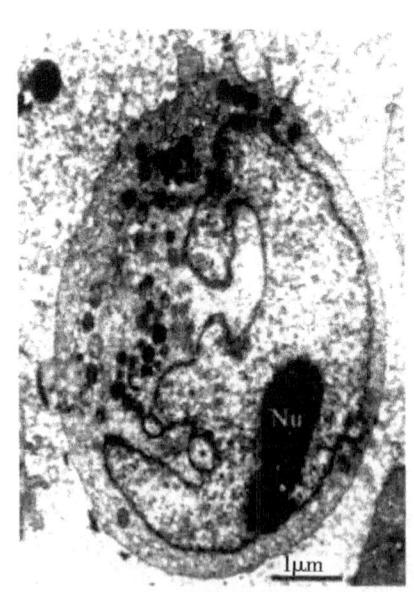

图3-5　白血病性幼单核细胞

细胞呈卵圆形，核凹陷加深并逐渐趋向马蹄形，核外形高度不规则，可见核泡，核仁明显（Nu）。细胞质内核糖体较多，粗面内质网和线粒体也增多，高尔基复合体发育良好，常位于细胞核凹陷处

与粒性白血病细胞相比，核异形较明显。胞质中核糖体、粗面内质网较丰富，嗜天青颗粒较多，稍小，核心较深。两系细胞形态上虽有上述差异，但有时难以确定。而细胞化学检查时MPO和CMP反应皆为

阳性，但单核细胞白血病时，MPO反应较弱，CMP反应较强。

（四）急性巨核细胞白血病

1. 正常巨核细胞发育的超微结构

骨髓造血干细胞分化成原巨核细胞、幼巨核细胞和巨核细胞。原巨核细胞胞体大，有巨大细胞核，圆形或卵圆形，表面有较多凹陷，核仁明显。胞质中核糖体丰富，高尔基复合体发达。晚期也能见到少量有膜包裹的颗粒。原巨核细胞随发育体积逐渐增大，核由圆形逐渐成不规则和分叶。幼巨核细胞的形成是经过几次细胞分裂，但核与胞质均不分离为二，以致核呈多叶状，胞质量也成倍增长。胞质内出现丰富细胞器，其中有膜包裹的小颗粒，又称α颗粒。胞质内的管状膜相互连接形成界膜系（demarcation membrane system，DMS），与血小板形成有关。巨核细胞胞体很大，外表有伪足，核分叶，核膜下有异染色质分布。胞质丰富，胞质周边有一狭带无颗粒的边缘区。巨核细胞发育成熟时，胞质中大量界膜相互连接，并包围部分颗粒的胞质后向外突出，进而与巨核细胞主体分离，形成血小板，进入外周血循环。

2. 白血病性原巨核细胞

急性巨核细胞白血病（AMEGL，AML-M₇）患者的骨髓中原巨核细胞增生，分为未分化型和分化型两种。未分化型原巨核细胞表面有胞质突起，有的呈鼓槌状，为其特征（图3-6）。核大，圆形或不规则形，以常染色质为主，核仁明显。胞质中细胞器较丰富，有高尔基复合体、线粒体和粗面内质网。未分化型原巨核细胞在形态上与原粒细胞或原淋巴细胞有时难以鉴别，可应用血小板过氧化物酶（PPO）电镜细胞化学试验，前者为阳性，其阳性反应产物定位于核膜和粗面内质网；后者为阴性反应。分化型原巨核细胞与未分化型相比，前者胞体较大。核不规则，核仁小或缺，胞质增多，细小电子致密颗粒增加，DMS增多，但形态较紊乱。

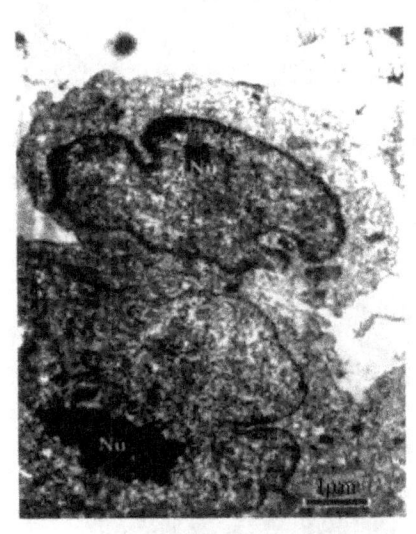

图3-6 原巨核细胞（未分化型）

表面有胞质突起，有的呈鼓槌状为其特征（←）。核大，圆形或不规则形，以常染色质为主，核仁明显（Nu）。胞质中细胞器较丰富，有高尔基复合体、线粒体和粗面内质网

（五）急性淋巴细胞白血病

1. 正常淋巴细胞发育的超微结构

淋巴细胞的发育主要在外周淋巴组织，但其干细胞主要来自骨髓多功能干细胞。其中淋巴样干细胞分化为前T细胞和B细胞。前T细胞在胸腺内分化成熟为T细胞，经血流分布至外周免疫器官的胸腺依赖区定居。前B细胞在骨髓中发育为成熟B细胞，进入外周淋巴组织。原淋巴细胞又称大淋巴细胞，正常时主要存在于淋巴结和脾淋巴小结的生发中心。淋巴结和外周血中还有中、小淋巴细胞，中淋巴细胞又称幼淋巴细胞。原淋巴细胞表面有少量微绒毛，体积大，核圆形或卵圆形，有切迹；常染色质较多；核仁1~2个，大而明显。胞质中，中、小淋巴细胞较多，核糖体丰富；线粒体椭圆，嵴长而不密；粗

面内质网呈细管状，数量不多；高尔基复合体常见，发育不甚好。随着原淋巴细胞向幼淋巴细胞发育，体积逐渐减小，核内异染色质逐渐增多，核仁逐渐减少。胞质内有丰富的核糖体，其他细胞器不发达。

有时可见少量有界膜颗粒，线粒体较大，嵴不密，往往分布在核的一极是此类细胞的特征。幼淋巴细胞的形态特征与细胞分化方向有关。当幼淋巴细胞内粗面内质网增多，高尔基复合体逐渐发育，此时可向浆细胞方向发育；当幼淋巴细胞内核糖体增多，此时可向原淋巴细胞转化；如幼淋巴细胞内胞质和细胞器逐渐减少，核异染色质增多，则向小淋巴细胞转化。

2. 白血病性原淋巴细胞

急性淋巴细胞白血病（ALL）患者的外周血和骨髓内出现大量白血病性原淋巴细胞（图 3-7）和幼淋巴细胞（图 3-8）。

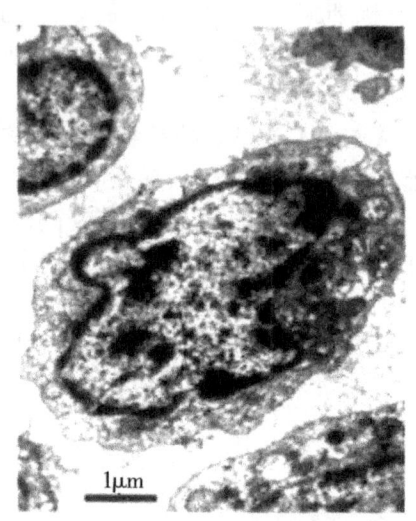

图 3-7　白血病性原淋巴细胞（ALL-L1 型）

细胞较小，表面有少量微绒毛突起。核大，有浅凹。异染色质团块沿核周分布。胞质为一薄层，有丰富的游离核糖体，少量大而圆且嵴少的线粒体（M），位于核的一极

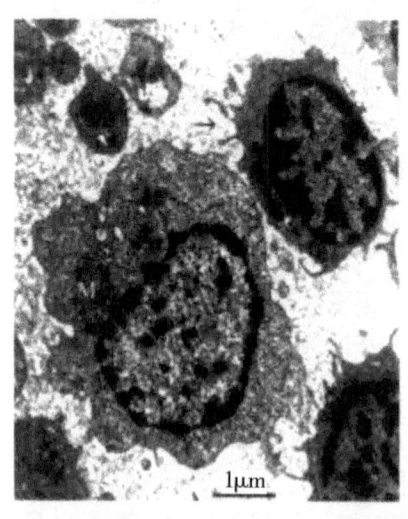

图 3-8　白血病性幼淋巴细胞（B 细胞亚型）

细胞较小，细胞核大，卵圆形，有凹陷。核内异染色质较多，在核周聚集。细胞质内有丰富的游离核糖体，粗面内质网少而分散。线粒体较大，但数目不多。上中上（→）为一 T 细胞亚型

根据原淋巴细胞的形态分为 L_1、L_2 和 L_3 三种类型。

ALL-L_1 型细胞：淋巴细胞较小，表面有少量微绒毛突起。核大，圆形或有浅凹。异染色质团块沿

核周分布。核仁明显。胞质为一薄层，有丰富的游离核糖体。少量大而圆且嵴少的线粒体，位于核的一极。

ALL-L₂型细胞：细胞大小不等，以大细胞为主，细胞表面微绒毛少。核具深的凹陷或高度不规则形。异染色质沿核膜分布。核仁明显。胞质薄，细胞器少，仅有丰富的游离核糖体和少量线粒体。有时可见少量电子致密颗粒。

ALL-L₃型细胞：以大细胞为主。表面较光滑。核形不规则，但较L₂型细胞的核形规则。胞质中有丰富的游离核糖体和一些线粒体。

淋巴细胞虽有多种亚型，但从形态上很难区分。较为典型具有相当分化程度的B-ALL和T-ALL细胞在超微结构上略有差别。前者表面有较多细长微绒毛突起（图3-9），核较规则或有凹陷，异染色质呈大团块沿核周分布，胞质中有粗面内质网；后者细胞表面突起少，核大，高度不规则，胞质中充满游离核糖体。

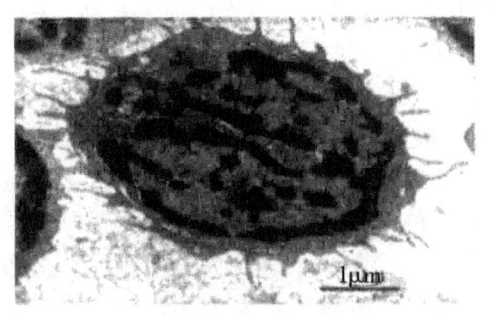

图3-9　白血病性幼淋巴细胞（T细胞亚型）

表面有少量细长微绒毛突起，核有凹陷，异染色质成大团块沿核周分布，胞质中有粗面内质网（E）及较多核糖体

（六）慢性淋巴细胞白血病

慢性淋巴细胞白血病（CLL）细胞与毛细胞白血病细胞（HCL）近似，两者差异见后述。患者外周血和骨髓中成熟淋巴细胞数量增多，而形态接近正常。

（七）HCL

HCL是B细胞恶性增殖的一种慢性白血病。毛细胞体大，直径10～15μm，呈圆形或多角形。细胞表面有许多细长突起，是诊断HCL的重要标志。根据胞突形状可将HCL分为2型：Ⅰ型的胞质突起细长且有分支，Ⅱ型的胞质突起较短，基部较宽，数量较多。有些细胞胞突介于Ⅰ、Ⅱ型之间。核圆，有凹陷或切迹，异染色质于核周边聚集，有时呈块状；核仁明显。胞质中核糖体丰富，有内质网、高尔基复合体和线粒体。另外，胞质内可见核糖体-板层复合物（RLC），是由同心排列的膜片和膜间聚集的核糖体组成。这种结构在HCL病例中出现的概率较高，国外报道约为50%。但国内检出率较低。这一结构虽是诊断HCL的重要指标，但在其他类型白血病中，如单核细胞白血病M₅型细胞，有时胞质内也会出现RLC。另外，M₅细胞表面也有些突起，难与HCL细胞区别。但认真观察其形态，可注意到HCL胞核虽有凹陷和不规则，但M₅细胞的细胞核凹陷或扭曲更为明显。HCL细胞的核中异染色质团块化较明显，而M₅细胞中内质网、高尔基复合体较发达；其细胞表面虽有胞突，但较少且较分散。HCL细胞有时与CLL细胞难以鉴别，如从结构上辨认，可见HCL细胞核有较多凹陷和切迹，核仁明显，表明HCL恶性程度较CLL高。另外，HCL细胞表面微绒毛性胞突较多且长也可作为鉴别的根据。

（八）电镜细胞化学在白血病诊断中的应用

在上述白细胞系四种白血病中，尤其是细胞分化较差的类型，单靠超微形态特征难以鉴别时，可凭借电镜细胞化学方法。常用的电镜酶细胞化学反应有三种：MPO、PPO和CMP反应。分析其反应的有无、强度和部位，可作鉴别的依据。

在AML，MPO反应很强，产物定位于核膜、内质网和高尔基复合体。当胞质中有嗜天青颗粒时，反应也阳性。CMP反应产物主要见于原粒和早幼粒细胞的嗜天青颗粒中，高尔基复合体也有部分呈阳性反应。

在 AMOL，MPO 反应也呈阳性，但较 AML 细胞弱。反应产物位于核膜、内质网、高尔基复合体和部分颗粒中；CMP 反应很明显，较 AML 细胞强，反应产物位于颗粒中。

在巨核细胞白血病的原巨核细胞，PPO 呈阳性反应，产物位于核膜、内质网，但高尔基复合体和颗粒无反应。CMP 反应出现于巨核细胞的颗粒部位，MPO 反应阴性。

ALL 细胞中无 MPO 和 PPO 反应。CMP 反应可出现于原淋和幼淋细胞的细胞质颗粒中。

应用这三种酶细胞化学反应，对上述四种白血病可进行鉴别。MPO 阳性者为 AML 和 AMOL，阴性可能是 ALL 或是巨核细胞白血病。对 MPO 反应阳性的白血病细胞再结合 CMP 反应时，如 CMP 反应较弱，同时细胞质颗粒较大，一般 > 0.2μm 时，可考虑为髓细胞白血病；如 CMP 反应较强，同时细胞质颗粒较小，直径 < 0.2μm 时，可考虑为 AMOL；对 MPO 反应阴性者，可进行 PPO 反应；PPO 反应阳性可能是巨核细胞白血病，PPO 反应阴性者可能是 ALL。

由于白血病细胞的高异质性，在用超微形态学和细胞化学诊断时，还可结合临床和免疫技术等进行判断。近年来大量单抗免疫细胞染色技术的发展，为急性白血病诊断、治疗和预后判断提供了更多的手段。

二、红细胞系

（一）正常红细胞发育的超微结构

正常成熟红细胞在扫描电镜下呈两面凹陷的扁圆形，直径 6~7μm，边缘厚，中央薄，表面光滑。透射电镜下由于切面不同，细胞呈多种形态。结构上仅有一层质膜，胞质中无核，无任何细胞器，充满了珠蛋白的复合物——血红蛋白（Hb），电镜下表现为染色稍深、分布均匀的细颗粒状物质。

骨髓中原红细胞核大且圆，核质淡，以常染色质为主，核仁明显；胞质中细胞器少，但游离核糖体和多聚核糖体多，此特点可与原粒细胞相区别。随着原红细胞发育，细胞体积减小，核异染色质增多。至晚幼红细胞时，核被挤出细胞，发育成无核的网织红细胞。胞质中细胞器逐渐消失，充满 Hb 时，变为成熟的红细胞。

（二）骨髓红细胞增生活跃

MDS、红白血病以及一些红细胞系疾病，如巨真性红细胞增多症等的患者往往伴有骨髓红系细胞增生活跃，有核红细胞增多，外周血中出现有核红细胞和网织红细胞（图 3-10）。这些有核红细胞与正常有核红细胞相比，细胞体积较大，不甚规则。核异形性增加，核周间隙增宽。胞质中小空泡增多，有时可见过剩铁颗粒沉积在小泡和线粒体中。常可见凋亡的红细胞，表现为核染色质凝聚，甚至核内充满凝聚的染色质。胞体缩小，胞质浓聚，空泡增多。

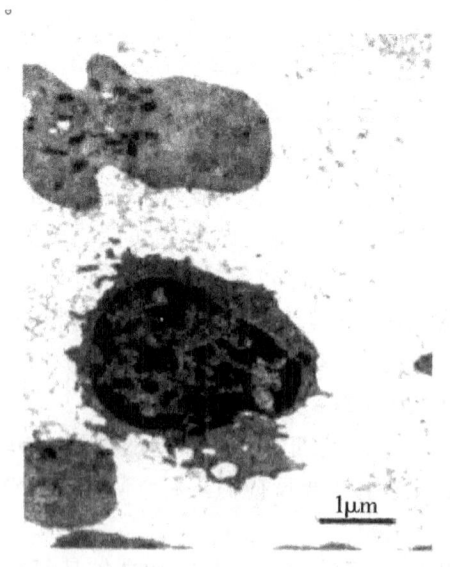

图 3-10 有核红细胞
细胞体积较大，不甚规则。核异形性增加。胞质中小空泡增多

(三)遗传性球形红细胞增多症

骨髓中红细胞系显著增生,外周血中有时网织红细胞增多,也可见有核红细胞。成熟红细胞直径减小,多数呈球形或窝头形,似圆锥,底部有小凹窝(图3-11),大部分红细胞双凹盘状消失。用透射电镜和扫描电镜皆可观察,但后者更佳。

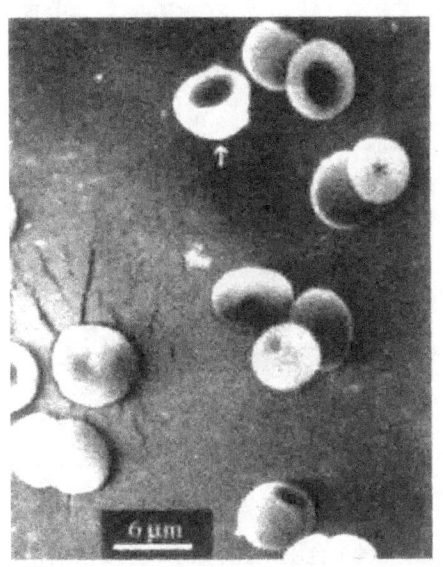

图3-11 遗传性球形红细胞增多症患者的异常红细胞

细胞直径减小,多数呈球形或窝头形(↑),似圆锥,底部有小凹窝。大部分双凹盘状消失

(四)镰状细胞贫血

这是一种遗传性异常血红蛋白病。异常Hb使细胞变得僵硬,双凹盘消失,呈窝头状,顶端有时可见小突起。典型的细胞呈镰刀状或"C"字形(图3-12)。用扫描电镜较易观察。

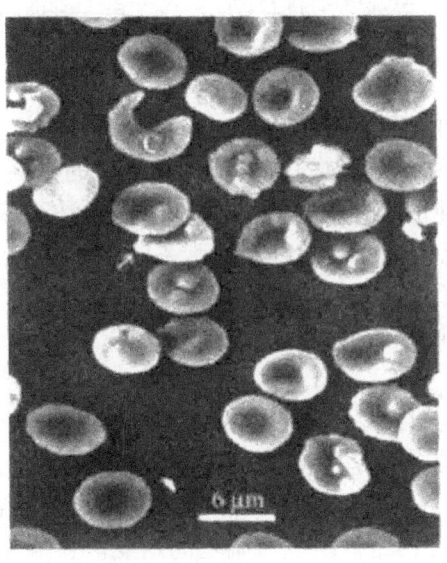

图3-12 镰状细胞贫血患者的异常红细胞

双凹盘消失,呈窝头状,顶端有时可见小突起(→)。细胞呈镰刀状或"C"字形(C)

(五)珠蛋白生成障碍性贫血

原名为地中海贫血,是因为珠蛋白肽链的一种或几种合成减少或不能合成,其中最多见的是β链合成障碍,导致过剩α链沉积于红细胞中形成α链包涵体。骨髓红细胞系增生活跃。外周血中有时可

见有核红细胞和网织红细胞。有核红细胞形状不规则，有时见核异形及核周间隙增宽等改变。胞质中有大的包涵体，单层膜包裹，其中含有多个电子密度中等、形状稍不规则的球形物质，即为过剩 Hb 的 α 链沉积物，附近有时可见铁颗粒沉积。凋亡的红细胞（图 3-13）常可见。

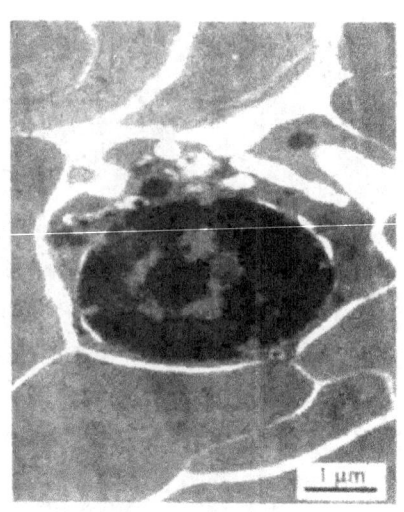

图 3-13 凋亡的红细胞
核内充满凝聚的染色质，胞体缩小，胞质浓聚，空泡增多

另外，在多种血液病包括急性淋巴性和非淋巴性白血病、MDS 以及一些红细胞系的恶性病中，会同时伴有贫血的红细胞形态变化，如双凹盘状消失、棘形红细胞增多和膜上出现多个小孔等。

三、骨髓细胞电镜检查在血液病临床中的现况和展望

骨髓细胞（包括外周血细胞）的电镜检查可使用透射电镜术（TEM）和扫描电镜术（SEM），前者主要用于观察细胞内部形态，后者主要观察细胞外形。对一些红细胞系的血液病和 HCL 等，由于病变的红细胞及白细胞外形有特征性改变，因此较多使用 SEM 检查，而其他需要观察细胞内部细胞器结构改变的血液病则多使用 TEM。

使用光镜检查血液病的骨髓细胞形态变化由来已久，效果较好。近年来，结合组织化学、免疫细胞化学和遗传学等技术，光镜在诊断血液病中的作用有更进一步的提高。但由于它的分辨率低，不能看清细胞内的细微结构，一般认为单纯依靠光镜检查作形态学诊断是不够的，如文中所述 HCL 与 CLL 的鉴别或粒细胞系、单核细胞系、淋巴细胞系以及巨核细胞系间的鉴别。又如 Houwerzij IEJ 在观察免疫性血小板减少症的样本时，指出巨核细胞分为 Ⅰ、Ⅱ、Ⅲ 期，即原巨核细胞、幼巨核细胞和成熟的巨核细胞，需要使用 TEM 进行鉴别；同时在巨核细胞出现凋亡和副凋亡（可理解为凋亡中的一种形式）时，更需要使用 TEM 观察。

电镜技术在临床血液病中的应用，除帮助疾病诊断外，近年来在分析药物疗效和判断疾病预后方面也展示出良好的前景。目前研究较多的是用 TEM 观察某种药物能否引起病变细胞凋亡，借以判定药物的疗效，并进一步研究其机制。Mukherjee 报道，B-CLL 上的不易治疗是因为 B-CLL 细胞中存在血管内皮细胞生长因子（VEGF）信号系统通路，产生对凋亡的耐受。实验中用纳米金标志的抗 -VEGF 抗体与 B-CLL 细胞共同培养。用 TEM 进行观察显示能诱导更多的凋亡细胞。预示纳米金标志抗 -VEGF 抗体的治疗思路有良好的应用前景。Ru 等报道，根据单核细胞白血病细胞的超微结构分型，观察到细胞越成熟，其完全缓解率越高，预后越好。

第五节 血液细胞的自动化仪器分析

血细胞分析仪实质上是指对一定体积内的血细胞数量及异质性进行分析的仪器。

在常规血细胞计数仪上，红细胞（RBC）、血小板（PLT）共用一个测量通道，血红蛋白含量（Hb）的测定在任何类型、档次的仪器中其测试原理都是相同的，白细胞的计数和分类有其专用的通道。

一、血红蛋白含量的测定

被稀释的血液中加入溶血剂后，使红细胞释放出血红蛋白，后者与溶血剂结合形成血红蛋白衍生物，进入血红蛋白测试系统，在特定波长（一般在 530 ~ 550 nm）下比色，吸光度的变化与液体中 Hb 含量成比例，仪器便可显示 Hb 的浓度，大多数的最大吸收光谱接近 540 nm。

二、红细胞的检测

以往主要使用阻抗法对红细胞的数目和体积计数，以此分选出不同大小的信号并打印出红细胞体积分布直方图。现在也采用光学和电阻抗法结合的处理方法对红细胞体积进行三维空间分析（3D）以得到更准确的结果。

三、血小板检测

由于血小板和红细胞体积的明显差异，很容易用一个限定阈值将两者同时测得的光电信号区分。因此，迄今为止全血分析中血小板、红细胞检查均采用一个共用的分析系统。

近期血细胞分析仪测试原理的改进，主要体现在白细胞分类方面的改进。对 WBC 来说，从单分类到三分类、五分类甚至九分类，血细胞的测定和分析方法已经不仅仅局限于单一的方法，已发展到利用多种物理化学方法处理白细胞，用先进的电脑技术区分，辨别经上述方法处理后的各细胞间的差别，综合分析实验数据，从而得出较为准确的白细胞分群结果。

第六节 放射性核素在血液系统中的应用

一、概述

放射性核素在血液系统的应用又名核血液学，包括血液系统的病理生理学研究、血液病的临床诊断和治疗。自从 1936 年人工生产的放射性核素问世后，1940 年，John Lawrence 首先用 ^{32}P 治疗慢性髓细胞性白血病，此后 ^{32}P 又用于真性红细胞增多症的治疗、^{32}P 标志红细胞测定血容量。从此，核血液学的进展与时俱进，成为血液学中许多领域研究的有用工具。现今，放射性核素已广泛用于血液成分标志，示踪其在活体内的生物学分布、功能及生存期；还可用于研究骨髓内造血前体细胞增殖和分化。核血液学的其他主要应用还包括测量脾脏大小及血液细胞在脾内截留，研究血液生化营养物吸收、代谢和利用，如铁、维生素 B_{12} 和叶酸。同时，许多显像技术已用于骨髓和其他器官内造血组织的分布和探测，诊断各种血液系统疾病。血液和淋巴系统显像包括骨髓显像、脾显像和淋巴显像。

亲肿瘤显像在淋巴瘤诊断方面也得以应用。1969 年起 ^{67}Ga 显像被用于淋巴瘤诊断，作为全身显像和功能性显像的特点，曾得到青睐。但随着现代正电子发射断层显像（positron emission tomography，PET）的出现，尤其是 PET 显像在肿瘤的广泛应用，其代谢显像和分子显像特色在淋巴瘤应用中颇具优势。

20 世纪 90 年代初期（1990—1991 年），PET 从基础研究步入临床研究阶段，并进行第 1 例肿瘤全身显像；1997 年，美国食品药品管理局（Food and Drug Administration，FDA）批准了 ^{18}F 标志的脱氧葡萄糖（^{18}F-FDG）的临床应用；1999 年，美国健康卫生财政管理局（Health Care Financing Administration，HCFA）将霍奇金淋巴瘤（Hodgkin lymphoma，HL）和非霍奇金淋巴瘤（non-Hodgkin lymphoma，NHL）的诊断、分期

及再分期的 ^{18}F-FDG PET 检查费用纳入医疗保险可支付部分。2000 年 3 月，FDA 批准了 FDG PET 运用于肿瘤及怀疑肿瘤的患者，揭开了 FDG PET 在肿瘤学及血液病肿瘤的临床应用。2001 年，PET/CT 的临床应用加速了 PET 肿瘤学的基础研究和临床研究进程。

葡萄糖代谢率的增加是恶性肿瘤细胞最显著的生化改变特征之一。FDG PET 利用 FDG 作为示踪剂，是鉴别肿瘤组织与正常组织的一种非创伤性全身代谢性显像技术；CT 是解剖显像技术，与既往采用棒源衰减校正的 PET 比较，PET/CT 中的 CT 扫描为 PET 图像重建提供了一种衰减校正的方法，使透射扫描时间大为缩短，有助于病变的准确定位、生理性摄取（如棕色脂肪的摄取）与肿瘤性摄取的鉴别，并有助于发现一些低代谢及无代谢病变的鉴别等。

为评价肿瘤性病变对 FDG 摄取量的多少，最常使用标准摄取值（standardized uptake value，SUV）这个半定量指标衡量肿瘤组织葡萄糖代谢程度。其方法是根据静脉注射 FDG 后局部组织摄取 FDG 的放射性活度与全身平均 FDG 放射性活度的比值。在实际临床工作中，为了表述方便，时常讲肿瘤的高代谢或低代谢。某器官肿瘤组织（如肝、肺内病变）的 FDG 摄取量高于周围正常组织（高于相对应的正常肝或肺组织）时为肿瘤高代谢，FDG 摄取量低于或等于参照组织时为肿瘤低代谢。

在血液系统肿瘤中，目前大多 PET 的研究和文献主要为淋巴瘤（包括 HL、NHL），其他方面的血液系统恶性肿瘤及骨髓增生的研究比较有限。对于淋巴瘤的 PET/CT 价值主要是 PET 的价值。CT 可为 PET 提供病变的定位、生理性摄取的鉴别。并可行增强 CT 扫描，可应用于淋巴瘤的诊断及鉴别诊断、淋巴瘤的分期及再分期、淋巴瘤的疗效评价及监测（包括化疗、放疗及生物免疫治疗如美罗华）、预后评价等。

这里除简要介绍骨髓显像、脾显像、淋巴显像和 ^{67}Ga 淋巴瘤显像外，还将重点介绍 PET 在淋巴瘤中的应用。

二、骨髓显像、脾显像、淋巴显像和 ^{67}Ga 淋巴瘤显像

（一）骨髓显像

1. 显像剂

（1）放射性胶体：系利用网状内皮细胞吞噬胶体颗粒的特性，故放射性胶体静脉注射后被肝、脾和骨髓摄取，其中骨髓摄取约占 8%，因此可用于骨髓显像。显像剂有 ^{99m}Tc- 硫胶体，也可用 ^{99m}Tc- 植酸钠（静脉注射后即与血中 Ca^{2+} 螯合成胶体，再被网状内皮细胞摄取）。

（2）^{111}InCl$_3$：能与血清转铁蛋白结合，虽不参与血红蛋白（Hb）合成，但可用于骨髓显像。

（3）放射性铁（^{52}Fe、^{59}Fe）：可反映红细胞生成分布。

由于 ^{111}In 和 ^{52}Fe 均系加速器生产，且 ^{52}Fe 系正电子发射，故应用受到限制；^{59}Fe 发射的 γ 光子能量偏高，不适宜 γ 照相机显像，因此目前常用的骨髓显像剂是放射性胶体。

2. 正常图形

放射性胶体在有活性的红骨髓区可呈一定量的积聚，脊柱椎体、胸骨、肋骨、颅骨、骨盆、肱骨与股骨近端 1/3 可较清晰显影。由于胶体主要聚集在肝、脾，使部分肋骨和下胸椎影像与其相叠而难以区分。

3. 临床应用

（1）骨髓穿刺或活检部位选择。

（2）骨髓栓塞的诊断：病变处呈局灶状放射性缺损。

（3）多发性骨髓瘤的诊断：表现为单个或多个放射性缺损区。

（4）股骨头缺血坏死的诊断：股骨头血供障碍时最早受损的是骨髓细胞，表现为放射性明显低于健侧。

（5）其他：髓外造血及造血骨髓扩张等的诊断。

4. 相关进展

由于上述骨髓显像剂存在一定缺点，因此有必要寻找和研究新的显像剂。已有报道将 ^{99m}Tc 标记的单抗（^{99m}Tc-MAb）作为骨髓显像剂，此系采用抗非特异性交叉反应的抗原 NCA（粒细胞生成的一种分

化抗原）单抗用于临床粒细胞生成的骨髓显像。此法无肝、脾影的干扰，且骨髓摄取高于胶体显像剂 2～4 倍，可明显提高骨髓显像质量，并在骨髓转移性肿瘤病例的诊断中取得较佳效果。

（二）脾显像

1. 显像剂

（1）放射性胶体：系网状内皮细胞摄取而用于脾显像，但肝可同时显影而影响脾影的观察和判断，尤其对较小的副脾。常用的胶体显像剂为 ^{99m}Tc-硫胶体和 ^{99m}Tc-植酸钠。

（2）放射性核素标志的热变性红细胞：热变性红细胞（HDRBC）为脾所摄取，故仅脾显影。由于无肝影干扰，因此有利于对内脏异位、无脾、多脾、副脾、术后残留脾体及移植脾的观察和诊断。常用的 HDRBC 显像剂为 ^{99m}Tc-HDRBC。

2. 正常图形

脾影位于左上腹，后位图上多呈卵圆形或逗点状，纵径（10.0±1.5）cm，横径（6.5±1.0）cm；左侧位图上常呈椭圆形，纵径（9.1±1.7）cm，横径（6.6±1.1）cm，面积（80.0±10.0）cm^2。

3. 临床应用

（1）了解脾脏的位置及大小。

（2）左上腹块的鉴别诊断。

（3）脾内占位病变的诊断：占位处呈放射性缺损或稀疏区。

（4）脾破裂和脾梗死的诊断：脾破裂呈脾影轮廓和形状异常，伴不规则缺损。脾梗死处呈楔形的放射性缺损区。

（5）脾脏先天性畸形的诊断：如无脾、多脾及副脾等。

（6）术后残留脾及移植脾存活的观察。

4. 相关进展

采用放射免疫显像（抗 DIgG 致敏 ^{99m}Tc-红细胞）可提高副脾诊断的敏感度，据报道可探测 1 cm 大小的副脾。

（三）淋巴显像

1. 显像剂

放射性胶体或放射性核素标志的高分子物质注入局部组织间隙内不能直接进入毛细血管，但可迅速进入毛细淋巴管，并随淋巴液输送到淋巴结，继而部分被淋巴窦内的网状内皮细胞吞噬而潴留在淋巴结内，部分则随淋巴液进入下一站淋巴结，以此方式接连输送，最后进入血循环，再被肝、脾网状内皮系统所清除。通过显像可获取淋巴结和淋巴管道的影像。常用显像剂有 ^{99m}Tc-硫胶体、^{99m}Tc-右旋糖酐（DX）、^{99m}Tc-脂质体等。

2. 显像剂注射点的选择和注射

视所需淋巴系显示范围选择注射点（表 3-1），并采用两侧对称部位注入显像剂。

表 3-1 注射部位与显示相应的淋巴系范围

注射部位	淋巴系显示范围
手背拇指、食指间	两上肢、腋窝及锁骨区
足背 1～2 趾间	两下肢、腹股沟、髂外、腰干、乳糜池
两侧肋下腹直肌鞘内	乳内淋巴系
头部百会穴	耳后、颈部、锁骨区
肛门及尾骨间	直肠旁、骶前、髂内、腰干、乳糜池
舌侧与下唇	颌下、颈部
食管黏膜下	纵隔区

3. 正常图形

两侧相应部位的淋巴结及显示的速度基本对称。淋巴结间见条状淡影相连，多呈串珠状，淋巴结内放射性分布均匀，形态完整。

4. 临床应用

（1）淋巴结转移的诊断：转移累及的淋巴结影淡，形态失常，放射性分布不匀，有缺损或稀疏区。

（2）淋巴瘤的辅助诊断：淋巴瘤表现为一处或多处淋巴结增大，并出现放射性浓集。

（3）淋巴管梗阻的诊断：^{99m}Tc-DX 淋巴显像不仅淋巴结显影，而且淋巴管道也可显影，从而显示淋巴流的梗阻及部位，可用于淋巴水肿的诊断和鉴别诊断。

5. 相关进展

恶性肿瘤处淋巴回流第 1 站的一组淋巴结称为"前哨淋巴结"（sentinel lymph node，SLN），系大多数情况下最早发生转移的淋巴结。有学者认为，前哨淋巴结活组织检查是外科肿瘤学的革命。SLN 探测可减少或避免不必要的大范围淋巴清扫术，因此开展 SLN 的临床探测具有重要意义。核医学淋巴显像可于肿瘤周围 0.5～1.0 cm 选择数点皮内或皮下注射显像剂。探测技术有显像法和探针法，分别用于术前和术中探测。术中采用的是便携式 γ 探针。据报道，放射性核素探测 SLN 的检出率接近 98%。目前 SLN 探测已在世界范围内开展，国内在乳腺癌等肿瘤病例探测 SLN 已有多篇报道。

（四）^{67}Ga 淋巴瘤显像

^{67}Ga 是加速器生产的放射性核素，用于淋巴瘤显像的显像剂为 ^{67}Ga-枸橼酸钠。经静脉注射后，^{67}Ga 主要与血中的转铁蛋白结合，转铁蛋白复合物可与肿瘤细胞表面的特异性铁蛋白受体作用而进入细胞内。在 γ 显像中，淋巴瘤病灶呈异常的放射性浓集区，从而用于淋巴瘤的诊断及分期，并取得良好效果（表 3-2）。

表 3-2 ^{67}Ga 在淋巴瘤应用中的统计数据

临床应用	灵敏度（%）	特异度（%）
总体		
HL	93	100
NHL	89	100
胸部病变		
平面显像	66	66
SPECT 显像	96	100
腹部病变		
平面显像	66	87
SPECT 显像	89	100

表中 ^{67}Ga 诊断淋巴瘤效果比较显示：HL 优于 NHL，胸部病变优于腹部病变，SPECT 显像优于 γ 照相机平面显像。

由于 ^{67}Ga 诊断淋巴瘤效果肯定，故在 PET 临床应用前曾受青睐。

三、PET 及 PET/CT 在血液系统疾病中的应用

PET 显像技术是通过探测短半衰期放射性核素（如 ^{18}F、^{15}O、^{13}N、^{11}C）释放的正电子，当与介质发生湮灭辐射过程中所产生的方向相反、能量相等（511 keV）电子对的显像方法。目前，FDG 是临床应用最广泛的显像剂，主流的显像仪器为 PET/CT。

本段以淋巴瘤为主，结合美国国立癌症综合网络（National Comprehensive Cancer Network，NCCN）《淋巴瘤临床实践指南》说明 PET 及 PET/CT 在血液病诊断中的应用价值及前景。

（一）PET 在淋巴瘤中的应用

1. 《NCCN 指南》与淋巴瘤

2007 年版《NCCN 的 NHL 临床实践指南》中，当怀疑 NHL 发生组织学转化时，选用 PET 扫描或者在无法做 PET 时用 ^{67}Ga 加倍剂量的延迟显像扫描（二维和 SPECT 代替），即便是弥漫大 B 细胞淋巴瘤（DLBCL）PET 显像也不是必要的，只是在某些情况下推荐应用；而 2009 年版中用 PET/CT 取代 PET，取消了对 ^{67}Ga 及 SPECT 的认可；由于采用 FDG PET 检查结果，使重新修订的疗效评价标准删除了既往

不确定的完全缓解（complete remission uncertain，CRU），根据这部分病例的残余组织 FDG 摄取与否，相应归入部分缓解或完全缓解标准内。

在 2009 年版《NCCN》中，将 NHL 亚型是否需要行 PET/CT 检查分为三个层次。

对所选病例 PET/CT 有价值型：滤泡型淋巴瘤（1~2 级），但当考虑疾病进展时应该行组织活检或者 FDG PET；胃外结外边缘带 B 细胞淋巴瘤（MALT）；淋巴结边缘带淋巴瘤；脾边缘带淋巴瘤；外周 T 细胞淋巴瘤（非皮肤型），治疗结束后 PET/CT 评价疗效及随访；蕈样霉菌病及赛塞里综合征，T_2 期以上、大细胞转化型或亲毛囊性蕈样霉菌病，有肿大淋巴结或实验室检查异常者。

在特定情况下 PET/CT 有价值型：套细胞淋巴瘤、原发皮肤 B 细胞淋巴瘤。

PET/CT 必须检查型：DLBCL，治疗前，治疗结束后 PET/CT 阳性者改变治疗方案前需要活检，Ⅰ期及Ⅱ期在放疗结束至少 8 周后（最佳时间尚不清楚）行 PET/CT；Ⅲ期及Ⅳ期在化疗 3~4 个疗程后复查 PET/CT，所有治疗结束后再次做 PET/CT，如果结果为阳性需更改治疗方案要再次活检。

2009 年版《NCCN》中，HL 的诊断由 PET/CT 完全取代了 PET，且已行 PET/CT 后相应部位不需再行诊断性 CT 检查。PET 的疗效评价部分取消了 CRU。PET 可用于分期、再分期及随访 HL。标准化疗 2~4 个疗程中，PET 检查是预后的敏感指标，且是评价化疗方案很好的独立预后因素。

2008 年版《原发性中枢神经系统肿瘤 NCCN 临床指南》中，原发性神经系统的淋巴瘤应考虑体部 PET，以取代 CT、骨髓穿刺及睾丸超声检查。

2. 淋巴瘤的 FDG PET 及 CT 影像学表现

颅内淋巴瘤多位于幕上，以两侧大脑半球深部白质为主，其中额叶、额顶叶交界区较为多见，也可见于颞顶交界区、颞叶或枕叶；少数位于基底节区、丘脑及脑室周围，也可侵犯脑膜。肿瘤的主要成分是 B 细胞性，通常行 CT 平扫及增强扫描，可基本确定病变部位及病变数目，表现可复杂多样。

葡萄糖是脑的唯一能量物质，因此 FDG PET 的脑部显像时脑皮质呈高代谢，而白质呈低代谢。根据淋巴瘤的形态和部位、病变的恶性程度而表现不同，如脑功能细胞密集处淋巴瘤可表现为 FDG 高代谢或等代谢及代谢低于周围正常脑皮质，而乏功能细胞（如半卵圆中心、胼胝体）处多呈 FDG 高代谢。对于脑部小病变，增强 MRI 优于 FDG PET/CT。当部分血液病或淋巴瘤有脑膜累及时，局部病变可呈现 FDG 局灶或片状 FDG 高摄取，可结合患者临床症状作出判断。

鼻咽和口咽是最常见的头颈部结外 NHL 发病部位，鼻腔淋巴瘤好发于下鼻甲、鼻腔前部、鼻前庭上方，CT 扫描可明确病变侵犯范围。鼻和鼻型 NK/T 细胞淋巴瘤几乎可以侵及所有结外器官，但最好发于鼻、皮肤，具有特殊的地理分布和种族特异性。FDG PET 可发现鼻咽部病变或鼻腔内增厚黏膜呈 FDG 高代谢。

头颈部淋巴结丰富，因此淋巴瘤累及颈部淋巴结较常见。平扫 CT 显示颈部多发、孤立的淋巴结，也可融合，密度均匀，边缘清楚。增强 CT 均匀或不均匀强化，边缘不规则强化或规则薄环状强化。FDG PET 扫描可发现颈部淋巴结多呈 FDG 高代谢灶，部分可相互融合呈串珠状样分布。

头颈部的扁桃体、腮腺、甲状腺等结外器官发生淋巴瘤时，PET 显示 FDG 高代谢。

纵隔内淋巴瘤多为 HL，约占 2/3。FDG PET 多表现为纵隔内多发淋巴结放射性摄取异常增高，部分可相互融合。需要与结节病、淋巴结结核、转移性肿瘤相鉴别。

肺淋巴瘤主要侵犯肺间质和支气管黏膜下组织。FDG PET 显像可发现肺部局部或弥漫性放射性摄取。

胃肠道是结外 NHL 最常见的原发部位，其中又以胃最常见。NHL 侵及腹腔及盆腔淋巴结时病变往往较大，孤立或融合成团，包绕邻近血管，包括肠管，也可以直接蔓延侵犯邻近的实体或空腔器官。腹腔及盆腔淋巴结的淋巴瘤，FDG PET 可见后腹膜及盆腔淋巴结呈 FDG 高代谢，大多分布在腹主动脉或髂血管周围，并可包绕血管，呈串珠状排列。胃淋巴瘤可能受炎症影响，尤其是部分黏膜相关性淋巴瘤（MALT）可呈低代谢或无代谢，必须结合胃镜随访。肠道淋巴瘤可呈 FDG 条形代谢增高，显示与增粗肠壁一致的高代谢影像表现。无肠外淋巴结侵犯时，特别是肠壁增厚不明显的病例，要注意与肠道炎症显影相鉴别，可行延迟显像观察肠道形态学变化以鉴别。

肝脏的淋巴瘤 FDG PET 一般呈高代谢，也可为低代谢表现。脾脏淋巴瘤病变，PET 呈 FDG 高代谢；

而淋巴瘤累及脾脏者，脾脏可明显增大，伴局灶性或弥漫性 FDG 代谢增高。

肾上腺淋巴瘤多为双侧，CT 扫描显示为双侧肿块，PET 检查显示双侧肾上腺放射性摄取异常增高，显著高于转移瘤等病变。

胰腺、肾脏、生殖系统原发淋巴瘤少见，大多为继发性。由于 FDG 由泌尿系统排泄，对肾脏及泌尿系统淋巴瘤，PET 检查有一定的局限性。

骨原发淋巴瘤相对较少，而淋巴瘤骨髓浸润较常见。FDG PET 对全身的骨髓浸润有很好的临床价值，灵敏度和特异度都很好。对局部骨髓的浸润，MRI 扫描也是不错的选择。

皮肤淋巴瘤可原发或继发，临床表现不一，多为 NHL，其中 T 细胞性占 65%。CT 对皮肤淋巴瘤诊断有一定的局限性。FDG PET 相对于 CT 有优势，但是对于一些小病变仍存在假阴性问题。

3. PET 对淋巴瘤的诊断价值

恶性淋巴瘤的诊断主要包括两个方面：一是确定是否为淋巴瘤及其组织学类型，即淋巴瘤的肯定（病理）诊断；二是通过各种影像学检查方法确定病变累及部位及范围，即所累及的淋巴结及结外器官，确定临床分期，以制订临床治疗方案。

PET/CT 对比较典型淋巴瘤的诊断和鉴别诊断有重要的临床意义。由于 FDG 属于肿瘤非特异性显像剂，对肿瘤的诊断灵敏度较高，但阳性者不能鉴别其肿瘤类型为何类肿瘤。

对发热待查而临床无明确病变、难以确诊的病例，FDG PET 可作为筛查淋巴瘤的方法，初步明确体内是否有病变，以排除淋巴瘤，或有异常病变，为活检提供定位信息。

淋巴瘤的骨髓浸润较为常见，是淋巴瘤患者预后不良的征兆之一，且决定淋巴瘤的分期。单独骨髓细胞学检查或活检阳性率分别为 13.5% 和 14.8%，两者联合应用时阳性率为 21.1%。HL 的骨髓浸润率为 5%~14%，常伴有广泛纤维化。NHL 骨髓浸润率为 30%~50%，但不同组织学亚型和不同临床分期的不尽相同。Carr 等以骨髓 FDG 摄取等于或高于肝脏 FDG 摄取为骨髓浸润阳性标准，对 50 例淋巴瘤患者进行分析，PET 结果与骨髓穿刺结果的符合率为 78%（39/50），8 例 PET 阳性而骨髓穿刺阴性，3 例 PET 阴性而骨髓穿刺阳性。由于骨髓穿刺部位大多选择在髂前/后上棘，而骨髓浸润可为弥漫性、局灶性，因此穿刺部位不一定代表骨髓浸润部位，骨髓穿刺阴性也不能完全排除骨髓浸润。有时因为穿刺所得的组织有限，也会导致假阴性。以骨髓穿刺结果为骨髓浸润标准有待进一步完善。Moog 等对 78 例淋巴瘤患者 FDG PET、骨髓穿刺结果进行了比较，PET 与骨髓穿刺符合率为 82.1%，其中阳性符合率为 9%，阴性符合率为 73.1%。PET 与骨髓穿刺不符合率为 17.9%，PET 阳性而骨髓穿刺阴性为 12.8%，这是由于仅有部分骨髓浸润，骨髓穿刺阳性而 PET 阴性者为 5.1%，主要见于相对低度恶性 NHL。结果认为，PET 对恶性淋巴瘤的骨髓浸润更有潜力。

因为淋巴瘤的大多亚型 FDG 都是高摄取，且正常组织摄取 FDG 相对较低，因此对淋巴瘤来说 FDG 是一种很好的显像剂，但是感染和炎症的 FDG 也是高摄取，所以 FDG 敏感度高而肿瘤特异性差。小淋巴细胞性淋巴瘤可不摄取 FDG，MALT 可摄取或不摄取 FDG，也有不摄取 FDG 的 HL 文献报道。

对于原发于淋巴结的病变，需要与淋巴结反应性增生、炎症或感染（如淋巴结结核）、结节病相鉴别，这些都有可能导致假阳性。炎症发生时，炎性反应细胞，如巨噬细胞、粒细胞等可有 FDG 摄取；治疗后由于胸腺增生也可导致假阳性。另外，弓形体、结核分枝杆菌、真菌等感染及结外器官肉瘤样变都可导致假阳性，治疗后骨髓反应性改变也会混淆病变的鉴别。MALT 和部分直径 < 1 cm 的病变（特别是低度恶性淋巴瘤）可出现 FDG PET 假阴性。结外器官的淋巴瘤还需要与相应器官的原发肿瘤相鉴别。

FDG PET 有时会使颈部出现肌肉、棕色脂肪的显影，多为双侧对称，也可不对称。当出现上述情况时需凭借 PET 与 CT 的融合图像仔细鉴别，如与病变淋巴结鉴别困难，可择日重新进行 PET 扫描，避免误诊。

4. 分期及再分期

目前，国内外公认的淋巴瘤分期标准是 1970 年 Ann Arbor 会议推荐的临床分期法，1989 年 Cotswolds 会议加以修订的 4 期标准。由于当时影像学方法，如 CT、MRI、PET 及 PET/CT 尚未得到应用或在临床应用初期阶段，制订分期标准时并没有参照相关影像学的基础，显然分期没有考虑淋巴结累及部位及数目，而这是治疗决策和影响预后的重要因素。临床研究表明，PET、PET/CT 在淋巴瘤分期方面有其独特的价值。

Stumpe 等对 50 例淋巴瘤患者 PET 显像、全身相关部位 CT 扫描结果进行对比研究。在 HL 中，PET 的灵敏度、特异度、准确度分别为 86%、96%、91%，CT 相应值为 81%、41%、60%；在 NHL 中，PET 的灵敏度、特异度、准确度分别为 89%、100%、94%，CT 相应值为 86%、67%、73%。从上述数据不难看出，PET 对淋巴瘤分期的价值要优于或等于 CT，且 PET 能鉴别 CT 可疑或正常淋巴结是否为活性肿瘤组织，对淋巴瘤疗效的判断也较好。

在淋巴瘤分期、再分期中，PET 显像一次可得到全身功能信息，比传统分期方法多次、反复检查更准确且更具有经济效益。PET 显像使 36%（4/11）NHL 患者的分期得到调整，其中上调 27%（3/11），下调 9%（1/11）。Hutchings 等对 HL 的分期表明，PET 检查使 19% 分期上调、5% 分期下调、9% 的治疗方案改变，而 PET/CT 相应为 17%、5% 和 7%。PET 和 PET/CT 在评价淋巴结（PET 和 PET/CT 为 92%，CT 为 83‰）及器官累及（PET 为 86%、PET/CT 为 73%、CT 为 37%）的灵敏度要优于单独 CT，但 PET 淋巴结假阳性要高于 CT、PET/CT。

Freudenberg 等对 27 例治疗后的淋巴瘤（18 例 NFIL、9 例 HL）患者进行了 FDG PET/CT 再分期研究。对显像图像进行了如下四种分析：仅分析 CT、仅分析 PET、PET + CT（side by side）、PET/CT。从区域淋巴结角度及患者角度分析其灵敏度、特异度等指标，结果显示，从区域淋巴结角度分析，PET/CT 与 CT 的灵敏度、特异度差异有显著性，PET 的各项指标优于 CT，但是 PET/CT 与 PET + CT 差异无显著性；从患者角度分析，PET/CT、PET 都优于 CT；以 Ann Arbor 标准分期，CT 仅对 13 例患者（48%）准确分期。PET 为 20 例（74%），PET + CT 为 23 例（85%），而 PET/CT 则为 26 例（96%），PET/CT 与 CT 差异显著；与 CT 分期相比，PET/CT 分期使 6 例上调（22%）、7 例下调（26%），与 PET 分期相比，PET/CT 使 2 例上调、1 例下调。显而易见，PET/CT 较单纯 PET、CT 更能准确地对淋巴瘤患者进行分期，从而选择合理的治疗方案。

肿瘤患者做 CT 检查时通常需用造影剂，如口服造影剂或静脉注射造影剂，以提高对病灶定位与定性诊断。常规应用 1%～1.3% 的 CT 造影剂一般不影响 PET 图像的衰减校正与定量分析结果，但采用胃肠道钡餐检查后短期内肠道内残留的钡剂会影响衰减校正 PET 图像的精确性，可导致假阳性。

为了减少患者的照射剂量，PET/CT 检查常采用低剂量 CT 平扫。对于已行 PET/CT 扫描的淋巴瘤患者，是否有必要行相关部位的增强 CT 检查。Schaefer 等报道了 PET/CT、增强 CT 对淋巴瘤的分期及再分期的对比研究，结果毫无疑问，无论从淋巴结还是从累及器官分析，PET/CT 的灵敏度、特异度都优于增强 CT，且部分患者多能发现病变。从累及淋巴结角度分析，PET/CT 的灵敏度为 94%、特异度为 100%，而增强 CT 分别为 88%、86%；从累及器官分析，PET/CT 的灵敏度为 88%、特异度为 100%，而增强 CT 分别为 50%、90%。但是他们对 2 例患者的增强 CT 结果进行分析认为主动脉弓旁淋巴结、隆突下淋巴结（3.8cm）仍为肿瘤组织，PET/CT 因 FDG 不摄取而误认为正常组织，另外有 1 例患者腹腔内累及肠道及肠系膜多发小病变增强 CT 能很好地作出判断，而 PET/CT 由于肠道的生理性摄取而漏诊。因此，PET/CT 中 CT 平扫及 PET 后可能有部分病变漏诊。对于这部分少数患者仍有行增强 CT 扫描的必要。

一项 Meta 分析表明，从患者角度分析，FDG PET 对淋巴瘤（主要为 DBLCL、HL 以及滤泡性淋巴瘤）的灵敏度为 90.3%、特异度为 91.1%，总灵敏度为 90.9%［95% 可信区间（CI）为 88.0%～93.4%］、假阳性率为 10.3%（95% CI 为 7.4%～13.8%），最大联合灵敏度和特异度为 87.8%（95% CI 为 85.0%～90.7%）。从病变数目角度分析，总灵敏度为 95.6%（90% CI 为 93.9%～97.0%）、假阳性率为 1.0%（95% CI 为 0.6%～1.3%），最大灵敏度和特异度为 95.6%（95% CI 为 93.1%～98.1%）。在 HL 和侵袭性 NHL 中，采用低剂量、非增强 CT 扫描的 PET/CT 检查在累及淋巴结及器官的灵敏度和特异度方面均优于常规增强型 CT。CT 扫描时静脉注射造影剂与不增强比较，可增加对肝脏和脾脏病变的准确性。有报道认为，低剂量 PET/CT（80 mAs）扫描与增强的高剂量 PET/CT（300 mAs）对淋巴结及结外淋巴瘤的分期无明显差异。诚然，高剂量或增强型 CT 扫描时 CT 的图像质量较好，病变与血管之间的边界分辨明确，PET/CT 对淋巴瘤的分期比单独 PET 或 CT 临床应用更具有优势。

Kwee 的系统评价结果显示，CT 对淋巴瘤分期及再分期灵敏度及特异度较有限。FDG PET/CT 灵敏度及特异度都要优于 FDG PET 及 CT，这也是 PET/CT 临床应用日益广泛的原因。

5. 疗效评价

由于肿瘤生物学行为的不同，导致对治疗反应的不一致性，诸如肿瘤生长周期、体积、氧合作用、肿瘤组织不均一性、肿瘤耐药性，以及对肿瘤放、化疗反应不同等。如何在治疗早期或治疗过程中了解肿瘤的抗药性或对治疗不灵敏的存在，以便尽早更改治疗方案，对肿瘤的治疗效果及预后有重要价值，尤其是对高度恶性肿瘤患者能增加其生存率。

治疗后的淋巴瘤患者，64% 有残余组织存在，残余组织常是疾病持续状态，其中 18% 的患者治疗后在其残余组织中发现活性淋巴瘤病变组织存在。因此，对治疗后的淋巴瘤患者应明确其全身是否有肿瘤病变，对疾病状态及分期作出正确判断，选择正确的处理方案，既可避免不必要的化疗、放疗所致的不良反应，减轻患者的经济负担，又可避免对疾病状态作出错误判断，因没有及时治疗给患者带来不必要的痛苦。

传统显像技术，如 CT、MRI、超声等，利用病变大小、形态及密度等的改变作为疗效评价标准，对可疑以及正常大小的淋巴结、治疗后患者病灶周围残余肿瘤组织和瘢痕组织，以及肿瘤复发鉴别中的作用有一定局限性，影响了淋巴瘤的再分期及疗效正确评价。由于肿瘤组织的数量、生长快慢与其葡萄糖的代谢率有相关性，PET 可早期显示病变的功能状态改变，监测肿瘤组织治疗前后葡萄糖代谢变化来评价及预测治疗效果。

在 PET 应用于临床以前，^{67}Ga SPECT 一度成为淋巴瘤治疗后疗效评价的常规手段，能鉴别治疗后残余肿块是肿瘤组织抑或治疗后的纤维化组织。由于 ^{67}Ga 在体内经肝脏摄取后由肠道排泄，因此对腹部病变的应用价值有限，而 PET 对腹部病变及肿瘤残余组织的鉴别有较好的价值。

Jerusalem 等对 54 例 HL、中/高度恶性 NHL 患者于治疗前、治疗后 1~3 个月进行 FDG PET 和 CT 检查，结果显示 FDG PET 阳性者（6 例全部复发）比阴性者（48 例中有 8 例复发）临床预后差。Kaplan-Meier 生存曲线表明两者无进展生存（progression free survival，PFS）率和总体生存（overall survival，OS）率的差异有显著意义（$P < 0.0001$）。24 例 CT 有残余肿块（residual mass），30 例无残余肿块。PET 阴性与 CT 无残余肿块者属于低危人群（指淋巴瘤复发），仅有 3 例复发，占 10%（3/29），其 2 年 PFS 率、OS 率分别为 87% 和 95%；CT 有残余肿块而 PET 阴性者属于中危人群，有 26%（5/19）复发，其 PFS 率、OS 率有所降低，分别为 60%（$P = 0.0551$）、70%（$P = 0.047$）；PET 阳性者属于高危人群，100%（6/6）复发，其 PFS 率、OS 率显著降低，$P < 0.0001$。PET 与 CT 的阳性预测值分别为 100% 和 42%（$P = 0.0354$），阴性预测值分别为 83% 和 87%。总之，淋巴瘤治疗后 PET 对残余病变的诊断和预后评估有较高价值，要优于 CT 显像；但是对于 FDG PET 阴性者，并不能完全排除存在少量残余肿瘤细胞而导致晚期复发的可能。

Spaepen 等对 93 例已接受首次系统治疗后（first-line therapy）的 NHL 患者行 FDG PET 和传统诊断方法（conventional diagnostic method，CDM）对比研究。PET 显像阳性的 26 例患者全部复发，中位无病生存时间为 73 d。12 例患者用 CDM 也发现残余病灶存在，采取了进一步治疗；另 14 例由于 CDM 没有残余病变证据，未采取进一步治疗，随访后在 PET 阳性的病灶处有复发迹象。在 PET 阴性的 67 例患者中，56 例随访中位时间 653 d 仍处于完全缓解期，另 11 例患者中位随访时间 404 d 有复发。研究表明，PET 能鉴别淋巴瘤患者化疗后 CDM 的残余肿块为肿瘤存活组织抑或纤维瘢痕组织。在预后方面，首次治疗后不摄取 FDG 的患者临床缓解生存时间明显长于 PET 阳性患者，可以对患者的预后作出初步判断。

Romer 等研究 FDG PET 在化疗或免疫治疗早期预测淋巴瘤对治疗是否有反应。对 11 例淋巴瘤患者进行动态 FDG PET 研究，包括化疗前、化疗后 1 周（7 d）及 6 周（42 d）各行一次 PET 检查，肿瘤 SUV、肿瘤 FDG 代谢率（metabolic rate of FDG in tumor，MRFDG）比较结果显示，化疗后 1 周肿瘤 SUV 值下降 60%，化疗 2~6 周 SUV 值进一步减少 42%。与化疗前相比，FDG 的摄取共降低了 79%；MRFDG 治疗后 1 周下降 67%，2~6 周进一步下降 71%，共下降 89%。统计表明，化疗前与化疗后 1 周、化疗后 1 周与化疗后 6 周的 SUV 值、MRFDG 的差异有显著意义（$P < 0.001$），但 FDG 摄取减少量与化疗前 SUV 值以及 MRFDG 无关，

与患者年龄及肿瘤分期也无相关性。FDG 随访（16.0±4.2）个月，54%的患者处于完全缓解状态。综合分析，1 周、6 周的 FDG 摄取参数与临床预后有相关性。1 周时，获得长时间缓解者 MRFDG 明显低于复发者（$P<0.045$），分别为（1.46±0.75）mg/（100 mL·min）、（2.70±1.10）mg/（100 mL·min），而此时两者 SUV 最大值、平均 SUV 值的差异无显著性。6 周时，完全缓解者 MRFDG 为（0.24±0.22）mg/（100 mL·min），而有复发者 MRFDG 为（1.15±0.62）mg/（100 mL·min），$P=0.018$；此时两者 SUV 最大值与平均 SUV 值的差异有显著意义（P 分别为 0.018、0.029），表明 PET 能早期即化疗后 7 d 评价淋巴瘤的治疗效果及预测预后。一项 Meta 分析表明，PET 鉴别 HL 残余肿瘤组织的总灵敏度为 84%（95% CI 为 71%~92%）、总特异度为 90%（95% CI 为 84%~94%），PET 鉴别 NHL 残余肿瘤组织的总灵敏度为 72%（95% CI 为 61%~82%）、总特异度为 100%（95% CI 为 94%~100%）。

多药耐药（multidrug resistance，MDR）导致的化疗失败是肿瘤治疗中亟待解决的问题。产生 MDR 的原因是多因素的，但 MDR1 基因编码的 P-糖蛋白（P-gp）过度表达是一个重要机制。P-gp 是一能量依赖性外排泵，通过影响细胞内的药物聚积使肿瘤细胞对各种疏水性细胞毒药物产生耐药。通过检测 MDR1 基因在 RNA 及蛋白水平的表达情况，可了解其临床意义及与淋巴瘤疗效的相关性。研究表明，淋巴组织本身 MDR1 基因表达很低，未经化疗的淋巴瘤 MDR1 基因表达也很低，但化疗药物可诱导淋巴瘤组织 MDR1 基因过度表达，产生获得性耐药。目前 MDR1 基因及 P-gp 的表达是较为常用的指标。有必要对 PET 化疗后阳性患者的耐药性机制进行研究，对于规则化疗后 PET 阳性者是否产生耐药性、是否需要调整化疗方案进行研究，并与 PET 阴性淋巴瘤患者进行比较。

6. 预后评价及生存率评估

影响淋巴瘤预后的主要因素有年龄、性别、病理类型、分期、全身症状等。淋巴瘤治疗效果的早期评价对于预后评估、患者进一步处理方案的制订尤为关键。Jerusalem 等研究表明，淋巴瘤化疗后 FDG PET 阳性患者都有复发，而 CT 仅发现 26% 患者有残余肿块；PET 阳性预测值为 100%，而 CT 仅为 42%。同样，PET 阳性者生存率要远低于 PET 阴性者，1 年无病生存率分别为 0% 和 86%。PET 显像在化疗 1 个周期后就能早期预判淋巴瘤的预后。

Mikhaeel 等运用 FDG PET 与 CT 对治疗后 NHL 的缓解情况进行了对比评价，毫无疑问，FDG PET 要明显比 CT 准确。随访（中位时间为 30 个月）结果显示，PET 阳性与阴性的肿瘤复发率分别为 100% 和 18%，而 CT 阳性与阴性的肿瘤复发率分别为 41% 和 25%。PET 显像无或仅有少量组织轻度摄取 FDG 随访期间没有复发，而 PET 显像持续阳性者复发率高达 87.5%。可见，FDG PET 对治疗后 NHL 的缓解状况及预后的估计要优于 CT。化疗 2~3 个周期后进行 PET 显像，有助于区分肿瘤预后的情况，预后差者需要采用不同的化疗方案交替进行治疗。

Querellou 等运用 PET/CT 及常规检查方法对 48 例侵袭性淋巴瘤（24 例 NHL、24 例 HL）的预后进行评估，所有患者行常规检查及 3 次 PET/CT 检查：治疗前（PET1）、治疗中（PET2，3 例治疗 2 个周期、13 例治疗 3 个周期、32 例治疗 4 个周期，治疗结束后至少 2 周）、治疗后（PET3，治疗后 1~2 个月后）。治疗中的常规检查评估，28 例完全缓解，其中 22 例中位随访 480 d，6 例无事件生存时间（event-free survival，EFS）304 d 后发现复发；另外 16 例淋巴瘤部分缓解，继续治疗后 12 例完全缓解、3 例复发、1 例死亡。PET/CT 检查中，24 例 NHL 患者，PET2 阴性的 EFS 中位时间为 465 d，18 例中仅有 3 例复发；而 PET2 阳性者，6 例中有 5 例复发，EFS 时间更短，仅为 233 d。24 例 HL 患者中，PET2 阴性的 EFS 中位时间为 510 d，20 例中仅有 1 例复发；而 PET2 阳性者，4 例中有 2 例复发，EFS 时间更短，仅为 270 d。Kaplan-Meier 生存曲线表明，NHL 的 EFS（$P=0.0006$）、OS（$P=0.04$），HL 的 EFS（$P<0.0001$）的 PET2 阳性和阴性之间的差异有显著性意义。因此，PET 及 PET/CT 可以在化疗早期（化疗后 1~2 个疗程后）根据淋巴瘤病灶数目、活性来预测疗效及预后。

7. 复发诊断

放、化疗可导致肿瘤周围组织水肿、纤维化和坏死，因此准确鉴别肿瘤治疗后和（或）复发及放化疗损伤，对于进一步治疗计划的制订是极有意义的。PET 或 PET/CT 显像则对治疗后残留肿块的肿瘤活性评价有独到价值，可根据 PET 来评估 CT 残余组织的活性程度。

Cremerius 等对 27 例经过治疗的淋巴瘤患者做回顾性研究，对 FDG PET 检查结果进行定性和 SUV 半定量分析，并与相应的 CT 检查结果比较：PET 显像对全部 15 例证实有残余/复发病变的患者及 12 例无复发患者中的 11 例均作出了正确评价，仅有 1 例假阳性发生在放、化疗后肺炎的患者，其特异度、准确度和阳性预测值较 CT 都有显著增高。对于淋巴瘤治疗后的残留肿块，如经 PET 检查为阴性，则可能无须做进一步的放、化疗，从而避免了患者接受不必要的治疗伴有的毒性作用。

Castellucci 等对 848 例淋巴瘤的 1 120 次 PET 检查图像进行分析，95.8% 的 FDG 高摄取病变证实是淋巴瘤的复发及肿瘤组织残余，但仍有 5% 左右的 FDG 阳性是由于炎症所造成的，要加以正确判断。

8. PET 评价干细胞移植的价值

FDG PET 及 PET/CT 在淋巴瘤的诊断、分期、疗效监测及预后评价方面得到了广泛的应用。国际淋巴瘤影像学小组根据已发表的 PET 文献及专家们在 PET 应用于淋巴瘤临床中的经验达成了共识，认为淋巴瘤治疗结束后的 PET 检查，应至少在化疗或免疫治疗结束 3 周以上，最好在 6~8 周进行，放疗或同时放、化疗的则为 8~12 周治疗结束时；单靠视觉评估足以判定 PET 结果为阳性或阴性；而判断任何部位最大横径 > 2 cm 的残余病灶 PET 活性时，推荐以纵隔血池放射性分布作为对照背景；较小的残余病灶或正常大小的淋巴结（如直径 < 1 cm），如果其代谢活性高于周围组织，应视为 PET 阳性。共识也同时制订了肝、脾、肺和骨髓组织 PET 活性的特定判定标准。专家共识强烈推荐使用衰减校正的 PET 扫描。在治疗过程中，用 PET 扫描进行疗效监测仅限于临床试验或作为前瞻性研究的组成部分。

总之，PET/CT 对于淋巴瘤的诊断、分期、再分期、疗效评价，尤其是早期疗效评价、放射性坏死及肿瘤复发的鉴别、残留肿块的性质鉴别、预后及生存率评价方面都有很好的价值。FDG PET/CT 并不能克服 FDG PET 的缺点，如假阳性、假阴性，因此开发新的氟标志药物，如反映氨基酸转运、蛋白质合成、核酸合成、细胞膜成分合成的新药具有更好的肿瘤特异性，PET 及 PET/CT 对疾病的临床价值有很大帮助。

（二）其他

骨髓瘤方面，研究表明 FDG PET 发现骨髓瘤病变的灵敏度及特异度都较好。PET 在鉴别孤立性浆细胞瘤和多发性骨髓瘤中的价值尤为明显，并可评价治疗效果及非分泌型骨髓瘤或髓外为主型病变的随访。有相当一部分患者在明确多发性骨髓瘤病理诊断前，常规影像学考虑转移性肿瘤，PET 对其鉴别诊断有一定价值。

$^{18}F-$氟胸腺嘧啶核苷（FLT）在许多肿瘤中的摄取与 DNA 合成速率相关。在骨髓增生异常综合征、慢性骨髓增生性疾病、骨髓纤维变性患者中，FLT 的摄取要明显高于正常人群；而在骨髓纤维变性伴再生障碍性贫血患者中，FLT 的摄取要明显低于正常人群。FLT 可作为骨髓增生异常类疾病的有效评价方法。

血液病患者在化疗过程中，大多会接受造血细胞刺激因子的治疗［如粒-巨噬细胞集落刺激因子（GM-CSF）、巨噬细胞集落刺激因子（M-CSF）］，以提高血液的白细胞水平。骨髓的 FDG 摄取与中性粒细胞计数相关（相关系数 0.56），受粒细胞调节因子调控。FDG PET 或 PET/CT 可早期评价造血细胞集落刺激因子的效果及其持续时间。Yao 等研究表明，GM-CSF 治疗的第 3 d 骨髓葡萄糖代谢率增加 97%，10 d 时增加 17%；停止使用 GM-CSF 后 3 d，骨髓葡萄糖的代谢率降低，但仍比基础水平高 60%。如果 GM-CSF 联合单抗 MAbR24，3 d 时骨髓的 FDG 代谢率会增加到 215%，10 d 时为 285%；停止 3 d 后骨髓的 FDG 代谢率会有所减低，比基础水平高 86%。如果采用 M-SCF 联合 MAbR24，第 3 d 时骨髓的 FDG 代谢率仅增加 35%，10 d 时仅增加 35%。表明 GM-CSF 联合 MAbR24 的骨髓增生效果明显，而 M-SCF 联合 MAbR24 对骨髓刺激的效果没有前两者明显。GM-CSF 的骨髓反应持续 4 周左右，在 42~45 d 时基本恢复到正常水平。因此，为避免造血细胞集落刺激因子的影响，最好在停药 4~6 周后再进行 PET 检查。

四、问题与展望

目前，PET 临床广泛应用的显像药物还比较单一，PET/CT 要在血液学舞台中展示风采，还需要更多新药物的开发和显像剂的合成，正如常规核医学一样标志红细胞、白细胞而快速成像，这些都是新的挑战和课题。

FDG PET 在淋巴瘤中的应用已经得到广泛的认可，但是要成为临床医师管理淋巴瘤的标准方法，如分期的金标准、预后的独立评价因素等，仍需经历临床验证和磨砺，存在的一些问题亟待解决。

（1）检查费用较贵及 PET 分布问题而导致临床推广及普及困难：如何像 CT、MRI 检查一样走向平民化的历程还很漫长；如何同美国及一些欧洲国家一样，让 PET/CT 纳入国家医疗保险可支付范围，让需要 PET/CT 的患者惠及此项检查，这些都还需要血液肿瘤科医师及 PET/CT 工作人员的密切合作，以及国家政策的进一步加强。

（2）PET 仪器差异的问题：不同的厂家及同一厂家的不同型号及分辨率差异，也决定了不同的性能及病变的检出能力。在我国，仪器种类更为繁杂，且有大量符合线路型 SPECT 仪器用于正电子显像，还有少数低档次 PET 的应用，制约了血液科医师对 PET 和 PET/CT 的正确认识和理解，以及对病变甄别的能力。

（3）图像解释的标准化问题：由于 PET 及 PET/CT 从业人员及培训的差异，PET/CT 医师工作前大多为从事放射学或核医学专业人员。没有接受系统培训，且对淋巴瘤的认识和读片缺乏经验，制约了对 PET/CT 检查结果的合理解读。FDG 是非肿瘤特异性药物。就不可避免产生假阳性及假阴性问题；FDGPET 自身的问题以及阅片医师对假阳性及假阴性问题也没有足够认识，从而在 PET 图像的判读和解释方面存在着一定差异。

（4）淋巴瘤不是单一的疾病，而是不同疾病的总称对不同的病理类型，PET 的价值是不可同一而语的。因此，在分析 PET 对淋巴瘤诊断、疗效分析时要根据不同的病理类型具体分析。

（5）治疗方案及治疗后 PET 检查时间间隔的不同而导致疗效评价存在差异性问题。

随着广大血液肿瘤学及核医学学者的不懈努力和研究，PET 及 PET/CT 在血液肿瘤学领域中的应用前景会更美好，将发挥其更大的潜能和效能。

第七节　血液病的 CT 与 MRI 诊断

一、概论

血液系统疾病的诊断主要依靠临床表现、实验室检查、骨髓穿刺及影像学检查等方法。一直以来，实验室检查及骨髓穿刺在血液系统疾病的诊断中占有重要地位，而随着技术的发展，多排螺旋 CT 及高场 MR 扫描仪被更多应用于临床，可以明确显示骨髓、脾脏、淋巴结等器官的形态改变，因此影像学检查被越来越多的临床医师认可，被更广泛地应用于血液病的检查中，发挥其特殊的作用。目前可提供的影像学检查方法主要有 X 线摄影、CT、MRI、正电子发射体层摄影（position emission tomography，PET）、超声（ultrasound，US）、放射性核素显像等。影像学检查的目的主要是帮助临床进一步明确诊断；早期发现血液病各系统的并发症，可提供疾病发生、发展，治疗前后对比的改变。

目前常用影像学检查方法，可以提供的主要信息有以下几个方面。

X 线：主要应用于胸部及骨骼系统，可初步判断各器官有无血液系统疾病浸润、浸润的程度及范围，为临床提供治疗依据。

CT：可以显示病变细节改变，三维重建更可多方位多角度显示病变形态、大小、位置，与周围组织的解剖关系等，有利于临床明确诊断及放射治疗（简称放疗）时的定位。应用于中枢神经系统，可发现各种血液病所致脑出血、脑内原发淋巴瘤或继发淋巴瘤浸润等；应用于胸部，可发现贫血或白血病所致肺内出血、含铁血黄素沉积、肺部浸润或感染、纵隔淋巴瘤等；应用于腹部，可发现血液病所致肝脏、脾脏及腹膜后淋巴结等腹部器官改变；应用于骨骼肌肉系统，可发现骨质、骨髓及其周围软组织改变。

MRI：有良好的软组织分辨率，可显示 X 线及 CT 无法显示的软组织改变；对于骨髓腔内成分的改变，更有其独特优势。随着技术的发展，MRI 技术越来越成熟，也越来越多应用于临床。MRI 可显示组织的组成成分，随着疾病的发生、发展，MRI 可显示相应的变化。MRI 与 CT 一样，也可应用于各系统的检查，发现血液病的各种并发症。现多用于观察各种血液病所致骨及骨髓的改变情况。

二、白血病

(一)概述

白血病是一类造血干细胞的恶性克隆性疾病,特征为白细胞及其幼稚组织在骨髓和其他造血组织中大量增生及累积,并浸润其他器官和组织,而正常造血受抑制。临床常表现为贫血、发热、出血等,浸润各器官可有多种影像学表现。诊断主要靠骨髓穿刺,但通过影像学检查可显示骨髓和其他各器官受累的情况。

(二)影像学表现

1. 骨及骨髓内浸润

骨髓被白血病细胞浸润以后,白血病细胞取代了正常的骨髓,使骨髓的成分、结构、脂/水比例等发生巨大变化。MRI 技术可反映骨髓的组织结构和化学成分,被公认为骨髓无创性检查的最佳、最敏感的方法。

(1)正常骨髓 MRI 表现。

正常成人骨髓以黄骨髓为主,而黄骨髓又以脂肪成分为主,故 T_1 加权成像(T_1WI)为高信号,T_2 加权成像(T_2WI)为高信号,短 T_1 翻转恢复脂肪抑制序列(STIR)为低信号(图 3-14)。

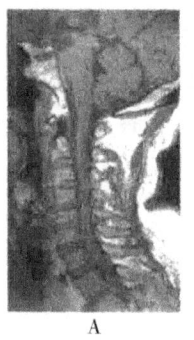
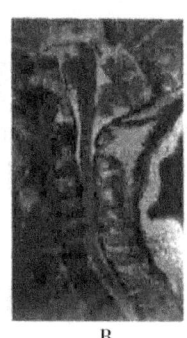
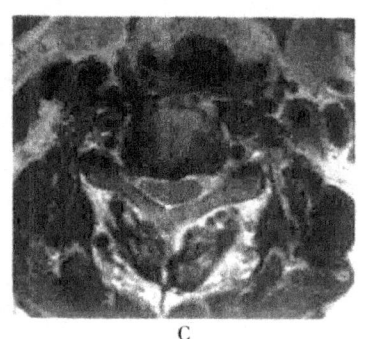

A　　　　　　　B　　　　　　　C

图 3-14　正常成人颈椎 MRI 表现

A. 矢状面 T_1WI 显示椎体呈等高信号,信号均匀;B. 矢状面 T_2WI 显示椎体呈等高信号;C. 横断面 T_2WI 显示椎体呈等高信号

儿童骨髓以红骨髓为主,而红骨髓中含水成分较多,并有丰富的血窦系统,故 T_1WI 为低信号、T_2WI 为高信号、STIR 为高信号。

(2)白血病的骨及骨髓 MRI 表现。

定性研究:成人白血病患者骨髓中异常的原始细胞大量增殖并浸润组织器官,黄骨髓逐渐向病理性红骨髓转换。椎体可发生楔形变,骨小梁吸收,椎体内见多个圆形或卵圆形病灶,互相融合呈溶骨性破坏。有学者根据股骨中上段骨髓中异常的原始细胞大量增殖并浸润的程度,将成人急性白血病骨髓 MRI 表现分为 5 级:Ⅰ级,股骨大转子下缘以下骨干骨髓呈局灶样浸润;Ⅱ级,股骨大转子下缘以下骨干骨髓呈均匀浸润;Ⅲ级,除股骨头及大转子区域外均有受累;Ⅳ级,在Ⅲ级的基础上,股骨头及大转子部分受累;Ⅴ级,股骨中上段呈均一浸润。急性髓性白血病(AML)常见于Ⅰ~Ⅲ级,急性淋巴细胞白血病(ALL)常见于Ⅳ~Ⅴ级。有研究表明 ALL 多呈均匀弥漫性 T_1WI 低信号,而 AML 呈斑片结节状 T_1WI 低信号。

定量研究:目前国内外较一致的观点如下:①初发白血病 MR 的 T_1 弛豫时间(T_1 值)比正常对照组明显延长;②白血病缓解后 T 值缩短,与正常对照组接近或相同;③复发或无缓解白血病的 T_1 值比正常对照组明显延长;④MR 的 T_2 弛豫时间(T_2 值)对判断有无病变无明显价值。

弥散加权成像(DWI)可在分子水平探测骨髓病变,通过明显弥散系数(ADC)定量反映治疗前后骨髓状况。正常红骨髓的 ADC 值高于黄骨髓,而治疗后骨髓平均 ADC 值较治疗前升高,即 DWI 信号较治疗前降低。

(3)白血病治疗后骨髓疗效监测。

治疗前患者诸椎体信号T_1WI明显均匀降低，程度与白血病骨髓浸润程度成正比。患者放疗或化疗后，骨髓改变以水肿、坏死及末期的纤维化为主。MRI复查时间应以临床化疗疗程结束后2周为宜。此时骨髓的影像表现已基本稳定，骨髓信号明显增高，患者椎体T_1WI信号可逐渐升高，缓解时正常或接近正常，T_2WI的信号改变不大；STIR为高信号，信号强度高于正常红骨髓的高信号。病变缓解时，T_1值接近正常范围。若T_1值仍延长，说明白血病未缓解。

2. 髓外浸润

（1）淋巴结。

淋巴结轻至中度肿大，好发于纵隔、肺门及腹膜后等深部淋巴结，以及锁骨上、腹股沟、腋下淋巴结，常合并有其他器官浸润，如肝、脾、肺或胸膜等。肿大淋巴结的CT平扫为低密度，增强扫描轻度强化。

鉴别诊断：淋巴结结核多有钙化及干酪样坏死，CT表现为中心低密度及环行强化。淋巴结转移多有原发灶。白血病腹膜后淋巴结肿大多较广泛，常伴肝大、脾大。

（2）胸部。

胸部浸润X线、CT表现为：①肺部浸润，双肺纹理增粗，紊乱，双肺野散在多发、大小不一的片状、大片状、结节样致密影，尖端指向肺门的纤维条索影，类似肺间质性改变，如磨玻璃样影等（图3-15）；②胸膜浸润，胸膜增厚、胸腔积液（图3-16）；③纵隔、肺门淋巴结肿大，团块样，轻、中度肿大；④胸腺增大，前上纵隔肿块，包膜欠光滑，内可见低密度坏死区。

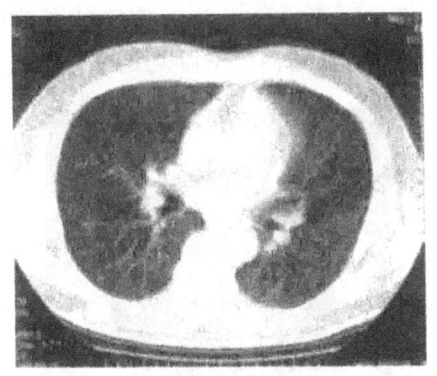

图3-15 白血病的肺部浸润

双肺多发散在小片状及结节状致密影，部分肺组织呈磨玻璃样改变

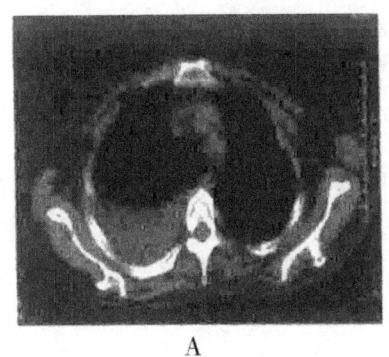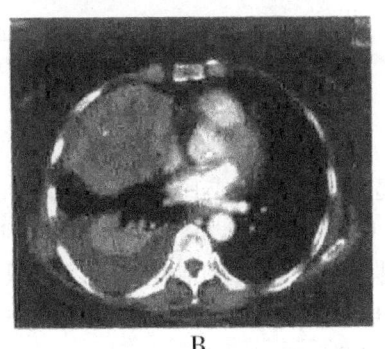

图3-16 白血病的胸膜浸润

A. CT横断面纵隔窗显示右侧胸膜累及伴大量积液；B. 同一病例，增强后CT横断面纵隔窗显示胸膜形成巨大软组织肿块，经活检后证实为白血病浸润，伴右侧胸腔积液

肺部感染X线、CT表现为：①细菌感染，为单侧或双侧肺野内片状、斑片状致密影，边缘模糊。②真菌感染，主要病原菌为念珠菌和曲霉。曲霉感染表现为肺部空洞或空洞内圆形、类圆形致密影，密度均匀，边缘光滑。曲霉球内可见斑点状或边缘钙化。较典型征象为空气半月征，即在曲霉球与空洞之间可见新月形空隙。③结核，多为浸润性肺结核，伴空洞、胸腔积液及胸膜增厚等改变。

鉴别诊断：肺部感染和肺部浸润，局限性病变以感染多见，抗感染治疗效果明显。在化疗过程中。还应考虑真菌感染。对于弥漫性病变、类似肺间质性改变、抗感染治疗效果差，首先应考虑肺部浸润。

（3）腹部。

肝脏：肝脏体积增大，内见小圆形、结节样、脂肪肝样的低密度灶，密度不均匀；增强扫描病灶无明显强化。

脾脏：脾脏体积增大，内见单发或多发的结节样低密度灶，边界较清楚；增强后病灶强化不明显，延迟扫描无充填，这点可与脾脏海绵状血管瘤（低密度病灶，增强扫描病灶早期边缘即有明显强化，延迟扫描病灶充填，呈等密度）相鉴别。

肾脏：皮髓质交界区内弥漫性结节状低密度灶；增强扫描病灶轻度强化或不强化，相对肾实质呈低密度。

（4）眼部。

粒细胞性白血病细胞可直接浸润眼眶骨和软组织，形成肿块。肉眼见肿块呈淡绿色，故称绿色瘤。CT 平扫表现为散在多发、大小不一的结节样或不规则软组织肿块；增强扫描肿块轻度不均匀强化。

（5）中枢神经系统。

白血病细胞侵犯表浅软脑膜后，沿血管周围间隙在血管周围延伸，通过破坏软脑膜进入颅内，形成肿块。

脑膜浸润：CT 平扫示脑沟、裂变浅或消失，伴斑片状低密度水肿区；增强扫描示斑片状、脑回样强化及脑膜强化。脑膜广泛受侵，脑脊液循环吸收障碍，可合并交通性脑积水。

脑实质浸润：CT 平扫示脑内多发的圆形或结节样等密度或稍高密度肿块，周围伴轻至中度水肿，占位效应不明显（图 3-17）；增强扫描肿块见轻至中度均匀强化。

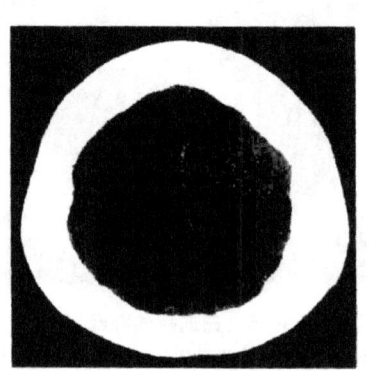

图 3-17　白血病脑实质侵犯

左侧额叶可见类圆形高密度影，周围水肿不明显，中线结构向右推移

三、淋巴瘤

淋巴瘤是一组起源于淋巴结或其他淋巴组织的恶性肿瘤，分为霍奇金淋巴瘤（HL）和非霍奇金淋巴瘤（NHL）两大类。临床以无痛性淋巴结肿大最为典型，肝、脾常肿大，晚期有恶病质、发热及贫血。

原发部位可在淋巴结，也可在结外的淋巴组织，如鼻咽部、胃肠道、脾、骨骼或皮肤等。淋巴组织原发部变多见于 NHL。疾病传播方式有从原发部位向邻近淋巴结转移如 HL，也有越过邻近而向远处淋巴结转移者，常见于 NHL。

（一）结内淋巴瘤

1. 纵隔淋巴瘤

X 线：主要表现为纵隔增宽，以中上纵隔为主，边缘清晰呈波浪状或分叶状。

CT：纵隔内多个类椭圆形、团块状、分叶状肿大淋巴结影，密度均匀，边界不清，纵隔可受压移位；增强扫描病灶均匀强化，病灶侵犯胸膜、心包及肺组织，表现为胸腔积液、胸膜结节、心包积液、肺内浸润灶等（图 3-18）。

MRI：平扫可借助流空效应分辨淋巴结与血管，因此能明确显示肿大淋巴结的分布。肿大淋巴结的

T_1WI 呈等信号，T_2WI 呈中高信号。

2. 腹、盆腔淋巴结

CT：肝门区、脾门区、腹主动脉旁、肠系膜区见多个圆形、类圆形或融合呈团的肿大淋巴结影，边界不清；增强扫描病灶轻度均匀强化（图3-19）。

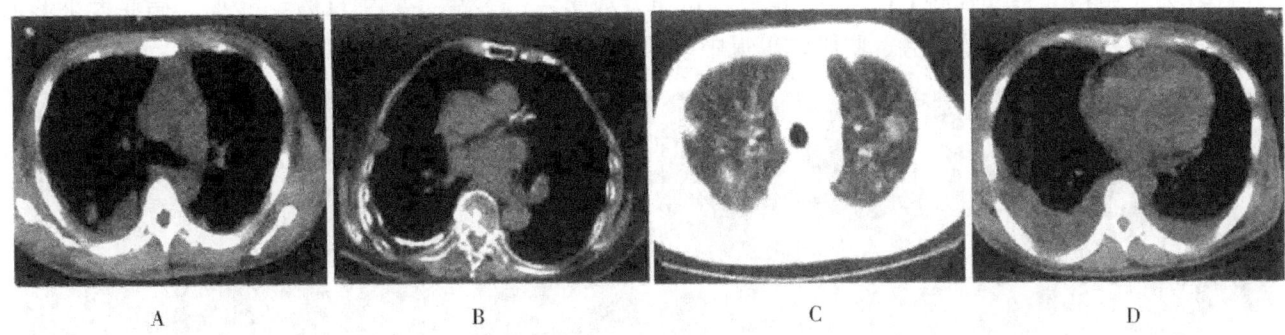

图3-18 前纵隔淋巴瘤

A. 前纵隔内可见异常软组织密度影，其内密度不均；B. 淋巴瘤累及胸膜：右侧胸膜可见结节状突起，病理证实为淋巴瘤累及，后胸膜可见条带状钙化；C. 淋巴瘤肺部浸润：双肺上叶可见多发闭块状高密度影，边缘模糊，双侧胸腔积液；D. 淋巴瘤累及心包及胸膜，患者同C，心包及双侧胸腔可见液体密度影

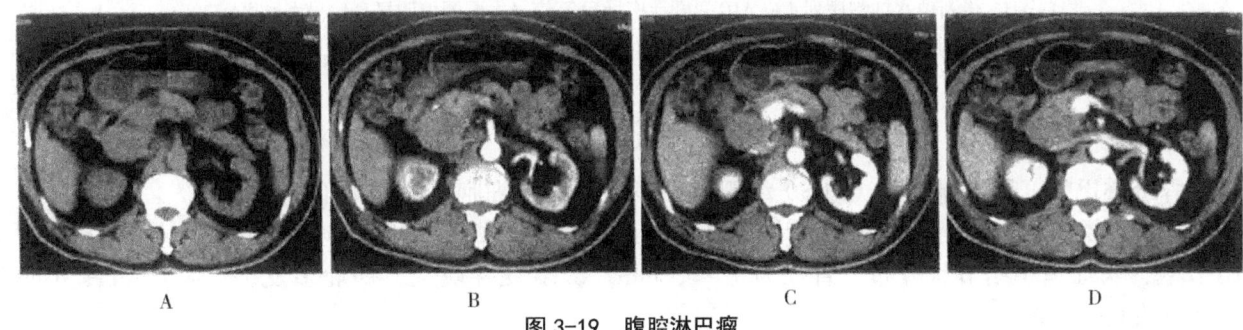

图3-19 腹腔淋巴瘤

胰头后方可见类圆形等密度影，其内密度均匀，未见明显坏死，与周围组织分界清楚
A. 动脉期轻度强化；B、C. 静脉期（B）及延迟期（C）强化不明显，较胰腺强化低（D）

（二）结外淋巴瘤

1. 原发性脑内淋巴瘤

（1）概述：占原发脑肿瘤的0.2%～2%，近年来发病率有增加趋势。多为B细胞淋巴瘤，少数为T细胞淋巴瘤。临床主要表现为头痛、癫痫，以及感觉、运动障碍。该病对放疗敏感，但易复发，预后差，平均生存期为13.5个月。

（2）影像学表现：CT呈平扫病灶多为圆形、类圆形或不规则形，等或略高密度影，周围轻到中度水肿，坏死少见；增强后CT扫描显示，病灶明显均匀强化（图3-20）。

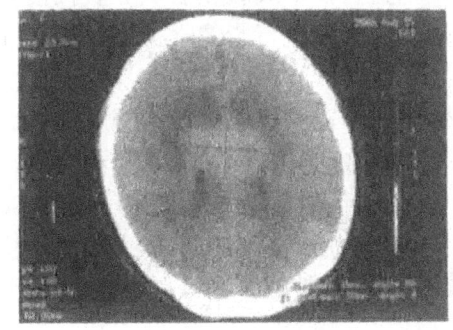

图3-20 脑内淋巴瘤

CT平扫可见病灶呈稍高密度，形态呈类圆形

MRI：平扫病灶 T_1WI 多为略低信号或等信号，信号较均匀。因为肿瘤细胞丰富，细胞核与细胞质比值较高，所以 T_2WI 多呈低、等信号；少数患者 T_2WI 呈高信号，可能与坏死有关。实质部分信号均匀，周围见轻度或中度水肿，占位效应一般较轻。增强 MRI 一般明显均匀强化。少数病例较大坏死区域增强呈环状或花环状，多见于免疫缺陷患者。

MRI 对于定位、定性均较 CT 为佳。淋巴瘤可单发或多发，多发病变占 11%～52%。病变大小形态多变，多位于基底节区、脑室旁、胼胝体等近中线部位，小脑、脑干也可发病（图 3-21）。

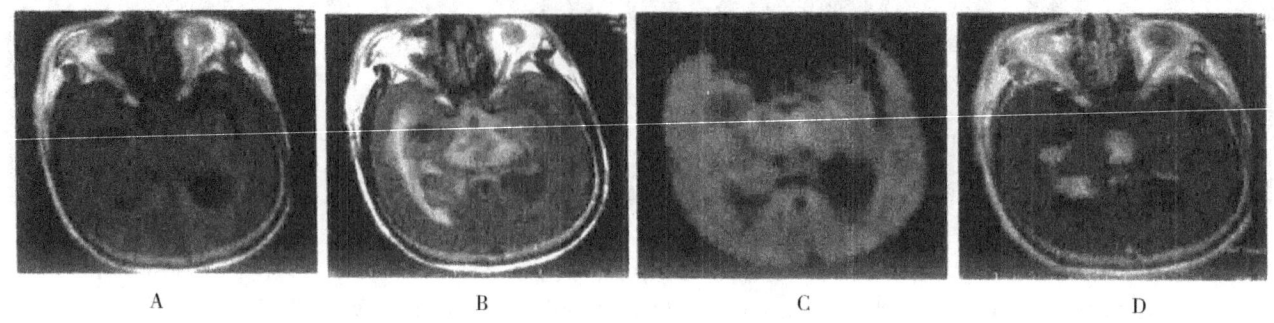

图 3-21　中枢神经系统淋巴瘤
A. T_1WI 横断位可见中脑及侧脑室下角内稍低信号，中脑肿胀周围伴明显水肿；
B. 横断位水抑制序列（FLAIR）显示病灶呈等信号，周围伴明显高信号水肿区；
C. 横断位 DWI 显示脑干及侧脑室病灶呈稍高信号；D. 增强后病灶明显强化

2. 腹部

（1）脾脏。

①脾脏淋巴瘤：脾脏淋巴瘤（PLS）组织学上多起源于 B 细胞，少数源于 T 细胞。

病理学上常分四类：a. 均匀弥漫型，脾均匀增大，无明显肿块形成，镜下瘤细胞弥漫分布，直径 <1mm；b. 粟粒结节型，病灶呈小结节状分布，直径为 1～5 mm；c. 多发肿块型，病灶多发，1～10 cm；d. 巨块型，病灶直径 >5 cm。

②影像学表现：

CT：a. 均匀弥漫型和粟粒结节型，为弥漫分布的片状、结节样密度较均匀的低或等密度灶，增强后不均匀强化。脾脏形态不变或呈球形。b. 多发肿块型，为多发、大小不等的球形或不规则形低密度灶，边界尚清，增强后强化不明显。如果动脉期脾小梁不显示或脾实质呈细小非结节状强化，提示可能为 PLS。c. 巨块型，表现为左上腹巨大占位，正常脾脏可完全消失或仅存少许，易与左肾上腺和肝左叶病变相混淆。

MRI：病灶为圆形、类圆形，T_1WI 低信号，T_2WI 高信号，增强 MRI 显示病灶轻至中度均匀强化，低于正常脾脏信号；若病灶内见液性坏死区，则病灶不均匀强化，坏死区无强化。

（2）肾脏。

①概述：肾淋巴瘤多为继发，可由血行扩散或腹膜后病灶直接侵犯所致。

肾淋巴瘤缺乏肾脏病变的临床表现，如不进行影像学检查，极易漏诊。

②影像学表现：

CT 扫描：单发或多发、大小不等、结节样等密度或低密度病灶，增强扫描后病灶轻度强化，强化程度低于正常肾脏，病灶易于显示。

MRI：T_1WI 为等或低信号，T_2WI 为高信号。增强后 T_1WI 显示早期病灶与肾皮质相比呈低信号或等信号，反映了其少血管的特性。

CT 或 MRI 提示双侧肾包膜下紧密包绕肾脏的肿块应高度怀疑淋巴瘤（图 3-22）。

（3）肾上腺。

①概述：肾上腺淋巴瘤非常少见，男性多见，绝大多数为 NHL，以大 B 细胞型 NHL 为主。

②影像学表现：

CT扫描：双侧对称性椭圆形、不规则形肿块。原发性肿瘤多为混杂密度，继发性肿瘤密度较均匀。由于肿瘤细胞密集，且缺乏血供，动态增强呈进行性延迟强化，程度尚均匀，可伴有腹膜后淋巴结肿大。

MRI：T_1WI 等信号，T_2WI 呈不均匀等低或略高信号。T_2WI 信号强度较肾上腺绝大多数原发或继发肿瘤低，内可见多发分隔或线条状高信号。DWI 为高信号。MRI 动态增强成像可见分隔或条状强化（可能与肾上腺淋巴瘤单一细胞堆积挤压血管间隙所致），该征象对诊断肾上腺淋巴瘤有提示作用。

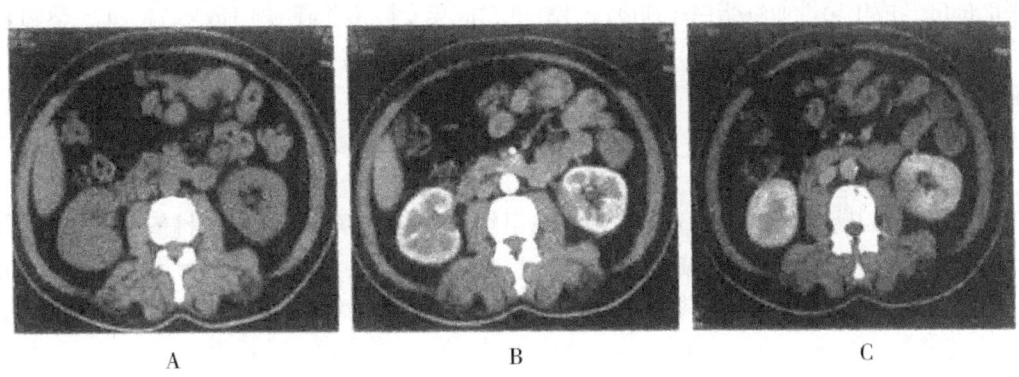

图 3-22 肾脏淋巴瘤
A. 左肾包膜下可见等密度病灶，平扫时很难发现病灶；B. 动脉期包膜下病灶清晰显示，相对肾脏皮质呈低强化；C. 静脉期病灶轻度强化，病灶与肾实质分界不清

3. 消化系统

（1）胃：胃肠道恶性淋巴瘤发病率有增高趋势，其中以胃最多见。胃原发性淋巴瘤多为 NHL，最常累及胃体、胃窦。CT 表现：①弥漫性或局限性胃壁增厚，胃腔变窄，增强后胃壁强化明显；②胃腔内肿块，边缘光滑、锐利，平扫密度较均匀，增强后明显均匀强化。

（2）小肠：小肠淋巴瘤好发于回肠、盲肠。CT 表现：①病段肠管局部积气、管腔扩大，形态固定，呈动脉瘤样扩张为本病特征性改变；②病变范围广，以肠腔内大小不等、多发充盈缺损多见；③病段肠壁不规则增厚或肠管周围肿块，轻到中度不均匀强化或环形强化。若肠系膜多发淋巴结肿大，则强烈提示淋巴瘤。

（3）结肠：结肠淋巴瘤多数表现为病变肠壁的不规则增厚，肠管环形狭窄。肠管周围及腹膜后淋巴结肿大较常见，受侵淋巴结较结肠癌转移大。

4. 胸部

（1）概述：肺部原发淋巴瘤多见于 NHL。

（2）影像学表现：CT 扫描：①以结节或肿块为主型，最多见，常为单发、分叶状致密影，边界欠清晰，轻度均匀强化；②以肺炎样病变为主型，表现为沿支气管及肺纹理分布的斑片状模糊影，边界模糊，密度不均；③以肺叶或肺段实变为主型，多表现为肺野内大片状、尖端指向肺门的楔形致密影；④病变侵犯胸膜，可引起胸膜增厚、胸腔积液等。MRI 扫描：单发或多发的类圆形、斑片状肿块或实变影，T_1WI 呈等信号，T_2WI 为略高信号。

肺外淋巴瘤的肺内浸润：多发性病变，进展快，病灶内常见支气管气象征，行浅表淋巴结活检可鉴别。

5. 骨与脊髓

（1）概述：病变多发生于扁骨和长骨骨干和干骺端，常见于骨盆及股骨，其次是脊柱及肱骨。

（2）影像学表现：CT 扫描：主要表现为不同程度的骨质破坏、骨质硬化、骨皮质变薄、关节间隙狭窄、软组织肿块等。骨质破坏主要表现有虫蚀样及筛孔状浸润性骨质破坏、大片状溶骨性破坏、囊状膨胀性骨质破坏等。MRI 扫描：①椎体，骨质破坏，受累椎体呈弥漫性或斑片状，稍长 T_1、稍长或长 T_2 信号，增强后有轻度强化。②椎管内硬膜外肿块，横断面上肿块位于脊髓侧方及后方，呈新月形、半环或环形，围绕硬膜纵行生长，上下范围较长。T_1WI 呈等信号，T_2WI 呈等或稍高信号，增强后 MRI 中到重度强化。③椎旁肿块，肿块位于椎体旁，呈梭形纵向走行，边界清晰，可经椎间孔与椎管内肿块相连。肿块T_1WI呈等信号，T_2WI为稍高信号，信号均匀，增强后MRI轻到中度强化。

四、贫血

（一）概述

贫血是指人体外周血红细胞容量减少，低于正常范围下限的一种常见临床症状。我国血液病学家认为在我国海平面地区，成年男性血红蛋白（Hb）< 120g/L，成年女性（非妊娠）Hb < 110g/L、孕妇Hb < 100g/L 就有贫血。

（二）影像学表现

贫血的影像学表现并没有特异性，主要与发病原因及临床表现密切相关。

1. 再生障碍性贫血

（1）概述：再生障碍性贫血（AA）与造血干/祖细胞缺陷有关，是一种骨髓造血功能衰竭症。主要表现为骨髓造血功能低下、全血细胞减少和贫血、出血、感染等，免疫抑制治疗有效。主要依靠骨髓组织细胞学来诊断，表现为骨髓内缺乏具有造血活性的红骨髓，骨髓基本由脂肪性骨髓取代或骨髓增生程度减低。

（2）影像学表现：

X线、CT：主要表现为骨小梁稀疏、皮质变薄、骨密度降低等骨质疏松改变。

MRI检查：根据腰椎MRI表现分为三种类型：Ⅰ型表现为T_1WI呈均匀高信号，T_2WI呈均匀等信号，STIR呈均匀低信号；Ⅱ型表现为T_1WI呈均匀高信号，T_2WI呈均匀等信号，STIR呈均匀低信号，各序列中出现少许灶状不均匀信号；Ⅲ型为明显高低混杂不均匀信号。Ⅰ型、Ⅱ型多见于急性再生障碍性贫血（AAA），Ⅲ型多见于慢性再生障碍性贫血（CAA）。

①再生障碍性贫血的MRI定量分析：急性再生障碍性贫血。MRI T_1WI低信号病灶个数较少，而且ALSI百分率小，淋巴细胞百分率高，血小板较高；慢性再生障碍性贫血表现为MRI低信号病灶个数较多，而且ALSI百分率较大，淋巴细胞百分率和血小板均较低。低信号灶计数、ALSI百分率、血小板及淋巴细胞百分率值的测定可作为再生障碍性贫血分型的参考或诊断指标之一。

②T_1值的价值：急性再生障碍性贫血患者腰椎T_1WI低信号的面积占椎体的比例明显小于慢性再生障碍性贫血患者；再生障碍性贫血组T_1值明显低于正常组，治疗好转后，骨髓又恢复接近正常信号和T_1值。T_1值的测量与比较可为肉眼观察再生障碍性贫血的MRI表现和诊断提供有力的帮助。

③影像学价值：骨髓穿刺抽吸和手术活检一直是再生障碍性贫血诊断的主要检查方法。近年MRI技术有了较大的进展，作为一种非创伤性的骨髓检查，可较大面积地观察骨髓，避免因骨髓分布不均匀而造成骨髓穿刺活检的误差。

对于骨髓穿刺后依然难以确诊的疾病，可行MRI检查。根据其不同组成成分在MRI表现不同，协助临床诊断。

MRI还可评估再生障碍性贫血的治疗效果。治疗后衰竭的黄骨髓内可出现再生的红骨髓，T_1WI表现为治疗前高信号的骨髓，治疗后其内出现局灶性低信号或原有斑片状低信号区扩大。

2. 地中海贫血

（1）概述：地中海贫血是一种较少见的先天性红细胞生成障碍所致的溶血性贫血，常并存相应的骨骼病理改变。

（2）影像学表现：

X线、CT：颅骨皮质变薄，板障相对增宽，骨质疏松，骨小梁条纹清晰；肋骨、锁骨、肩胛骨及肱骨上段表现为骨小梁稀少，骨皮质变薄，髓腔增宽。

MRI：地中海贫血患者的胸腰椎体、髂骨、股骨上段骨髓T_1WI信号均有明显不同程度的均匀性、弥漫性降低，T_2WI信号改变不明显；脊椎附件增粗，椎体变扁，呈弹头样改变，胸段椎管内外多发软组织肿块（髓外造血组织），压迫脊髓或硬脊膜囊。X线检查可表现正常，但MRI可发现骨髓信号降低，广泛骨质疏松，骨小梁增粗，椎体、肋骨变形等骨骼异常。地中海贫血患者平均 T_1 值较正常人高。

总之，地中海贫血的骨髓 T_1WI 表现为信号降低，能明确显示脊椎及其附件增大并突入椎管，以及椎管内髓外造血灶压迫脊髓或硬脊膜囊的征象。

五、浆细胞病

（一）概述

浆细胞病是指一组由 B 细胞演变而来的、能分泌单克隆免疫球蛋白的浆细胞恶性增生性疾病。在免疫学上，称为单克隆免疫球蛋白疾病。

浆细胞病包括：①浆细胞瘤（孤立性或多发性骨髓瘤、髓外浆细胞瘤、浆细胞白血病）；②原发性巨球蛋白血症；③重链病；④原发性淀粉样变病；⑤意义未明的单克隆免疫球蛋白病；⑥反应性单株免疫球蛋白增多症。

多发性骨髓瘤（MM）是侵犯骨髓腔的恶性浆细胞单克隆增生所致的肿瘤性疾病，常累及含红骨髓的骨骼。临床表现多样，以中老年人多见，隐性起病。

（二）影像学表现

多发性骨髓瘤好发于颅骨、肋骨、骨盆等扁骨和椎体。骨外组织也可受累及，但相对较为少见。

1. 骨组织侵犯

X 线、CT：表现为散在多发、大小不等的粟粒样、圆形或类圆形、穿凿样、大片状不规则形低密度溶骨性骨质破坏区，边缘模糊或部分清晰；广泛的骨质疏松，皂泡样或膨胀性改变；周围可伴软组织肿块。

MRI 检查：分为以下五种类型：①正常型：椎体 T_1WI 呈等信号或稍高信号；②弥漫型：椎体 T_1WI 表现为弥漫性低信号，T_2WI 为高信号；③局灶型：T_1WI 呈大小数目不等、形态不规则的低信号，T_2WI 为高信号；④混合型：椎体 T_1WI 呈弥漫性低信号背景下可见灶状更低信号灶，T_2WI 呈不均匀高信号；⑤胡椒盐型：椎体 T_1WI 呈弥漫性斑点状高或低混合信号，T_2WI 呈弥漫性斑点状低或等混合信号。

2. 骨外组织受侵犯

有报道，骨外骨髓瘤可发生于胃、胰腺、膀胱，表现为富血供肿瘤。动脉期明显强化，发生于眼眶及硬膜组织。

3. 影像学价值

X 线平片可初步发现病灶，检查费用较低，因此对拟诊为多发性骨髓瘤患者，首先做多骨骼平片检查是必要的。

CT 及 MRI 扫描可显示病灶的细微结构，不仅对早期和不典型的多发性骨髓瘤病变显示优于 X 线平片检查，还可辅助临床进行分期。

六、朗格汉斯细胞增多症

（一）概述

朗格汉斯细胞组织细胞增生症（LCH）主要表现为郎格汉斯细胞克隆性增生，包括勒－雪病（Letterer Siwe disease，LS）、韩－雪－柯病（Hand-Schaller-Christian disease，HSC）又称黄脂瘤病和嗜酸性肉芽肿。LCH 可以是 EG、LS 和 HSC 多系统病变的一部分，也可只局限于肺内。本病病因至今未明确，目前认为可能与吸烟、病毒感染、遗传因素有关。

（二）影像学表现

1. 颅骨及脊椎

（1）概述：颅骨是 LCH 最常发生的部位，其次为脊椎、骨盆、长骨近端。

（2）影像学表现：

CT 扫描：①颅骨见单发或多发的圆形、椭圆形、穿凿样低密度骨质破坏区，边界清晰。多个病灶可融合呈"地图样"外观。②脊柱：椎体破坏，破坏区内可见残留死骨；椎体楔形变扁，密度增高，相邻椎间隙多正常，椎旁伴软组织形成。修复期可见片状新生骨。

MRI：①颅骨，局限性骨质破坏，病灶呈长 T_1、长 T_2 信号，内外板障均可累及，强化较为明显。侵犯脑膜，呈斑片状增厚，明显强化；病变可突破硬脑膜，侵犯压迫邻近脑组织。②脊柱，表现为 T_1WI 上呈低信号或等信号，T_2WI 上呈高信号，STIR 呈高信号，增强 MRI 病灶明显强化。③长骨，表现为 T_1WI 低或等信号，T_2WI 多呈高信号。增强 MRI 显示病灶周围明显强化的均匀包绕软组织肿块或骨膜反应，呈"袖套"样改变。

2. 颞骨

（1）临床表现：主要为耳内流脓、外耳道新生物、听力下降等，好发于颞骨岩部和乳突部。

（2）影像学表现：

CT 扫描：表现为大片状、不规则形溶骨性破坏，边缘清楚，无硬化，呈"地图状"外观。增强扫描示中至高度强化。

MRI 扫描：T_1WI 呈低到高信号等，T_2WI、STIR 呈高信号；病变周围继发炎性改变时，T_1WI 呈低信号，T_2WI 呈高信号。增强后 MRI 示中至高度强化。

3. 眼眶

（1）临床表现：主要为单和（或）双侧突眼、肿胀、疼痛、眼睑下垂等。5 岁以下儿童出现突眼时应警惕。

（2）影像学表现：

CT：常见于眼眶外、上壁交界处溶骨性破坏，形态不规则，边界欠清晰，局部见软组织肿块，密度欠均匀，中至重度不均匀强化。

MRI 扫描：T_1WI 均呈低信号（与脑实质比较），T_2WI 呈等或高信号，STIR 呈高信号，增强后 MRI 显示中至重度强化，强化程度不均匀。与 CT 比较，MRI（尤其是增强后脂肪抑制图像）清晰显示眶内病变与视神经、眼外肌或泪腺的关系。

4. 胸部

CT 扫描：早期表现为肺内弥漫分布的磨玻璃样斑片状、小结节样致密影，边缘模糊。病情继续发展，表现为肺内纤维条索影，部分呈网格状影。此时进行戒烟和积极治疗，肺内病变可有吸收，部分可痊愈。中晚期表现为肺内大小不等囊状影，壁薄而光整。病情进展，囊状影增多，囊壁薄极易破裂，导致气胸反复发作。LCH 一般不累及胸膜。肺门、纵隔淋巴结一般不大，如有肿大，临床上应高度重视。因为此时 LCH 常合并其他恶性肿瘤。

七、嗜酸性粒细胞增多症

（一）概述

特发性嗜酸性粒细胞增多症（IHES）以嗜酸性粒细胞持续过度增殖为特征，并引起多器官、多系统浸润，与机体严重变态反应相关。临床多见于机体寄生虫感染，我国常见于血吸虫、肺吸虫、丝虫感染及毒虫叮咬，还与农耕和放牧有关。

（二）影像学表现

1. 肺部浸润

CT 扫描：可有以下几种表现：①两肺纹理增粗，散在性点状、粟粒样浸润阴影，中心密度高，边缘模糊。以中、下肺野多见，偶有胸膜反应。②两肺弥漫性肺血管纹理增粗，并散在分布小结节影，肺变应性血管炎征象。③不规则的片状阴影，双侧分布，为游走性或同一部位反复发作。

2. 肝脏浸润

CT 扫描：肝内散在分布的圆形、类圆形或虫蚀样低密度结节影，边界尚清；增强扫描强化，病灶门静脉期病灶显示较清晰。

MRI 扫描：肝脏散在结节状异常信号，T_1WI 呈低信号，T_2WI 呈略高信号；增强扫描病灶轻度强化。激素治疗后随访发现结节减少或消失，有助于明确诊断。

(三) 影像学价值

随着人民生活水平提高，水产品食用量增加，寄生虫感染率增大。影像学也可帮助拓宽诊断视野，提高临床诊断准确性。

八、骨髓异常增生综合征

(一) 概述

骨髓异常增生综合征（MDS）是一组异质性造血干细胞疾病，是白血病发生前表现的骨髓造血功能异常阶段。主要特征是骨髓和外周血细胞发育异常，表现为骨髓无效造血和病态造血，单一或合并存在的贫血、白细胞减少或血小板减少。

(二) 影像学表现

1. MRI 扫描

正常骨髓包括富含造血细胞的红骨髓和主要由脂肪细胞构成的黄骨髓，两种骨髓因所含水和脂肪比例不同而表现为不同信号。在 T_1WI 上，黄骨髓为高信号，类似皮下脂肪；红骨髓为低到中等信号。信号强度介于肌肉与皮下脂肪之间。在 T_2WI 脂肪抑制序列中，红骨髓呈等、偏高信号，信号强度略低于肌肉。

MDS 患者对造血的需求超过现存红骨髓造血能力，为适应这一要求，黄骨髓可逆转为红骨髓。这些出现红骨髓的部位 T_1WI 为等、偏低信号，但信号强度高于肌肉；T_2WI 脂肪抑制序列为略高信号，信号强度略低于肌肉。该表现在低危 MDS 患者中常见，并可伴或不伴原始细胞浸润；随着病情加重，高危 MDS 患者骨髓原始细胞浸润范围逐渐增大，而遗憾的是原始细胞浸润与红骨髓之间的 MRI T_1WI/脂肪抑制 T_2WI 信号差别很小；弥散加权成像及增强后 MRI T_1WI 有助于两者的鉴别。

2. 股骨骨髓 MRI 分级

参照 Takagi 等对股骨骨髓变化分级方法，依据股骨中上段骨髓逆转并受浸润程度将 MRI 扫描表现分为 3 级。Ⅰ级，股骨大转子下缘远端骨干浸润；Ⅱ级，股骨大转子内侧及股骨颈受累；Ⅲ级，在Ⅱ级的基础上股骨头及大转子受累。

参照 Takagi 等依据股骨骨髓原始细胞浸润区域范围及形态，将 MRI 表现分为 5 级：正常脂肪、斑点状病灶、结节状病灶、弥漫状病灶、均一病灶，后 2 型患者的 7 年生存率显著小于前 3 型，发展为急性髓性白血病 AML 患者的骨髓均属后 2 型。MRI 股骨骨髓成像能为评估 MDS 的预后提供有价值的信息。

3. 股骨骨髓半定量研究

计算病灶骨髓率公式为：骨髓率 = T_1WI 序列 ROI 的 SI/T_2WI 脂肪抑制序列 ROI 的 SI。ROI 为股骨同一部位骨髓感兴趣区，SI 为相应部位的 MR 信号强度。

参照 Stabler 等的评分标准评价原始细胞浸润程度，将骨髓率分为 0.0~3.0 分：2.0 分以上为低度浸润，1.0~2.0 分为中度浸润，1.0 分以下为高度浸润。MDS 组与 AML 组骨髓率均分别与其骨髓中原始细胞比例呈负相关，两者的影像学上很难鉴别。

(三) 影像学价值

X 线及 CT 扫描不能很好地反映 MDS 骨髓的改变，而 MRI 可无创、宏观、全面地显示骨髓病变范围，能敏感反映骨髓及其病变。对骨髓病变导致的骨髓化学成分异常极其敏感。定性和定量指标结合的 MRI 诊断标准能更准确反映骨髓浸润差异，为临床提供极有价值的信息。对于临床鉴别较为困难的低危 MDS 与再生障碍性贫血，利用 MRI T_1WI 和脂肪抑制 T_2WI 可识别黄骨髓与红骨髓的优势，对于鉴别低危 MDS 与急性再生障碍性贫血有所帮助，后者黄骨髓几乎见不到红骨髓信号；而慢性再生障碍性贫血黄骨髓中可见灶性红骨髓，与低危 MDS 中黄骨髓逆转为红骨髓的 MRI 信号无法鉴别。

九、骨髓纤维化

(一) 概述

原发性骨髓纤维化（PMF）表现为骨髓组织的间质异常增生，特别是成纤维细胞增生，导致大量网蛋白在骨髓腔内沉积和胶原质形成并伴有成骨细胞增殖，最终造成骨髓纤维化、骨硬化和骨髓造血功能丧失。临床主要表现为幼粒细胞、幼红细胞样贫血，脾脏常明显肿大，以及不同程度的骨质硬化。

（二）影像学表现

1. 骨组织

X线检查：以骨盆、股骨上段最明显，其次为肱骨头、肋骨、椎体和颅骨。早期骨小梁模糊，骨呈磨玻璃样改变，容易漏诊；中期骨小梁增粗、致密、融合，骨质硬化，骨近段不能分辨其骨髓腔；晚期在骨质硬化背景下见斑点片状、颗粒样低密度区，腰椎可呈"夹心椎"样改变。

CT扫描：主要表现为骨质硬化，其次是与骨硬化混合存在的小片骨质破坏。肝、脾大，以脾大为著。

MRI：骨髓腔内可表现为T_1WI、T_2WI明显均匀弥漫的低信号；T_1WI、T_2WI呈等信号，内见多个斑点、斑片状低信号灶（可能为成堆的纤维组织及融合的骨小梁），数目不等，各部位呈不均匀散在分布。

2. 骨外组织

骨髓纤维化还发生在脾脏、肝脏、淋巴结等部位，形成髓外造血组织的髓样化生。发生在肝、脾内的髓外造血组织常表现为：CT平扫多为低密度，边界清或不清，增强扫描多为斑片状不均匀强化。MRI信号复杂，T_1WI呈等、低信号。T_2WI呈高信号，部分内可见流空信号，周边可见低信号环。增强MRI扫描均匀或不均匀强化。

（三）影像学价值

X线平片、CT对早期诊断原发性骨髓纤维化有较大的局限性。由于其成像原理不同，MRI对骨髓信号的改变极其敏感，对原发性骨髓纤维化早期诊断的敏感度很高；而骨髓T_1WI、T_2WI信号都降低的疾病不多（常见的仅有纤维组织、铁质及钙化等），故诊断的特异度也较高。

十、血友病

（一）概述

血友病是一种性染色体连锁隐性遗传出血性疾病，患者血浆中凝血因子降低导致临床表现出血倾向。临床主要症状为局部疼痛和软组织肿胀，发病前常有外伤史。

关节腔内出血为甲型和乙型血友病的特有症状之一，关节腔反复出血可导致血友病性骨关节病，最终发生关节强直、畸形，是血友病最常见的并发症之一。

（二）影像学表现

1. 骨关节病

X线检查：常表现为骨端骨骺增大变方、骨干变细，股骨髁间凹增宽加深，髌骨呈方形。

CT扫描：常表现为骨小梁粗大呈网格状，骨端多房囊状膨大。股骨髁间窝增宽增深；关节面凿孔状缺损，关节强直，关节软组织肿胀等。

MRI扫描：表现骨髓水肿，关节内出血，关节侵蚀、囊变，关节间隙狭窄，继发性关节强直，滑膜增厚、轻度强化。

软组织不同出血期的信号表现不同；滑膜肿胀、增厚表现为T_1WI和T_2WI均呈低信号；关节软骨面出现增厚表现为T_2WI信号增高，T_1WI信号减低。

2. 假肿瘤

（1）病理基础：对于血友病性假肿瘤的形成原因，Jensen等认为骨内持续性和反复出血致骨内压力增高，造成压力性骨坏死，继而骨溶解吸收逐渐形成囊腔；骨膜下出血，使骨膜剥离和反应增生，从而压迫侵蚀骨质；邻近肌肉出血形成软组织血肿，影响骨的血液供应；关节内积血压力增高的延伸，于关节面下形成囊状骨质破坏，然后沿骨干扩展。

（2）根据血友病假肿瘤发病部位可分为3型：Ⅰ型，肌间型，肌肉出血；Ⅱ型，骨膜下型，骨膜下出血；Ⅲ型，骨内型，骨内出血。

（3）X线、CT表现：

骨质改变：骨内出血形成骨内压迫，表现为骨内单房或多房囊状破坏，髓腔增宽，皮质膨凸菲薄。

重者大部坏死消失，其内残留部分形成粗大的骨嵴。骨膜下或软组织血肿，可见相邻骨皮质外压性弧形压迹或缺损，此为血友病性假肿瘤比较独特而又常见的现象。

骨膜反应：表现为肿块上下端的骨膜增生骨化，形似 Codman 三角，为骨膜下出血或血肿形成继发改变。慢性骨膜下血肿时，骨膜增生广泛，骨化或钙化更显著。

软组织肿块：表现为圆形、椭圆形软组织肿块，为骨膜下出血或软组织血肿。好发于骨皮质或皮质外，边界清晰，密度均匀，可有点状或斑片状钙化。邻近有骨膜增生。增强扫描假肿瘤可有轻度强化。

（三）影像学价值

对血友病患者骨关节的影像学检查，主要目的不是确立血友病的诊断，而是了解关节是否受累及受累程度。结合病史、家族史、男性发病和血液化验，可与骨肉瘤、恶性骨巨细胞瘤及某些良性骨肿瘤鉴别。

十一、巨大淋巴结增生症

（一）概述

巨大淋巴结增生症是一种少见的良性淋巴结增生性疾病，1956 年由 Castleman 等首先报道，描述为类似胸腺瘤的局限型纵隔淋巴结增生性疾病。此后文献多有报道，并分别命名为 Castleman 病（CD）、血管淋巴滤泡增生症或淋巴样错构瘤等。

按组织病理学标准分为 3 型，即透明血管型、浆细胞型和混合型。透明血管型：以淋巴滤泡增生伴生发中心形成和大量管壁透明变的毛细血管存在为特征，多见。浆细胞型：以淋巴滤泡生发中心间出现成层排列的浆细胞为特征，缺乏或少量存在管壁透明变的毛细血管。

按临床、影像学表现及其预后分为 2 型，即局限型和弥漫型。局限型：表现为孤立淋巴结或纵隔内某一组淋巴结受累。女性多见，多无临床症状，常为透明血管型。手术切除后，预后良好。弥漫型：表现为一组以上淋巴结受累或影像学发现胸外淋巴结受累，此型可累及肺部。主要临床症状包括发热、乏力、贫血、表浅淋巴结肿大、肝大、脾大、红细胞沉降率加快、多克隆性高免疫球蛋白血症和骨髓浆细胞病等。常为浆细胞型，手术切除困难，以放疗及激素疗法为主，预后较差。

（二）影像学表现

本病最常发生于纵隔和肺门，其次为颈部、腹部、盆腔、腋窝。

1. 局限型

局限型可发生于全身各部位淋巴结，沿全身淋巴链分布，但最好发于纵隔、肺门和腹膜后区域。尤其是中纵隔和肺门，其次为前纵隔和后纵隔。

（1）X 线检查：可显示肿块部位和形态，常表现为单发、边缘清楚的球形或分叶状肿块。位于中纵隔和肺门者可致邻近气管受压移位。

（2）CT 扫描：平扫表现为肺门、纵隔旁或腹膜后圆形、类圆形或分叶状肿块，边界多清楚锐利，呈中等均匀密度；少数可有钙化，呈典型的分支状或斑点状影，散在或簇状分布于病变中央（钙化为病灶内增生的小血管主干及其分支退变、玻璃样变和钙化所致，在形态学上类似于冠状动脉粥样硬化的钙化）。增强扫描示病变强化明显，强化程度几乎与胸腹部主动脉同步，延迟持续中度强化，是透明血管型病灶内丰富的毛细血管增生和周边较多粗大的滋养动脉所致。

（3）MRI 扫描：T_1WI 呈等信号，T_2WI 呈均匀性高信号。肿块内或其周围有扭曲扩张的流空血管影为典型表现。增强扫描示病变明显强化。MRI 的缺点是显示特征性的钙化不如 CT，但其多方位成像对病变定位及显示其毗邻关系较 CT 优越。

总之，局限型透明血管型巨大淋巴结增生症的特征有：①单发肿块，位于纵隔、肺门或腹膜后；②增强扫描病灶明显强化；③病灶中央可见簇状或分支状钙化；④一般无出血和坏死灶。

2. 弥漫型

（1）X 线检查：纵隔增宽和双侧肺门淋巴结肿大、双肺可见边缘模糊的网织结节状阴影及胸腔积液等。

（2）CT 或 MRI 扫描：纵隔、肺门或腹膜淋巴结肿大。如为透明血管型，增强 CT 或 MRI 扫描可见明显强化；如为浆细胞型，增强 CT 或 MRI 仅轻度或中度强化。

弥漫型可侵犯肺实质，病理组织学改变为淋巴细胞性间质性肺炎，机制是大量浆细胞在肺实质内浸润。这种淋巴细胞性间质性肺炎在薄层CT上主要表现为磨玻璃样病灶、气腔实变、边缘模糊，并呈小叶中心性分布的小结节、支气管血管束增厚、小叶间隔增厚及薄壁肺气囊。

（三）影像学价值

本病较少见，充分认识其影像学表现，可为临床提供诊断思路，减少术前误诊率。

十二、胸腺肿瘤

（一）概述

胸腺瘤为最常见重要的前纵隔肿块，以40～50岁最常见，男女发病相仿。多数无症状，少数因压迫或侵犯邻近器官和胸膜引起胸痛、咳嗽及呼吸困难等。半数以上胸腺瘤患者会有伴癌综合征。如重症肌无力、低丙球蛋白血症、纯红细胞发育不良和心肌炎等。据文献报道，1/3～1/2胸腺瘤患者患重症肌无力，而15%重症肌无力患者有胸腺瘤。病理上将胸腺瘤分为良性与恶性，或非侵袭性与侵袭性。侵袭性又分成4期：Ⅰ期，大体病理包膜完整，镜下未见包膜浸润；Ⅱ期，包膜侵及，四周脂肪层或纵隔胸膜受累；Ⅲ期，侵犯邻近心包、大血管和肺；ⅣA期，胸膜和心包种植；ⅣB期，淋巴和血行转移。根据细胞类型又有淋巴细胞型、上皮细胞型、混合细胞型和梭形细胞型之分。

（二）影像学表现

普通X线胸片后前位通过观察上纵隔影增宽、心影增大或胸腔积液，发现较大较晚期的胸腺瘤；CT扫描可显示1～2cm直径的胸腺瘤，高分辨率CT及增强CT扫描对于发现直径<1cm的微小腺瘤及鉴别诊断价值很大；MRI多断面及多序列成像对识别胸腺瘤内部成分和评判腺瘤对邻近结构侵犯程度具有很大优势。典型胸腺瘤95%以上位于前纵隔。大小为1～10cm，CT平扫多数呈等或略低密度，瘤内可见坏死、出血和钙化；增强后CT扫描可见肿瘤实质区强化显著，坏死或出血区不强化。局部侵犯多见，远处转移较少见。

（三）影像学价值与鉴别诊断

典型胸腺瘤的影像学诊断不难，不典型非侵袭性胸腺瘤应与囊肿、增生、炎症和其他良性病变相鉴别；侵袭性胸腺瘤应与胸腺癌、类癌、淋巴瘤及胚胎性肿瘤相鉴别。

1. 胸腺囊肿

胸腺囊肿较少见，为先天性或后天获得性疾病。先天性囊肿可以是单房或多房性的，后天性囊肿常是多发房性的。CT与MRI扫描显示囊壁完整，囊内为水样密度信号，内部可见分隔。CT扫描对显示间隔钙化优于MRI扫描。

2. 胸腺淋巴增生（即胸腺炎）

胸腺淋巴增生好发于年轻女性，常伴重症肌无力。CT与MRI扫描显示胸腺大小正常，也可呈弥漫性肿大，少数呈灶性结节状，大多呈等密度与信号。增强扫描有助于诊断，但结节状胸腺炎与胸腺瘤很难鉴别。

3. 胸腺增生

CT与MRI上显示胸腺弥漫性增大，密度或信号均匀。放射性核素及激素诊断性治疗对鉴别两者有意义。

4. 胸腺脂肪瘤

胸腺脂肪瘤好发于年轻人，半数无症状。CT与MRI扫描可见脂肪密度肿块，巨大者可压迫邻近血管移位；增强后多数无强化。

5. 胸腺癌

胸腺癌与侵袭性胸腺瘤很难鉴别；胸腺癌CT与MRI扫描显示病灶呈混杂密度或信号，无包膜，边界不清。CT扫描可见灶内点状、弧形钙化，病灶可见出血、坏死，易累及邻近结构如淋巴结、胸膜及心包，也可转移至肺和骨骼等。

6. 胸腺类癌

胸腺类癌好发平均年龄43岁，男女比例3:1，病灶较隐匿。增强CT与MRI扫描及放射性核素扫描有助于早期发现，可侵袭邻近结构，其转移纵隔淋巴结及远隔脏器的特征与胸腺癌不同。

7. 胸腺淋巴瘤

胸腺淋巴瘤包括 HL 和 NHL。前者为成人原发性纵隔淋巴瘤，年轻女性多见。CT 与 MRI 扫描显示上前纵隔分叶状肿块，增强后病灶明显强化。高分辨率 CT 可发现病灶内融合结节，结合颈部肿大淋巴结等特征不难诊断。后者可发生于任何年龄，男性略多。CT 与 MRI 扫描显示分叶状实质性肿块，大小 ≥10 cm，常早期侵犯邻近结构，引起上腔静脉综合征，心包、肺以及胸壁受累等。

8. 纵隔胚胎细胞种类

（1）畸胎瘤：占纵隔胚胎细胞肿瘤的 60%~70%。成熟畸胎瘤发病年龄多<40 岁，许多人无明显症状，偶摄胸片发现。CT 与 MRI 扫描显示高低等混合密度或信号的肿块，50% 可见病灶内曲线形、点状和絮状钙化；增强后扫描病灶一般不强化。MRI 扫描脂肪抑制序列有利于鉴别诊断。

（2）精原细胞瘤：少见，见于男性，30~40 岁发病，血清 β-人绒毛膜促性腺激素水平增高。X 线胸片检查可见体积大的前纵隔软组织肿块，常向中线两侧生长，有时伸展到中后纵隔部分。CT 与 MRI 检查显示实质性软组织肿块，可部分融合，与淋巴瘤相似；肿块边界不清或直接侵袭邻近结构，钙化少见；有时可见区域性淋巴结及骨骼转移。增强后 CT/MRI 扫描病灶中度强化。

（3）非精原恶性胚胎细胞肿瘤：包括卵黄囊肿瘤、胚胎癌和绒毛膜癌等。几乎只见于女性，30 岁左右好发，血清甲胎蛋白增高及血清 β-人绒毛膜促性腺激素水平高有助于鉴别；影像学的精原细胞瘤等实质性血供与中等肿瘤相似。

十三、问题与展望

血液系统的影像学诊断较为困难，临床上应用较其他系统疾病尚不普及。血液病的 CT 与 MRI 扫描诊断研究尚处于起步阶段，随着 CT/MRI 新技术的发展，临床与影像诊断医师的密切合作，相信 CT/MRI 扫描技术一定会成为血液科在疾病治疗前定性及定位分期诊断，治疗中方案选择、调整，以及治疗后预后、效果评估方面的好帮手；同时功能 CT 与 MRI 技术也会为血液病基础研究提供客观依据。

第四章 红细胞异常疾病

第一节 缺铁性贫血

缺铁性贫血（iron deficiency anemia，IDA）是指由体内赖以合成血红蛋白的功能性铁缺乏引起的一种小细胞低色素性贫血。在红细胞的产生受到限制之前，体内功能性铁缺乏，称为缺铁。可发生于任何年龄，但以生育期青壮年妇女和儿童为多见。

一、发病机制与病因

（一）铁的代谢

人体铁主要存在于血红蛋白、肌红蛋白和各种酶类中，而所有其他剩余铁几乎均储藏于单核-吞噬细胞系统，尤其是骨髓、肝和脾中。

1. 铁的储存

铁是人体必需的微量元素，存在于所有细胞内，包括血红蛋白铁、储存铁（铁蛋白、含铁血黄素）、肌血红蛋白铁、各种酶及辅酶中铁、组织铁和转运铁。

2. 铁的来源

人体内的铁主要来自食物在十二指肠和空肠上段黏膜的吸收，以二价铁离子形式或与铁螯合物结合而被吸收入肠黏膜细胞内。

3. 铁的代谢

肠黏膜细胞内，二价铁离子被铜蓝蛋白及其他亚铁氧化酶氧化为三价铁，与转铁蛋白结合。与转铁蛋白（Tf）结合的铁随血液进入全身组织以用于细胞活动。多余的铁以铁蛋白和含铁血黄素形式储存于骨髓、肝和脾的单核-巨噬细胞中以备用。正常人每天自胃肠道、泌尿道及皮肤上皮细胞丢失的铁约为 1 mg。成人男性每天铁的需要量约为 1 mg；育龄妇女及发育期青少年的需要量为 1.5～2 mg/d；妊娠中晚期需 3 mg/d 以上；哺乳期需增加铁 0.5～1 mg/d；月经周期及量正常的妇女，约需铁 1.5 mg/d。每日摄入铁和消耗铁达到平衡。此平衡丧失可引起缺铁。储存铁先耗尽，继之红细胞内铁减少，最终出现 IDA。

（二）常见病因

1. 铁摄入不足

膳食不足，药物的应用（如镓、镁的摄入）或胃肠疾患（如胃酸缺乏性疾病、胃部手术后）引起吸收减少。

2. 失铁增加

（1）慢性失血，包括：①胃肠道出血，成年男子和绝经妇女胃肠道的慢性出血是引起缺铁的最常见原因，如肿瘤、溃疡性胃炎、溃疡性结肠炎等；②月经过多。

（2）妊娠、哺乳：一次正常妊娠约平均失铁 900 mg；于哺乳期，每月需耗铁 30 mg。

3. 慢性血管内溶血病

阵发性睡眠性血红蛋白尿、心瓣膜修补术和心内膜黏液瘤等引起的红细胞破坏过度，引起含铁血黄素、铁蛋白和血红蛋白尿的排泄，而致缺铁。

4. 献血

每次献血 400 mL 相当于失铁 200 mg。如在短期内多次献血，情况会加重。

二、临床表现

（1）起病缓慢而隐匿。
（2）原发病的临床表现。
（3）贫血的表现：如苍白、乏力、头昏、心悸。
（4）由于含铁酶活力降低，致组织与器官内呼吸障碍而引起的症状。①上皮组织损害：口角炎、舌乳突萎缩、舌炎、反甲、食欲减退、恶心和便秘。欧洲患者常有 Plummer-Vinson 综合征，即口角炎与舌异常、吞咽时梗塞感。②神经精神症状：10%～30% 的 IDA 患者表现为神经痛（以头痛为主）、感觉异常以及舌面烧灼感。严重者可有颅内压增高和视乳头水肿，这与组织细胞内的缺铁有关。8%～50% 的患者有精神、行为方面的异常，如注意力不集中、易激动、精神迟滞和异食癖（冷饮癖与食土癖）等。③脾大：缺铁性贫血儿童常有轻度脾大，而成人少见。这与红细胞寿命缩短（46～85 天）导致持续溶血过度有关。一旦缺铁纠正后，脾大即消失。

三、实验室检查

（一）血常规

典型者呈小细胞低色素性贫血（MCV < 80 fl，MCH < 27 pg，MCHC < 30%）。血涂片示红细胞中心淡染区扩大，重则为环形。网织红细胞正常或轻度增高。白细胞计数及分类正常。血小板计数正常，亦可增高。

（二）骨髓象

增生活跃，幼红细胞明显增生，体小，胞质少，核染色质致密。粒系和巨核系正常。成熟红细胞中心淡染区扩大。铁染色示细胞外铁缺如，铁粒幼细胞少（< 10%）或无。

（三）生化检查

（1）血清铁降低：小于 8.95 μmol/L。
（2）血清铁蛋白减低：小于 1.1 μg/L。
（3）总铁结合力（TIBC）增高：大于 64.44 μmol/L。
（4）转铁蛋白饱和度降低：小于 15%。
（5）红细胞游离原卟啉（FEP）增高：大于 0.9 μmol/L。

四、诊断

临床上将缺铁和缺铁性贫血分为缺铁、缺铁性红细胞生成及缺铁性贫血三个阶段。其诊断标准如下。

（一）缺铁

缺铁指仅体内储存铁消耗，（1）+（2）或（1）+（3）即可诊断。
（1）明确的缺铁病因和临床表现。
（2）血清铁蛋白小于 14 μg/L。
（3）骨髓铁染色示细胞外铁缺如，铁粒幼细胞 < 10% 或无。

（二）缺铁性红细胞生成

缺铁性红细胞生成指红细胞摄入铁较正常时少，但细胞内血红蛋白的减少不明显。符合缺铁+以下一条即可诊断。
（1）转铁蛋白饱和度降低，小于 15%。
（2）红细胞 FEP 大于 0.9 μmol/L。

（三）缺铁性贫血

缺铁性贫血指红细胞内血红蛋白减少明显，呈小细胞低色素性贫血，依据如下。

（1）符合缺铁和缺铁性红细胞生成的诊断。
（2）小细胞低色素性贫血。
（3）铁剂治疗有效。

五、鉴别诊断

需进一步与非缺铁性小细胞低色素性贫血鉴别，后者往往与铁的利用障碍有关，包括珠蛋白生成障碍性贫血、慢性病引起的贫血以及 MDS 中的难治性贫血（RA）或伴环形铁粒幼细胞增多的 RA（RARs）。

六、治疗

（1）病因治疗：去除导致缺铁的病因。
（2）铁剂的补充：口服亚铁制剂，忌与影响铁吸收的茶（鞣酸）、钙盐及镁盐同服。为减少口服铁剂的胃肠道反应，可在进食或餐后服用。补铁后网织红细胞于 3～5 天上升，8～10 天达高峰后下降，Hb 开始上升，2 周后上升明显，1～2 个月达正常。此反应有助于确诊 IDA。血红蛋白正常后，应继续服用铁剂 3～6 个月以补充储存铁，或待血清铁蛋白至少恢复至 50μg/L 时再停药。

口服铁剂有顾忌者可用右旋糖酐铁或山梨醇铁肌内注射，用药总量按以下公式计算：需补铁量（mg）=［150-患者 Hb 数（g/L）］×体重（kg）×0.33。有 5%～13% 的患者于注射铁后发生变态反应，2.6% 的患者可出现过敏性休克，故注射时应有急救设备。

七、预防和预后

预防工作主要从病因着手，如提倡母乳喂养、及时添加辅食，生育期妇女、胃大部切除术者、无贫血的钩虫感染者和献血员适当补铁根治慢性消化道出血疾病和月经量过多。

其预后取决于原发病是否能被治疗，如原发病及缺铁病因已被纠正，补铁治疗后可使贫血纠正。

第二节　铁粒幼细胞性贫血

铁粒幼细胞性贫血（sideroblastic anemia）是由不同病因引起的血红素合成障碍和铁利用不良导致的非结晶性三价铁磷酸盐和氢氧化铁在幼稚红细胞的线粒体中沉积的一组疾病。以骨髓中环形铁粒幼细胞增多、红系无效性增生、小细胞低色素性贫血、血清铁和组织铁增加为特点。

本组疾病包括以下几种。

1. 遗传性铁粒幼细胞性贫血

X 染色体伴性遗传，常染色体隐性遗传，常染色体显性遗传。

2. 获得性铁粒幼细胞性贫血

原发性，继发性。

3. 先天性铁粒幼细胞性贫血

散发性，线粒体病伴发。

一、病因与发病机制

（一）遗传性铁粒幼细胞性贫血

遗传性铁粒幼细胞性贫血是一种 δ-氨基 γ-酮戊酸（AIJA）合成酶缺陷，或粪卟啉氧化酶系统有缺陷，导致血红素合成障碍。常在同一家庭的几个男性同时罹患。女性罕见。本病属 X 染色体伴性遗传，男性患者可将异常基因传递给女儿，女性将基因传给儿子。

（二）继发性铁粒幼细胞性贫血

1. 疾病诱发的铁粒幼细胞性贫血

能诱发铁粒幼细胞性贫血的常见疾病包括红血病与红白血病、结缔组织疾病、巨幼细胞性贫血、恶性肿瘤、急性或慢性感染、尿毒症、肝病、血色病、获得性溶血性贫血、白血病和恶性淋巴瘤、海洋性贫血、骨髓增生性疾病及恶性淋巴瘤与白血病化学治疗后、难治性幼红细胞性贫血和白细胞减少引起的严重感染。

2. 药物或毒物诱发的铁粒幼细胞性贫血

常见药物：异烟肼、环丝氨酸、吡嗪酰胺、氯霉素、非那西汀、青霉胺和酒精等。

机制：药物能通过对线粒体代谢的影响而引起骨髓功能不全。通常，药源性线粒体损伤，铁粒幼细胞变和铁粒幼细胞性贫血是呈剂量相关性的，如能及时停药，骨髓抑制仍可逆转。

二、临床表现

（一）遗传性铁粒幼细胞性贫血

（1）本病患者多为男性，于10～20岁出现贫血。

（2）早期仅有衰弱与乏力，贫血轻。

（3）30～40岁即可并发铁过多，肝脾轻度至中度肿大、皮肤色素沉着、糖尿病、心律失常、心力衰竭、血栓性静脉炎和免疫功能低下等症状。

（4）患儿可出现发育不良。

（二）继发性铁粒幼细胞性贫血

（1）有明确的服药史或疾病史。

（2）贫血呈小细胞低色素性或正常细胞低色素性。

（3）红细胞大小不均与异形明显，嗜碱性点彩很常见。

（4）血清铁正常或升高。

三、实验室检查

（一）血象

贫血中度，多数为小细胞低色素性。红细胞形态呈双向性，即可见形态正常和不正常的两类细胞。白细胞数与血小板数正常。网织红细胞多数正常，偶有高达15%的报道。

（二）骨髓象

红系增生明显活跃，且以中、晚幼红细胞增生为主，铁染色显示细胞外铁增多，铁粒幼细胞可高达80%～95%，并可见到10%～40%的环形铁粒幼细胞。

（三）其他

血清铁正常或增高，血清铁蛋白明显升高。转铁蛋白饱和度正常或显著升高。红细胞内粪卟啉浓度增加，而游离原卟啉正常或降低。无效红细胞生成：红细胞寿命正常或轻度缩短，出现铁血黄素沉着和（或）血色病。

四、治疗

（一）大剂量应用维生素 B_6

维生素 B_6 即吡哆素。凡诊断为本病者均应试用，100～200 mg/d，约有不到半数病例可减轻症状。有效者必须给予维持治疗，停药后几个月内即可复发。复发后可再用维生素 B_6，若无效，可加用左旋色氨酸，有时可使维生素 B_6 再治疗有效。

（二）输血

严重贫血且用维生素 B_6 无效者，需定期输红细胞。

（三）放血或铁螯合剂

如体内储铁过多，病情允许者应采用放血疗法；若病情不能耐受，则可给予铁螯合剂治疗。

（四）脾切除

脾切除后易发生血栓并发症，故不宜行脾切除术。

五、预后

一般呈正幼细胞性成熟，无白细胞异常，也无终末期向急性白血病转化的倾向，预后较好。

第三节 先天性转铁蛋白缺乏血症

本病由 Heil mever 等于 1961 年首先报道，是一种极为罕见的常染色体隐性遗传疾病。患者血浆中缺少或缺乏转铁蛋白，导致出现小细胞低色素性贫血和肝、脾、胰腺等脏器中大量铁蓄积。

一、病因与发病机制

正常人最低转铁蛋白需要浓度为 10～20 mg/dL。由于患者血浆中缺少转铁蛋白将肠道吸收的铁转运至骨髓，使骨髓幼红细胞血红蛋白合成受到障碍，出现显著的小细胞低色素性贫血，而大量铁以铁蛋白和含铁血黄素的形式沉积在肝、脾、胰腺等脏器中。严重者表现为相应脏器的功能异常。

二、临床表现

（1）患者自幼即有慢性贫血症状。
（2）多数病例出现心脏收缩期杂音。
（3）可出现血色病征象：所不同的是本病患者骨髓中可染铁缺乏。
（4）个别病例易反复发生感染：主要因为体内铁过多，给细菌的繁殖提供了良好的环境。
（5）可有肝大：患者肝、脾、胰腺、甲状腺、肾上腺、心脏等脏器有明显的铁沉积，可伴有纤维化。
（6）患儿多有生长发育迟缓：患者的父母为杂合子，其血浆转铁蛋白浓度是正常的一半，但无贫血。患者为纯合子，其兄弟姐妹也可患病。

三、实验室检查

（一）血清铁下降
在 100～380 μg/L（正常 750～1 750 μg/L）。

（二）血浆转铁蛋白（Tf）浓度下降
在 0～390 mg/L（正常 2 000～3 000 mg/L）。

（三）总铁结合力下降
在 240～810 μg/L（正常 2 500～4 000 μg/L）。

（四）贫血的程度相差很大
血红蛋白 32～91 g/L。

（五）治疗后改变
输注正常血浆或 Tf 纯制剂后，10～14 d 即出现网织红细胞增多，随之血红蛋白亦升高。

四、诊断与鉴别诊断

本病根据自幼出现慢性小细胞低色素性贫血、总铁结合力极低以及家系调查不难诊断。
主要与下列继发转铁蛋白缺乏鉴别：①肾病综合征：由于大量蛋白尿而导致转铁蛋白大量丢失；②慢性尿路感染：可出现转铁蛋白水平下降。但可出现相应的临床表现，可资鉴别。

五、治疗

（1）输入纯化的转铁蛋白或正常人血浆可获良好疗效。输入纯化的转铁蛋白或正常人血浆后患者体内转铁蛋白的升高持续不超过 1 周，运入骨髓内的铁，可供幼红细胞 4 个月发育所需的铁量，因此，一般可每隔 2～4 个月输注一次。

（2）为减少反复输注血浆而继发肝炎的危险，以应用 Tf 纯制品较为安全。
（3）为避免铁堆积过多，应尽量少输注红细胞。

六、预后

早期接受转铁蛋白治疗的患者可长期存活，未经治疗者常死于铁沉积引起的并发症。

第四节　原发性肺含铁血黄素沉着症

原发性肺含铁血黄素沉着症又名 Ceelen-Gellerstedf 综合征，是一种较少见的铁代谢异常疾病，特点为广泛的肺毛细血管出血，肺泡内巨噬细胞吞噬大量含铁血黄素，引起含铁血黄素沉着，并伴有缺铁性贫血。临床主要表现为反复发作的咯血、气促和贫血，主要发生于儿童，散发，非家庭式发病。

一、病因与发病机制

（1）病因目前尚不清楚，可能是吸入或摄入某些物质所致的变态反应，也可能是自身免疫性疾病，或由于肺泡上皮弹力纤维结构异常影响了肺泡毛细血管的机械稳定性。
（2）一些病例并发或继发于自身免疫性疾病，包括系统性红斑狼疮、免疫性血小板减少性紫癜。韦格纳肉芽肿及类风湿关节炎。肾病，特别是肾小球肾炎时可并发本病，称为肺肾综合征（Good pasture 综合征）。
（3）还有学者认为本病由过量接触杀虫剂及过氧化物酶缺乏所致。
（4）由于反复肺出血和肺巨噬细胞吞噬的大量含铁血随痰排出导致缺铁性贫血。

二、临床表现

（1）本病多见于儿童，偶见于成人。儿童中两性发病无异，成人中男性稍多于女性。
（2）主要症状为咳嗽、咯血、乏力、苍白及肝大。咯血是最突出的症状，量多少不一。晚期可因肺动脉高压，而致心功能衰竭。
（3）缓解期和急性期交替反复出现。
（4）肺功能低下，出现呼吸困难，杵状指。
（5）肝、脾大。
（6）贫血，多为缺铁性。

三、实验室检查

（1）血象：血象与慢性缺铁性贫血相同，有 10%～15% 的病例出现中度的嗜酸性粒细胞增多。
（2）血液生化和骨髓检查：血液生化和骨髓检查与缺铁性贫血相同。
（3）痰涂片或肺泡灌洗液：经铁染色后可见大量巨噬细胞中充满含铁血黄素颗粒，有重要的诊断价值。
（4）肺功能：肺活量和最大呼吸量减少、氧弥散障碍及肺顺应性下降。
（5）心导管检查：肺动脉高压。
（6）肺部 X 线：疾病早期出现双肺小片状、易消散的渗出性病变阴影。晚期时，因肺及肺门周围纤维增生，肺部可见粟粒样点状阴影及肺门淋巴结肿大。
（7）肺组织活检：可见肺泡中出现有含铁血黄素颗粒的巨噬细胞及间质纤维组织增多。

四、诊断

凡缺铁性贫血伴咯血的病例均应考虑本病的可能，诊断主要依据：①临床表现；②缺铁性贫血的各种表现；③反复咯血，痰中有大量吞噬含铁血黄素颗粒的巨噬细胞，肺部 X 线检查可作为参考；④有条件应进行肺组织活检。

五、鉴别诊断

（1）继发性肺含铁血黄素沉着症多见于成人风心病二尖瓣狭窄，二尖瓣狭窄的体征可助鉴别。

（2）该病与肺肾出血综合征（又名 Goodpasture 综合征）不难鉴别，后者除肺出血、贫血外同时有肾损伤。

（3）与其他伴有贫血和咯血的疾病相鉴别，特别是支气管扩张症和肺结核，后两种病骨髓中可染铁非但不消失，还往往增多。

六、治疗

（1）尚无特异的治疗方法。

（2）肾上腺糖皮质激素治疗：泼尼松 1~2 mg/（kg·d），2 周后递减，持续用药半年以上。

（3）免疫抑制剂，如环磷酰胺 1~2 mg/（kg·d）、硫唑嘌呤 2.5 mg/（kg·d），6 周后减半，持续用药半年，注意血象变化。

（4）纠正缺铁性贫血。

（5）血浆置换：有报道与免疫抑制剂及皮质激素联合可加速症状改善。

（6）避免摄入牛奶、奶制品和谷蛋白，可使有些病例症状缓解。

七、预后

本病的病程变异很大，诊断后生存期可从 1 周到数年不等；也有长期缓解的报道，但能否永久性缓解或治愈尚不能肯定。一些证据表明患者虽可无明显症状，处于临床缓解期时，其肺内出血仍在继续。治疗可改善症状，但对生存期似无影响。近年来有人报道出现中性粒细胞胞质抗体者预后较差，认为对该抗体的检测有预后价值。本病可在妊娠晚期加重，终止妊娠后则减轻。其主要死因是心力衰竭、肺大出血及呼吸衰竭。

第五节 巨幼细胞性贫血

巨幼细胞性贫血是由于细胞 DNA 合成障碍引起骨髓和外周血细胞特异性的巨幼细胞性改变。这种改变可涉及红细胞、粒细胞及巨核细胞三系。在我国，因叶酸缺乏所致的巨幼细胞性贫血散见各地，在山西、陕西、河南、山东等地较多见，患病率可达 5.3%；而由维生素 B_{12} 缺乏所致者则很少见。本病预后良好，若是原发性内因属缺乏所致或合并严重感染、重度营养不良则预后较差。神经系统症状较严重者不易完全恢复。

主要临床类型有以下几种。

1. 营养性巨幼细胞性贫血

营养性巨幼细胞性贫血以叶酸缺乏为主，我国以西北地区较多见，主要见于山西、陕西、河南，常有营养缺乏的病史，新鲜蔬菜摄入少又极少荤食，加上不良饮食和烹调习惯，因此常伴有复合性营养不良的表现，如缺铁，缺乏维生素 B_1、B_2、C 及蛋白质。本病好发于妊娠期和婴儿期。1/3 的妊娠妇女有叶酸缺乏，妊娠期营养不良性巨幼细胞性贫血常发生于妊娠中末期和产后，感染、饮酒、妊娠期高血压疾病以及合并溶血、缺铁及分娩时出血过多均可诱发本病。婴儿期营养不良性巨幼细胞贫血好发于 6 个月到 2 岁的婴幼儿，尤其应用山羊乳及煮沸后的牛奶喂养者，母亲有营养不良、患儿并发感染及维生素 C 缺乏易发生本病，维生素 C 有保护叶酸免受破坏的作用。

2. 恶性贫血

恶性贫血系原因不明的胃黏膜萎缩导致的内因子分泌障碍、维生素 B_{12} 缺乏，好发于北欧斯堪的纳维亚人。多数病例发生在 40 岁以上，发病率随年龄而增高，但也有少数幼年型恶性贫血，后者可能和内因子先天性缺乏或异常及回肠黏膜受体缺陷有关。恶性贫血的发病可能和自身免疫有关，90% 左右的患者血清中有壁细胞抗体，60%的患者血清及胃液中可找到内因子抗体，有的可找到甲状腺抗体，恶性贫血可见于甲状腺功能亢进、慢性淋巴细胞性甲状腺炎、类风湿关节炎等，胃镜检查可见胃黏膜显著萎缩，有大量淋巴、浆细胞的炎性浸润。本病和遗传也有一定关系，患者家族中患病率比一般人群高20倍。脊髓后侧索联合变性和周围神经病变发生于70%～95%的病例，也可先于贫血出现。胃酸缺乏显著，注射组胺后仍无游离酸。

3. 药物性巨幼细胞性贫血

这组药物包括前述干扰叶酸或维生素B_{12}吸收和利用的药物以及抗代谢药等。

4. 维生素C缺乏性贫血

缺乏维生素C时，叶酸不能形成有活性的四氢叶酸而引起巨红细胞性贫血。

一、营养性巨幼细胞性贫血

(一) 病因与发病机制

1. 维生素B_{12}缺乏

(1) 摄入不足：严格素食者缺乏维生素B_{12}。

(2) 吸收不良：①老年胃肠功能低下；②内因子缺乏；③慢性胰腺病；④竞争性寄生物；⑤肠道疾病。

(3) 利用不良：先天性酶缺陷。

2. 叶酸缺乏

(1) 摄入不足：饮食质量差，缺乏新鲜蔬菜食物。

(2) 吸收不良：①肠道短路；②热带性口炎性腹泻、腹病；③先天性吸收不良。

(3) 利用障碍：先天性缺陷。

(4) 需要增加叶酸摄入量大的人群如下：①妊娠者、婴幼儿；②甲状腺功能亢进者；③慢性溶病者；④肿瘤性疾病、脱落性皮肤病者；⑤丢失增多者如血液透析。

(二) 临床表现

(1) 健康状况：长期营养缺乏史。

(2) 一般的贫血症状：严重者可有轻度黄疸，可同时有白细胞和血小板减少，出现感染及出血倾向。

(3) 胃肠道症状：舌面光滑，味觉消失，食欲不振，腹胀、腹泻及便秘偶见。

(4) 神经系统症状：主要是脊髓后、侧索和周围神经受损所致。表现为四肢发麻、软弱无力、共济失调、站立和步态不稳，深部知觉减退至消失，可有健忘、易激动甚至精神失常。其中共济失调、站立和步态不稳、深部知觉异常主要见于维生素B_{12}缺乏者。有时可发生于贫血之前。

(三) 实验室检查

(1) 血象：大细胞正色素性贫血，血象往往呈现全血细胞减少，中性粒细胞分叶过多，网织红细胞计数正常或轻度增高。

(2) 骨髓象：骨髓呈增生活跃，红系细胞增生明显增多，各系细胞均有巨幼变，以红系细胞最为显著。

(3) 生化检查：血清叶酸和（或）维生素B_{12}低于正常范围。

(4) 其他：血清间接胆红素轻度增多，血清铁及转铁蛋白饱和度增高。

(四) 诊断

根据病史、临床表现、血象和骨髓象可诊断。

(1) 贫血症状：表现为乏力、头晕、心悸、耳鸣等，面色苍白逐渐加重。

(2) 消化道症状：表现为舌痛、舌面光滑、舌乳头萎缩、口角炎、口腔黏膜小溃疡、食欲不振、食后腹胀。

(3) 神经系统症状：如四肢发麻、软弱无力、共济失调、站立和行走不稳、深部知觉减退至消失等。

(4) 大细胞性贫血：多数红细胞呈大细胞正色素性贫血。

(5) 白细胞和血小板常减少：中性粒细胞核分叶过多，5叶者>5%或6叶者>1%。

(6) 骨髓中有核细胞明显增多，红系统呈典型巨幼红细胞生成，巨幼红细胞>10%。粒细胞系及巨核细胞系亦有巨型变。特别是晚幼粒细胞改变明显，巨核细胞有核分叶过多、血小板生成障碍。

（7）血清叶酸和（或）维生素 B_{12} 低于正常范围。

（五）治疗

1. 治疗

（1）治疗基础疾病，去除病因。

（2）纠正偏食和不良的烹调习惯。

（3）补充叶酸或维生素 B_{12}。

①补充叶酸：口服叶酸 5～10 mg，每天 3 次。胃肠道不能吸收者可肌内注射四氢叶酸钙 5～10 mg，每天 1 次，直至血红蛋白恢复正常。一般不需维持治疗。

②补充维生素 B_{12}：a. 肌内注射维生素 B_{12} 100μg 每天 1 次（或 200μg 隔天 1 次）直至血红蛋白恢复正常；b. 需终身治疗者，每月注射 100μg/次；c. 对于伴有神经症状者，有时需加大剂量每周 500～1 000μg/次，长时间（半年以上）治疗。

③补充钾盐。

2. 疗效评价

（1）治愈：①临床表现为贫血及消化道症状、神经系统症状消失；②血象，血红蛋白恢复正常，白细胞 >$4×10^9$/L，粒细胞分叶过多及核肿胀等现象消失，血小板在 $100×10^9$/L 左右；③骨髓象，粒细胞核肿胀、巨型变及红系巨型变消失，巨核细胞形态正常。

（2）好转：①临床症状明显改善；②血红蛋白增高 30 g/L 以上；③骨髓中粒系、红系的巨幼变基本消失。

（3）无效：经充分治疗后，临床症状、血象及骨髓象无改变。

（六）预防

注重婴幼儿的喂养，妊娠、产褥期的饮食调整。注意改进营养，防止偏食，懂得正确的烹煮方法。胃大部切除、慢性萎缩性胃炎，老年人患急慢性胃肠炎后易出现维生素 B_{12}、叶酸缺乏而引起本病，应注意合理的饮食，补充适当量维生素 B_{12}。对已治愈的患者应定期随访，以防停药后复发。

二、药物所致巨幼细胞性贫血

药物所致巨幼细胞性贫血是指药物抑制或阻断 DNA 合成，有时同时影响 RNA 或蛋白质合成，从而导致骨髓和外周血细胞特异的巨幼细胞性改变。最常见的药物是苯妥英钠、羟基脲、复方磺胺甲噁唑、苯巴比妥、扑痫酮、地西泮、乙胺嘧啶、甲氨蝶呤、阿糖胞苷、氟尿嘧啶和酒精等。

（一）病因

根据作用机制的不同，可将此组药物分成以下几类。

（1）抑制 DNA 的聚合：如阿糖胞苷、环磷酰胺。

（2）核糖核苷酸还原抑制剂：如羟基脲。

（3）抑制脱氧胸腺嘧啶核苷酸的生物合成：如氟尿嘧啶、甲氨蝶呤、抗惊厥药、口服避孕药、酒精。

（4）干扰嘧啶的生物合成：如 5-氟-2-脱氧尿嘧啶核苷。

（5）干扰嘌呤的生物合成：如巯基嘌呤和 6-硫鸟嘌呤。

（6）机制不明：如四环素、砷剂等。

（二）临床表现

（1）有明确用药史。

（2）出现巨幼细胞性贫血临床表现和实验室检查，贫血轻重不一。

（3）停药后巨幼细胞性贫血改善。

（三）治疗

（1）停用致病药物。

（2）叶酸和维生素 B_{12} 治疗。

（3）合理调整饮食。

第五章 白细胞疾病

第一节 白细胞减少和粒细胞缺乏症

外周血液白细胞计数 < 4.0×10^9/L 为白细胞减少症。白细胞减少症通常是由于中性粒细胞减少所致。中性粒细胞绝对计数 < 1.5×10^9/L 为中性粒细胞减少症,计数 < 0.5×10^9/L 为粒细胞缺乏症,常伴有严重感染。上述三类情况的病因和发病机制相同,只是病情的严重程度不同。

多数粒细胞减少症并非一种独立的疾病,而仅是一种血液学异常,为药物所引起的免疫变态反应,可见于数十种以上的疾病。因为其极易并发感染,甚至因严重感染而致命,早期报道死亡率较高,达20%～40%,近年的死亡率已降至0～10%。

一、病因和发病机制

在生理状态时,中性粒细胞由骨髓前体细胞经系列分裂和同步发育成熟,完全发育成熟的中性粒细胞贮存在中性粒细胞储池,在抗御微生物入侵需要时由储池释放在循环中运行。随即进入血管外间隙吞噬和杀死微生物。

引起中性粒细胞减少和缺乏的病因很多,根据各种病原和针对的部位而区分为骨髓区、末梢血区、血管外区。

(一)作用于骨髓区

1. 骨髓损伤

临床所见白细胞减少,大多为骨髓造血损伤,中性粒细胞不能正常生成和释放而致。最常见的药物损害见表5-1。抗肿瘤药和免疫抑制药对增殖性细胞损伤导致骨髓直接抑制。辐射能导致骨髓急性自限性损伤和慢性衰竭。慢性放射性损伤可较后时间发生骨髓增生不良和非淋巴细胞白血病,二者皆可以中性粒细胞减少出现。苯中毒亦可致急、慢性中性粒细胞减少,发生骨髓造血衰竭和急性非淋巴细胞白血病风险很高。

表5-1 可导致中性粒细胞减少或缺乏的药物

种类	药物
抗生素	氯霉素、青霉素类、磺胺药、利福平、万古霉素、异烟肼
抗惊厥药	苯妥英钠、美芬妥英、三甲双酮、卡马西平
降糖药	甲苯磺丁脲、氯磺丙脲
抗甲亢药	甲巯咪唑、硫氧嘧啶
降压药	甲基多巴、卡托普利
抗心律失常药	妥卡因、普卡酰胺、普萘洛尔、奎尼丁
抗疟药	氨苯砜、奎宁、乙胺嘧啶
抗组胺药	西咪替丁、溴苯那敏、曲吡那敏

种类	药物
抗炎药	氨基比林、保泰松、金剂、布洛芬、吲哚美辛
免疫抑制剂	抗代谢药、细胞毒性药、烷化剂、抗代谢药、蒽环素类、长春碱、顺铂、羟基脲、放线菌素D
其他药物	重组干扰素、别嘌呤醇、左旋咪唑、青霉胺、齐多夫定、链激酶

免疫机制诱导的骨髓衰竭，是由于自体抗体作用或T淋巴细胞抑制骨髓前体细胞的生长，如获得性再生障碍性贫血，部分风湿和自身免疫性疾病患者同时伴有免疫性中性粒细胞减少。感染如伤寒、副伤寒，结核分枝杆菌，某些病毒、真菌感染时，会发生中性粒细胞减少。异常细胞侵入骨髓可致中性粒细胞减少，如肺癌、乳腺癌、前列腺癌、胃癌的恶性细胞侵入骨髓而使骨髓造血功能衰竭。

2. 成熟障碍、功能性骨髓衰竭时

骨髓中虽然充满粒细胞的前体细胞，但其成熟停顿。如叶酸缺乏、维生素B_{12}缺乏，严重的缺铁性贫血。恶性和其他克隆性疾病，如骨髓增生异常综合征，阵发性睡眠性血红蛋白尿。

（二）作用于外周血

遗传性良性假性中性粒细胞减少症；粒细胞过多地附着于毛细血管壁，致循环血液粒细胞减少，即"假性粒细胞减少症"。

（三）作用于血管外

血管外区在中性粒细胞需求增高的情况下，如急性严重感染，感染区急需中性粒细胞，大量中性粒细胞由骨髓释出，奔赴感染组织，如此期骨髓粒细胞增生未及时提供补偿，会导致短期中性粒细胞不足。不过此种情况会很快得到补偿，因为骨髓回应感染能力极为有效，中性粒细胞数能充分提升到正常水平以上。

但在自身免疫性中性粒细胞减少和脾功能亢进时，中性粒细胞的消耗超过骨髓增生能力，中性粒细胞减少持续存在。

综合上述，中性粒细胞减少发病机制：①粒细胞生成减少或无效生成；②粒细胞破坏过多；③粒细胞分布异常。

二、分类

1. 白细胞减少症

外周血白细胞数 $< 4.0 \times 10^9/L$，儿童则参考不同年龄的正常值确定。

2. 粒细胞减少症

外周血 ANC $< 1.5 \times 10^9/L$。

3. 粒细胞缺乏症

外周血 ANC $< 0.5 \times 10^9/L$。

总之，确定上述诊断后，还需按各种原发病的诊断标准，检出原发病。并发感染者，则按各种感染的诊断标准明确。

三、临床表现

中性粒细胞减少主要临床症状是感染、发热。中性粒细胞 $< 0.5 \times 10^9/L$，（粒细胞缺乏）起病急、突发畏寒、高热、头痛、困倦、全身关节酸痛。粒细胞缺乏性咽喉炎、咽痛、充血、肿胀、颌下和颈淋巴结肿大。常见扁桃体、软腭、唇、舌、皮肤、鼻腔、肛门、直肠及阴道等处坏死性溃疡。感染局部充血、疼痛和压痛。

患者发病前2～3d常感疲劳、极度乏力，易被忽视。慢性中性粒细胞减少，患者常无症状，有的患者会有头晕、疲乏、失眠、多梦。有的患者不常感染，有的常有反复感冒、上呼吸道感染、泌尿道感染。

四、实验室和辅助检查

（一）血常规

在各种原因的白细胞减少症中，红细胞、血红蛋白和血小板基本正常，白细胞计数一般在（2.0～4.0）×10^9/L，伴不同程度的中性粒细胞减少，中性粒细胞胞质中可以见到中毒性颗粒。单核细胞在恢复期时可以轻度增高。在粒细胞缺乏症时红细胞、血红蛋白正常或偏低。由抗肿瘤药引起者可以伴有中度贫血和血小板减少。常有淋巴细胞减少并存，可能与药物抑制骨髓有关。粒细胞缺乏时白细胞计数低于 2.0×10^9/L，中性粒细胞锐减，多数低于 30%，甚至缺如。血涂片可见粒细胞空泡形成、颗粒粗大以及胞质浓缩等中毒性改变。除免疫性全血细胞缺乏以外，淋巴细胞、浆细胞和单核细胞可有不同程度的增高。

（二）骨髓象

骨髓有核细胞增生低下或增生活跃。早期呈粒系减少，可见一定数量的中、晚幼粒细胞和少数原始或早幼粒细胞，中性及杆状粒细胞明显减少。原因与骨髓储备池内大量释放而增殖池则相对扩张有关。晚期粒系严重受抑制，仅见少数淋巴细胞、浆细胞和组织细胞。

（三）原发病相应的实验室检查

最常见的病毒感染应检测有关病毒的抗原和（或）抗体。细菌、真菌感染者应取感染灶分泌物培养及血培养，真菌感染的感染灶分泌物涂片检查也有重要价值。感染灶的影像学检查可定位诊断及帮助定型。恶性肿瘤患者经影像学检查可明确部位，病理或细胞学检查可确诊。血液系统疾病患者的血常规及骨髓象检查，则有助于诊断。自身免疫性疾病患者进行自身抗体检测是确诊的关键。由粒细胞减少所并发的感染，也需选用上述实验室检查方法确定。

（四）骨髓活检

对骨髓纤维化、骨髓转移癌、淋巴瘤等有价值，骨髓检查有助于排除 MDS。

（五）骨髓培养

体外 CFU-GM、集落培养，可了解骨髓增生活性、骨髓中粒细胞贮备，有助于鉴别药物直接毒性作用或是免疫因素抑制粒细胞生成。

（六）心电图、腹部 B 超

包括肝、胆道、脾、双肾、输尿管 B 超，便于鉴别诊断和对全身重要器官了解。

五、诊断

对于一个中性粒细胞减少或缺乏的患者首先要解决的问题是：疾病的严重程度（即该患者是否有感染发热、败血症）。若伴有败血症者，则应立即给予静脉经验性抗生素治疗并进行细菌学检查，然后是进行病因学的诊断。

六、鉴别诊断

应与以下疾病进行鉴别诊断。

1. 继发性粒细胞缺乏症的病因鉴别

前述 8 大类原因，根据病史及临床表现一般不难鉴别。但药物诱发者要确定为何种药物较难，因为患者可能同时或先后使用多种药物。

2. 各种先天性粒细胞减少症的鉴别

根据粒细胞减少的程度，可确定为良性或严重性粒细胞减少。周期性规律发作者，最易明确诊断。各种综合征伴发的粒细胞减少，则根据各自临床特点及实验室检查结果区分。此外，发病年龄对诊断也有意义。

3. 粒细胞减少并发感染与感染诱发的粒细胞减少的鉴别

非感染原因引发的粒细胞减少症，其粒细胞减少发生在前，而感染在后。感染诱发的粒细胞减少则反之，且前者如并发感染大多还有明确原发病。

4. 粒细胞缺乏症恢复期和急性白血病鉴别

粒细胞缺乏症恢复期患者，主要是骨髓象（也可累及血常规）出现粒系早期细胞，包括原始及早幼粒细胞超过30%，酷似急性髓细胞白血病。鉴别点：①前者有粒细胞缺乏症的病史及原发病及用药史；②无淋巴结、肝、脾大等白血病浸润的体征；③通常无贫血和血小板减少；④短期动态观察，骨髓及外周血早期粒系细胞逐渐减少及消失。

5. 再生障碍性贫血

根据病史、体征，还有贫血和血小板减少，特别是一般无肝脾大、淋巴结肿大及骨髓活检，可与之鉴别。

6. 慢性特发性中性粒细胞减少与MDS的鉴别

后者脾脏肿大，其他系造血细胞异常，如贫血、淋巴细胞减少、血小板减少、非典型造血细胞、染色体异常，提示MDS可能，尤其年龄大的患者。

七、治疗

（一）治疗原则

1. 病因治疗

停用导致粒细胞减少或缺乏的可疑药物，停止接触可疑毒物，即针对导致中性粒细胞减少的各种原发病的治疗。

2. 特异性治疗

中性粒细胞减少的主要表现是感染，对这些患者应迅速完成血液与体液的取样培养，不待培养结果回报立即开始经验性抗生素治疗。

3. 合理支持治疗

4. 防治药物不良反应

注意药物选择尽量个体化。

5. 做好消毒隔离防护措施

6. 做好基础护理

每天定期皮肤、口腔、会阴、肛周清洁消毒，病室消毒。

（二）治疗方法

1. 提升中性粒细胞数

促白细胞生成药物，重组人粒细胞集落刺激因子（G-CSF）。粒细胞-巨噬细胞集落刺激因子（GM-CSF）5μg/kg皮下注射qd～bid。直到中性粒细胞升高>$1.0×10^9$/L，这对中性粒细胞缺乏症患者极为重要。临床证明集落刺激因子提升白细胞和中性粒细胞疗效好、快。促白细胞生成药物临床应用很多，维生素B_4、维生素B_6、利血生、肌苷、雄激素、碳酸锂、峰岭胶囊等。初始患者要选用1～2种，每4～6周更换一组，直到有效。提升白细胞的中药有女贞子、鸡血藤、党参、白术、黄芪、阿胶等。

2. 免疫调节剂治疗

糖皮质激素、大剂量丙种球蛋白（400 mg/kg·d）输注，对抗中性粒细胞抗体阳性或由T淋巴细胞介导的骨髓衰竭患者有效。

3. 抗生素应用

由感染引起者或因血细胞减少，粒细胞缺乏并发感染的患者及早使用有效的抗生素很重要。合理联合应用两种或两种以上抗生素提高疗效。

氨基糖苷类与第三代头孢菌素合用或氨基糖苷类与碳青霉烯类联合应用。有金黄色葡萄球菌感染，如皮肤、肛周感染，加用万古霉素，抗生素的剂量要足，用药时间够，血药浓度达到最大杀菌值，这对粒细胞缺乏的患者尤为重要。

经验性抗生素治疗 3～4 d，如病原菌已明确，应根据药敏调整抗生素，如病原菌尚未明确，而患者仍发热，应重复细菌、真菌培养，同时更换抗生素或加用抗真菌药。同时应认真检查患者有无组织器官脓肿形成，有无病毒感染或寄生虫感染。经上述治疗后仍应继续给予口服抗生素 7～14 d。

4. 异基因造血干细胞移植

适用于重型再生障碍性贫血、骨髓增生异常综合征，阵发性睡眠性血红蛋白尿、淋巴瘤等。先天性中性粒细胞减少症，要注意异基因造血干细胞移植相关并发症及死亡率，应权衡利弊，绝对掌握好治疗的适应证。

八、预防

避免接触射线或苯等对骨髓有毒性作用的因素，职业暴露者应注意防护和定期查体。此类疾病中以药物相关性最为常见，应避免滥用药物，使用高危药物者需定期检查血常规，发现粒细胞降低应停用药物。

九、预后

（1）粒细胞缺乏，应采用有效地提升血细胞治疗和消毒隔离预防感染，有效地控制感染，否则病死率相当高。

（2）粒细胞减少，病情不如粒细胞缺乏那么凶险，但要找出导致粒细胞减少的病因，病因治疗很重要。同时给予有效提升白细胞药物治疗。

第二节 急性髓细胞白血病

急性白血病（AL）是一类造血干、祖细胞来源的恶性克隆性血液系统疾病，一般可根据白血病细胞系列归属分为急性髓系白血病（AML）和急性淋巴细胞白血病（ALL）两大类。AL 是在多种致病因素打击下，造血干、祖细胞遗传学变异累积的结果。干、祖细胞最终恶性变为具有自我更新能力和增生、生存优势的白血病干细胞。当细胞分化阻滞于不同髓系发育的早期阶段时即形成 AML，原始细胞表现髓系发育的形态和免疫表型特点。原始细胞无控性增生、积聚，逐渐取代和抑制了正常造血，引起贫血、出血、感染和多种组织器官浸润等表现。

急性髓系白血病（AML）是一种造血系统恶性肿瘤，髓系细胞异常克隆性增殖，并且在骨髓、肝、脾、淋巴结等各个脏器广泛侵犯，外周血中白细胞数量和性质变化。红细胞与血小板减少，导致感染、贫血、出血及脏器浸润等临床症状体征。急性白血病的年发病率为 2～4 人/10 万，约占人类恶性肿瘤的 5%，其中 70% 为急性髓性白血病，成人白血病患者中 AML 占 80%～90%。

一、病因

（一）电离辐射

电离辐射诱发白血病已获证实。1984 年全国 26 个省、市、自治区调查 30 年内从事临床 X 线工作者 2 万余人，白血病的标化发生率是对照组的 3.5 倍，AML 占 34.4%。接受 X 线治疗的强直性脊柱炎患者，其白血病发生率为同年龄组的 9.5 倍。日本遭原子弹爆炸辐射影响的人群，白血病发生率为正常人群的 4～40 倍，且和受辐射的剂量呈线性关系。上述受辐射人群发生白血病共 766 例，其中 48% 为 AML。多种实体瘤放疗后发生白血病的危险增加 2 倍。

（二）化学物质

长期密切接触有机溶剂者，发生 AML 的危险升高，中国一组流行病学调查显示，生产苯工厂的职工发生白血病的危险是普通人群的 5～6 倍，自接触至发病，即潜伏期，平均为 11.4 年。连续吸入高浓度苯的实验小鼠，80 日后 11% 的雌鼠及 19% 的雄鼠发生 AML。

吸烟者患白血病的危险是普通人群的 2～3 倍。烟草中含苯、乌拉坦、亚硝胺，还有放射性物质。吸烟每天超过 40 支者发生 AML 后发现有 5 号或 7 号染色体异常。

较长期应用烷化剂或鬼白毒素类的肿瘤和非肿瘤患者发生白血病的危险较正常人群高出 250 倍以上。国内银屑病患者应用乙双吗啉、乙亚胺等细胞毒药物 1～7 年（平均 30 个月）后，发生白血病的病例已超过 200 例，且大多为 AML。

（三）遗传

遗传已被证明是白血病发病的重要危险因素之一，单卵双胎之一发生白血病后，其同胞在一年内发生白血病的机会是正常人群的 5 倍。白血病高危家族中有较高的白血病发生率，是正常家族的 16 倍。伴特殊染色体异常的遗传病，如 Down 综合征、Fanconi 贫血、Bloom 综合征、神经纤维瘤病等的白血病发生率远高于正常人群。

某些获得性疾病可转化为 AML，最常见的是骨髓异常增生综合征（MDS）转化为 AML，以往曾将转化前的 MDS 称之白血病前期。由 MDS 转化的白血病绝大多数为 AML。其他如真性红细胞增多症、原发性骨髓纤维化等骨髓增生性疾病在病程后期均有转化为 AML 的可能，少数不典型的再生障碍性贫血、阵发性睡眠性血红蛋白尿症也可转化为 AML。

二、发病机制

上述各种可能病因究竟如何促发或转化为 AML，此机制尚不清楚。

下面从染色体及基因水平予以讨论。

1. 染色体异常

AML 的染色体异常，像急性淋巴细胞白血病一样，可分为两大类：①染色体结构异常，如染色体结构中某一部分缺失（del）、重复（dup）、倒位（inv），或两个染色体中的某一结构（基因）断裂，相互易位（t），形成融合基因；②染色体数量的改变，如某一染色体的长臂或短臂缺失（-p，-q），或增加（p，q）。

2. 染色体及基因异常与 AML 分子发病机制的联系

大多数 AML 是由于获得性造血干细胞或祖细胞的基因突变所致，只有极少数是遗传或家族性的。造血干、祖细胞基因突变，多数原因不明。已知的原因有放射线接触，某些化学物质的作用，尤其是化疗药物如烷化剂、拓扑异构酶Ⅱ抑制剂（如足叶乙甙）等。由于治疗所引起的 AML 称为 t-AML，近年来报道增多。少数 AML 的发病机制是由于基因突变加快、DNA 修复缺陷、DNA 复制错误所致。

基因的突变可表现为染色体的异常，本质是基因组的某一核苷酸序列发生断裂或突变。

（1）融合基因：染色体异常及其累及的基因中，与 AML 发病机制研究得较多和了解得比较清楚的基因及其融合基因有以下三种。

①第 11 号染色体的 q23：累及的基因名为 MLL（髓-淋白血病基因）。MLL 正常表达于脾、肝、肺、心、脑、T 及 B 淋巴细胞。由于它与果蝇的 Trithorax 蛋白有同源性，故又称为 HTRX 或 HRX 基因。通过基因相互易位而与 MLL 融合的基因不下 30 个。正常时 MLL 是一种转录因子。在 AML 中，MLL 与其配对的基因融合，有的已经克隆。融合基因使 MLL 的正常基因转录调节发生障碍，可能是引起 AML 及其表型（常见 M4、M5 型）特点的机制。

②第 21 号染色体 q22：涉及的基因名为 AML1。AML1 正常表达在造血细胞。它是核心结合蛋白（CBL）的亚单位，通过一个名为 rhd（runt 同源区域）与 CBFa 形成一种复合物，后者有利于 CBF 结合在 DNA 上。AML1-CBF 复合物是一种转录因子，与共激活因子 ATEF/CREB 及 P300/CBP 以及 DNA 结合蛋白 LEF-1 及其接头的蛋白 ALY 一起，形成复合转录因子，调节 IL-3、髓过氧化物酶、T 细胞受体、GM-CSF 受体（CSF-1R）。这些受体通过 AML1 结合在 DNA 上，正常时起转录激活作用。若与 Groucho 或 Ear-2 蛋白结合，则起转录抑制作用。在正常情况下，ETO 表达于大脑中的某些细胞、CD34 造血祖细胞。在 t（8；21）（q22；q22）中，AML1 与 ETO 结合形成融合基因。ETO 募集核的共抑制物 Sin3A、N-CoR 以及与它们结合的组蛋白去乙酰化酶（HDAC），抑制 AML1 的转录激活作用。这一 AML1-ETO 与核抑

制物的复合物，不仅能抑制 AML1 的正常功能，而且也抑制 ETO 的功能，因而扰乱 AML1 的转录调节作用，这可能是 M2b 型 AML 的发病机制。

③维 A 酸受体 α（RARa）及早幼粒细胞白血病（PML）基因。

（2）非融合基因：

①nm-23 基因：nm-23 基因存在 nm-23-H1 和 nm-23-H2 两种亚型，位于人类染色体 17q21.3 相距 4 kb，均含有 5 个外显子。两种亚型位于外显子 - 内含子连接区的大部分切割位点是一致的。nm-23 基因编码一个 17 kD 蛋白。两种基因亚型编码的蛋白质分别与核苷二磷酸激酶（NDPK）的 A、B 亚单位相对应，NDPK 影响细胞的发育、增殖、分化及运行调节。而 nm-23-H1 和 nm-23-H2 的一个等位基因失活可能导致 NDPK A、B 亚单位比例的失衡，引起细胞活动的改变，促进肿瘤的浸润及转移过程。nm-23 基因在一些肿瘤中表达下降与高转移潜力有关，在血液病中则作为一种分化抑制因子基因参与疾病的发生、发展过程。但人们尚未确切阐明 nm-23 基因如何参与白血病的发生，促进白血病细胞的增殖和对细胞分化的调控作用。

②p53 基因：p53 基因定位于人染色体 17p13.1，编码 53 kD 的蛋白。人 p53 蛋白由 393 个氨基酸组成，含有 4 个功能区。野生型 p53 蛋白是核内的一种磷酸化蛋白，作为转录因子可与特异的 DNA 序列相结合，一定的外界刺激如 DNA 损伤、应激等可引起胞内 p53 蛋白水平升高，激活一系列下游靶基因的转录，抑制细胞周期的进行或诱导凋亡。同前已知的靶基因至少有 7 个。p53 基因抑癌功能丧失是恶性肿瘤最常见的现象之一。在血液恶性肿瘤中，p53 基因失活与 CML 急变的关系受到重视。最近有研究者发现 CML 中 p53 基因的结构和表达异常，等位基因缺失重组，或点突变，约见于 25% 的 CML 急变患者。

③BCL-2：BCL-2 是控制细胞凋亡基因家族中的一员。定位于人类染色体 18q21.3，由 3 个外显子组成，编码 229 个氨基酸组成的膜蛋白，具有抗凋亡作用，BCL-2 可与 BAX 形成异二聚体，BCL-2/BAX 比率是影响细胞凋亡的关键，若 BCL-2 表达高，则抑制细胞凋亡；反之，若 BAX 表达高，则促进细胞凋亡。体外实验显示，BCL-2 表达增高能使白血病细胞抵抗糖皮质激素、VP-16、柔红霉素、米托蒽醌等药物所诱导的凋亡。同时研究者发现，BCL-2 高表达明显延长白血病细胞生存时间，抑制或阻断多种因素包括 p53、c-myc、化疗药物、撤除生长因子等所触发的细胞凋亡。另外，BCL-2 家族与白血病耐药有关，高表达 BCL-2 的白血病细胞对化疗药物不敏感、预后差。

④p16：p16 基因是重要的抑癌基因，位于染色体 7p21，编码 16kD 蛋白，又名多肿瘤抑制基因。p16 蛋白抑制细胞周期蛋白依赖性激酶（CDK）4 和 6，是细胞 G1/S 期转换的关键调控基因。Hebert 等报道 p16 基因缺失、突变在急性 T 淋巴细胞白血病（T-ALL）检出率最高，达 22/24，而在前 B 细胞白血病 p16 基因缺失检出率为 11/53。但在 AML 中批 p16 基因缺失、结构改变等异常少见，提示在造血系统恶性肿瘤的发生和演变中，p16 具有不同的作用。

⑤WT-1：WT-1 基因与肾母细胞瘤（Wilm's tumor，WT）相关。有实验证实，WT-1 是人早期生长反应基因（EGR1）的功能拮抗蛋白，WT-1 表达限于肾脏和泌尿生殖系统前体细胞，可能通过阻滞 ERG1 的促增殖作用，间接促进细胞分化而起抑癌作用。WT-1 基因与血液系统恶性肿瘤的关系不甚清楚，但发现白血病细胞常表达 WT-1。

⑥其他基因：FMS 编码 CSFI 受体，其突变及等位基因缺失，可能在某些白血病的发病中具有重要作用，如 FMS 突变在 M5 型 AML 中发生率高。ras 基因突变在 AML 中的发生率可达 30%。抑癌基因 RB 基因失活在各型白血病的发生率为 10% ~ 30%。但上述各种单基因异常与 AML 的发病分子机制之间的关系尚待进一步阐明。

三、临床表现

AML 临床表现主要是骨髓正常造血受抑，白血病细胞髓外浸润。起病前可先有感冒样症状或局部皮肤破损后难愈、感染扩散或骨、关节肿痛，有时也可先表现为 Sweet 综合征（正常中性粒细胞浸润引起的皮肤红斑、结节）。Sweet 综合征可先 AML 数月出现，与白细胞多少无关，皮质激素治疗有效。继而出现头晕、乏力、苍白、心悸等贫血表现。血小板减少或合并凝血障碍（DIC 或原发性纤维蛋白溶解症）时可有皮肤、黏膜自发出血或创伤后出血不止。感染以口咽、呼吸系统、胃肠道或肛周等最多见，少数表现为阑尾炎、急性坏死性结肠炎或肠梗阻，尤其是强化治疗期间。

也有相当多的患者找不到明确感染病灶。一般以细菌感染最为多见。白细胞低、中性粒细胞功能异常、长期使用广谱抗生素等也可导致真菌和其他机会性感染。真菌感染以念珠菌和曲霉菌最多见。念珠菌感染常发生于舌、软腭、硬腭等处，有时也发生肺、食管念珠菌病，甚至念珠菌血症。曲霉菌感染多在肺部和鼻窦，也可发生疱疹病毒或巨细胞病毒（CMV）感染。

AML 可有轻、中度脾或肝大。脾大一般不超过肋下 5 cm。巨脾提示可能继发于 MPD。与 ALL 不同，AML 一般无淋巴结和胸腺浸润表现。牙龈增生、皮肤浸润性结节或斑块多见于 AML-M4、M5。

粒细胞瘤常为孤立性的皮下包块，以颅骨、眼眶、硬脊膜等处多见。原始细胞含较多髓过氧化物酶颗粒，瘤体切片在遇空气时易氧化成绿色，故称绿色瘤。粒细胞瘤在 t（8；21）、inv（16）和白细胞显著增多的 AML 较多见。AML 初诊时中枢神经系统白血病（CNSL）少见，脑脊液检查仅发现 5%～7% 初诊患者存在 CNSL，多为外周血原始细胞数过高、血清 LDH 增高以及 M4、M5 的患者。软脑膜或脑实质可见原始细胞浸润性瘤灶。

颅神经根麻痹较罕见，一般见于 WBC > 50×10^9/L 者，与白血病浸润神经根鞘有关，以第 5（三叉神经）、7（面神经）颅神经损害较多见。颅神经根浸润可见于无 CNSL 的患者，脑脊液可找不到白血病细胞，MRI 或 CT 检查可见神经鞘增厚。白血病细胞浸润眼部视盘、视神经浸润可致突然失明，也可浸润脉络丛、视网膜等其他组织。检眼镜检查时如发现视神经盘水肿和视神经盘苍白即应考虑白血病眼部浸润。而眼部浸润高度提示脑膜白血病；患者的复发率高，生存期较短。外周血原始细胞超过 50×10^9/L 时易发生颅内和肺内白血病细胞淤滞。颅内白血病细胞淤滞与白血病细胞黏附、浸润和颅内局部解剖结构有关，表现为弥漫性头痛、疲乏，可迅速出现精神错乱、昏迷。

肺内白血病细胞淤滞在单核细胞白血病和 M3V 较为多见。此时肺内微血管栓塞、麻痹，体液渗漏，患者可突然出现气短、进行性呼吸窘迫或有发热，双肺广泛水泡音；胸片见弥漫性肺间质渗漏。有高碳酸血症、低氧血症和进行性酸中毒时，即使迅速降低白细胞数、机械辅助通气，预后也差。

心功能改变通常是肺功能障碍和代谢、电解质紊乱的结果。化疗毒性是心功能改变的主要原因。蒽环类药物可致急、慢性心脏毒性，且与其他药物有协同作用。应于开始化疗前评估心脏功能及左、右室射血分数。

四、实验室检查

（一）外周血

外周血白细胞可以正常、升高或减少，各占 1/3 的比例。但不论白细胞总数是多少，其中白血病占了 85%。有 10%～15% 的 AML 病例患病时的外周血白细胞数超过 100×10^9/L，即高白细胞症，多见于 M4 或 M5 型的患者，常伴肺部、中枢神经系统浸润、肿瘤溶解综合征和白细胞黏滞症，属高危型，预后差。极少数患者外周血白血病细胞大于 30%，而骨髓中少于 30%，未达到急性白血病诊断标准，称之为外周血型急性白血病，其中部分病例的骨髓白血病细胞数可能在随后的几个月内高，对这些患者尤其老年 AML 患者，在外周血血小板和粒细胞减少并具有明显危险性时（血小板 < 20×10^9/L，粒细胞 < 1×10^9/L），可以暂缓化疗。

（二）骨髓象

多数患者极度增生，正常造血细胞被白血病细胞取代；少数患者骨髓增生低下，但原始细胞仍在 30% 以上。白血病细胞常有形态异常和核、浆发育不平衡。如胞质内发现 Auer 小体，更有助于排除 ALL 而确诊为 AML。有时可遇骨髓干抽现象，原因是白血病细胞极度积聚，致骨髓过分黏稠，或合并骨髓纤维化所致，此时须做骨髓活检确诊。

（三）细胞化学染色

细胞化学染色可补充形态学的不足，在急性白血病的类型鉴别上起着重要作用。常用的细胞化学染色方法包括髓过氧化物酶染色（MPO）、苏丹黑 B 染色（SBB）、氯醋酸 AS-D 萘酚酯酶染色（NAS-DCE）、α-丁骏萘酚酯酶染色（α-NBE）、α-醋酸萘酚酯酶染色（α-NAE）、过碘酸-雪夫染色（糖原染色、PAS）、酸性磷酸酶染色（ACP）、碱性磷酸酶染色（NAP）、溶菌酶等方法。必要时可做酯酶双染色和 Phl（φ）小体等。根据上述方法，将 FAB 各型初步分类。

（四）电镜检查

电镜检查通过观察细胞的超微结构，提高急性白血病形态学分类的正确性。急性粒细胞白血病、急性单核细胞白血病、急性淋巴细胞白血病和巨核细胞白血病的白细胞相互之间的鉴别，可借助电镜细胞化学染色来明确诊断。目前电镜细胞化学染色有 MPO 染色和血小板过氧化物酶（PPO）等。其优点是灵敏度高，特异性高，能揭示白血病细胞部分早期分化特征。例如 MPO 反应对非常幼稚的原粒细胞白血病最具诊断价值，AML 的原粒细胞对 MPO 反应强阳性，原粒细胞对 MPO 的反应不仅限于颗粒，亦见于内质网、核膜和高尔基体；急性单核细胞白血病原始细胞反应弱阳性，部分细胞阴性；而急性淋巴细胞白血病和巨核系的原始细胞均无反应。PPO 阳性反应是巨核细胞和血小板的特有标志，巨核细胞对 PPO 反应为阳性，而急性粒细胞白血病、急性单核细胞白血病和急性淋巴细胞白血病的原始细胞均阴性。

（五）细胞免疫表型

常用的髓细胞系抗体为 MPO、CD33、CD13、CD11b、CD15、CD14，其他与髓系相关的抗体是 CD34、HLA-DR 等，抗血型糖蛋白单抗以及抗血小板糖蛋白Ⅱb/Ⅲa、Ib（CD41a、CD41b、CD61、CD42a、CD42b）分别被认为是鉴别 M6 和 M7 型 ANLL 敏感而特异的单抗，90% 以上 M3 型 ANLL 以 CD33、HLA-DR 为特点，CD14 是单核细胞特异性抗体，然而敏感性不够高，在 M4 和 M5 型 ANLL 中，阳性率约占 70%。以上髓细胞免疫分型同样有助于慢性粒细胞白血病急变类型的鉴别。

（六）细胞遗传学检查

通过传统方法检测，有 50%±10% 的 AML 病例有异常的染色体核型，而染色体显带分析，荧光原位杂交（FISH）等细胞遗传学技术及聚合酶链反应（PCR）、Northern、Southern 及 Western 印迹等分子生物学技术的发展和应用，使人们对急性白血病细胞遗传学和分子生物学有了更深入的认识。染色体改变包括结构和数量的异常。

（1）染色体结构异常：

① t（8；21）(q22；q22) 和 inv（16）(p13；q22)：是初治 AML 患者中最常见的细胞遗传学异常。t（8；21）占青年和儿童 AML 患者发病率的 5%~10%，主要与 M2 型密切相关，同时也可见于 M1 和 M4 的病例中。在成人白血病，t（8；21）的存在表明该患者对化疗反应良好，缓解率高，中位生存时间长，但在儿童白血病，t（8；21）的存在表明患者对治疗反应差。伴随 inv（16）和 t（16；16）的 AML 病例有其独特的形态学表现：即急性粒单细胞白血病和 M4EO，占成人和青年 AML 的 10%~12%，嗜酸细胞 > 5%。多数伴 inv（16）的 AML 病例，特别在有 AML-M4-EO 型样的形态学改变的预示着有较好的预后，这一异常的染色体表达还可存在于其他如 M2、M4、M5 分型的 AML 病例中。

② t（9；22）(q34；q11)：在初治 AML 的发生率占 1%，t（9；22）通常单独出现而不伴有复合染色体的改变，但有时伴 t（9；22）易位的 AML 可出现 -7 及不同的三倍体。

③ t（15；17）(q22；q21)：是 M3（APL）的特异性染色体改变，见于 90% 以上的 M3 病例。1%~2% APL 患者有 t（11；17）易位，个别患者存在 t（5；17）易位。具有典型 t（15；17）的患者对全反式维A酸（ATRA）有良好的治疗反应，而其他二型对 ATRA 无反应。

④ 11q23 重排：累及 11q23 条带重排形式的多见于 AML（M4）、ALL、MDS 和继发于曾经接受拓扑异构酶Ⅱ抑制剂而引起的 AML。目前发现有大约 30 种的不同的染色体区带可与 11q23 发生易位。例如 t（11；19）常见于婴儿白血病，经诱导分化治疗后具有髓系和淋巴系双表型特征，说明染色体易位可能发生在多能造血干细胞阶段；在 90% 以上伴有 11q23 异常的白血病患者，可以累及不同的基因，一般认为，累及 11q23 上的 MLL（ALL-1，HRX，Ht-2X）基因通常预后较差。

⑤ inv（3）(q21；q26)：伴 inv（3）(q21；q26) 的 AML 是一个独特亚群，常伴微小巨核细胞增多和异常血小板增生，这些血液学异常也可见于 t（3；3）(q21；q26) 的病例。累及 3q 异常的血液病

患者预后通常较差。

（2）染色体数量异常：

①+8：是AML最常见的核型改变，约占AML患者核型异常的20%。+8作为原发改变多见于ML、M4和M5，在M3型中较少见，而作为继发改变，多见于M3型，也偶见于M2型。

②+21：有1%的发生率，而且多发生于同时有del（5q），-7染色体改变的AML病患。

③-7：在AML患者中有1%~3%的发生率，其出现可能与接触某些化学物质有关，伴有-7的AML患者对治疗不敏感，并代表该疾病的不良预后。

④-5：与毒物接触有关，常见于治疗相关的AML（t-AML）。

⑤性染色体减少：常见于M2型，伴随t（8；21）。作为单一核型异常，-X明显比-Y少。在临床上，骨髓细胞-Y往往代表正常男性老年化现象，但有时是肿瘤细胞唯一的核型改变。

（七）分子生物学检测

有的融合基因如PML-RARa、AMLI-ETO需要用分子生物学技术才会予以确诊（即所谓MCIM分型），或观察残余白血病。而有的如前文所述，单基因如N-RAS、K-RAs和BCL-2等癌基因和肿瘤抑制基因RB1和p53等质或量的表达异常可能与某些AML的发生有关。这些基因检测对预测AML的预后有一定价值。

（1）p53：p53在AML中的表达低，往往预示预后差。

（2）nm-23：nm-23-H1、nm-23-H2 mRNA在AML、CML-BC中，水平增高，在CML-CP则正常，nm-23-H1和nm-23-H2在有染色体异常AML-M2和AML-M3中的表达比无染色体畸变的其他类型的AML亚型低；而在AML-M6病例中nm-23表达水平极高。

（3）BCL-2：在AML中，ML、M2亚型的BCL-2表达高于M3、M4、M5，并且高表达者生存时间短，化疗效果差。

（4）p16：AML中p16的同源基因p15功能灭活率高达86%，另外，初治和复发AML其骨髓细胞p16表达活性明显低于正常对照和处于长期缓解AML的骨髓细胞。

（5）WT-1：白血病患者诊断初期的骨髓中的WT-1基因呈高度表达，而当该患者经过治疗临床达到缓解后，WT-1基因消失。

1. 一些AML患者的血清和尿液中的乳酸脱氢酶（IDH）和溶菌酶升高

而这些指标的升高表示着肿瘤相应的负荷量，多见于M5和M4型患者。钙代谢混乱相对少见，表现为高钙血症或低钙血症。可能与白血病细胞产生并释放一些甲状旁腺素样物质有关。

2. 骨髓病理

白血病患者全身骨髓均有白血病细胞增生浸润，肉眼可见骨髓呈棕色，或灰白略带绿色脓样色泽，如有出血则呈暗红色或红褐色，白血病细胞增生严重时长骨中的黄髓也可被红髓所代替（即由白血病细胞增生所占据）。白血病常伴有骨小梁减少变细或虫蚀样缺损，这与骨髓内压力增高以及骨小梁供血不足有关。网状纤维增多或胶原纤维增生。

3. 凝血异常

出现DIC时可出现血小板减少，凝血酶原和部分凝血活酶时间延长，血浆纤维蛋白原减少，纤维蛋白降解产物增加和凝血因子Ⅴ、Ⅶ、Ⅷ、Ⅹ等的缺乏。

4. 代谢异常

高尿酸血症常见于白细胞数增高和诱导化疗期患者，且与肿瘤溶解有关，但AML的高尿酸血症发生率比ALL低；血清乳酸脱氢酶（LDH）可升高，尤其是M4、M5亚型，其增高程度一般也轻于ALL；血清溶菌酶增高亦以M4、M5型多见；过量溶菌酶可损伤肾近曲小管，加上白血病本身的代谢异常，抗生素、利尿剂等治疗的影响可导致低钾血症；高钾血症的出现与肿瘤溶解及高尿酸血症有关；有时还可发生低钙或高钙血症。

五、诊断

根据临床表现外周血常规、骨髓形态学检查、急性髓细胞白血病不难诊断。下面介绍 AML 的 FAB 分型诊断标准要点及各型其他特点。

1. 急性粒细胞白血病未分化型（ML）

骨髓中原始细胞 I 型（典型原粒细胞胞质中无颗粒）+ II 型（有原粒细胞特征，胞质量少，有少量细小颗粒）> 90%，早幼粒细胞少，中性中幼粒细胞及以下阶段粒细胞不见或罕见，至少 3% 的原始细胞过氧化物酶或苏丹黑染色阳性。ML 型占 AML 的 10% ~ 20%，年龄中位数 40 ~ 50 岁，仅 1/3 有肝、脾或淋结肿大。血常规大多呈红细胞及血小板减少，半数白细胞增多，1/4 白细胞减少。无特殊的细胞遗传学异常，通常对化疗敏感，预后较好。

2. 急性粒细胞白血病分化型（M2）

骨髓原始细胞 I + II 型占 30% ~ 89%，早幼粒细胞及以下阶段粒细胞 > 10% M2 型占 AML 的 30% ~ 45%，平均年龄为 30 岁。常见细胞遗传学异常，其中 29% ~ 40% 为 t(8; 21)，且 Auer 小体常阳性。免疫表型除具髓系特点外，可伴 CD56 及 CD19 阳性 t(8; 21) 累及两个基因，即 AML1（21q22）及 ETO（8q22），二者形成融合基因 AML1/ETO，在长期 CR 者仍可检出，故不宜作为复发的指标。t(8; 21) 主要发生于无 MDS 病史的 M2 型，治疗反应好，CR 率高，长生存期者多，但儿童患者、伴髓外病变者仍有较高的复发率，寿命较短。男性 M2 患者常伴 Y 染色体丢失，女性常伴 X 染色体丢失。

3. 颗粒增多的早幼粒细胞白血病（M3）

又称急性早幼粒细胞白血病（APL）骨髓早幼粒细胞 > 30%。如胞质颗粒粗大、密集或融合，称粗颗粒型（M3a）；如颗粒细小而密集，称细颗粒型（M3b）；如周围血早幼粒细胞颗粒甚少或缺如，而骨髓中仍为典型的早幼粒细胞，称变异型（M3v）。各型 Auer 小体均多见。

APL 占 AML 的 5% ~ 10%，患者常较年轻，年龄中位数 30 ~ 38 岁，10 岁以下者罕见，欧洲、中南美洲的拉丁裔民族发病较高。90% 的患者表现有继发 DIC 的出血，系白血病细胞颗粒释放促凝物引起。部分患者释放促纤溶物质，致纤溶亢进而出血。但自从应用全反式维 A 酸（ATRA）后，出血，特别是严重出血者已少见。外周血白细胞常常减少且大多为 M3a，而白细胞升高者多见于 M3b 及 M3v。早幼粒细胞由于有大量颗粒，有时还伴大量柴束样的 Auer 小体，使细胞核观察不清，故又称为"雾细胞"。

六、鉴别诊断

需和 AML 鉴别的有下列疾病。

1. 急性淋巴细胞白血病（ALL）

临床上二者相似，仅症状和体征的频度和程度上有所差异，如浸润表现 ALL 更为常见及显著。形态学检查可区分大部分 AML 和 ALL，困难者加做细胞化学检测，绝大多数病例可确诊。少数病例需行免疫表型检测鉴别，仅极少数病例还需进一步经细胞遗传学（或）和分子生物学检测。

2. 类白血病反应

常见的类白血病反应表现为血白细胞升高，伴少数中、晚幼粒细胞，骨髓显示粒系左移，因此类似慢性粒细胞白血病。少数类白血病反应，血液学特点为全血细胞减少，血片中出现原始细胞，骨髓原始细胞也明显增多，甚至 > 30%，称之类急性白血病反应，鉴别点为有原发病（各种严重感染，粒细胞缺乏症恢复期等）、血中性粒细胞碱性磷酸酶染色积分明显升高、原始细胞短期内数量有明显波动，且无 Auer 小体、血液学改变随原发病好转、控制而逐渐恢复正常。

3. 再生障碍性贫血（AA）

主要和非白血病性白血病及低增生性 AML 鉴别。根据 AML 浸润的临床表现及骨髓检查（包括活检）不难区分。

4. 传染性单核细胞增多症（IM）

IM 有和急性白血病类似的临床表现，如发热、肝脾及淋巴结肿大，血片中如有较多的异常淋巴细胞，有时和 ALL 或 AML 可混淆。通常经检查血清 EB 病毒标志物、嗜异性凝集试验及骨髓象可鉴别。此外，IM 病程有自限性，4 周左右即恢复正常。

5. 恶性组织细胞病（MH）

此外，AML 有时尚需和全血细胞减少的巨幼细胞贫血鉴别，尤其是 M6 型，因为二者骨髓中红细胞系均有巨型变。根据 AML 骨髓中 > 30% 的原始细胞存在，及叶酸、VitB$_{12}$ 治疗 3～4 周无效，可明确区分。

七、治疗

AML 各亚型中，除 APL 之外，治疗基本相同。

（一）诱导缓解化疗

AML 的经典诱导化疗是 DA 方案：柔红霉素（DNR）45～60 mg/（m^2·d）（第 1～3 天）+ 阿糖胞苷（Ara-C）100 mg/（m^2·d）（第 1～5 天或第 1～7 天），第一疗程完全缓解率（CR）为 40%～50%，第二疗程达 60%～75%。

其他诱导化疗方案如下：① AID 方案：阿糖胞苷（Ara-C）+ 伊达比星（去甲氧柔红霉素）或阿糖胞苷（Ara-C）+ 伊达比星（IDA）+ 依托泊苷（VP-16）（ICE）；② 阿糖胞苷（Ara-C）+ 柔红霉素（DNR）+ 硫鸟嘌呤（6-TG）；③ 米托蒽醌（NVT）+ 依托泊苷（VP-16）（ME）等。临床研究表明，在 DA 方案基础上加用依托泊苷（VP-16）并不进一步提高完全缓解率，但可以提高总生存率。而加用硫鸟嘌呤（6-TG）对完全缓解率和总生存率无显著意义。伊达比星（IDA）在诱导化疗中的作用逐渐得到认可，其优势在于恶性肿瘤细胞毒性强，尤其对伴多药耐药表型白血病细胞作用强于柔红霉素（DNR），心脏毒性低。单疗程缓解率高，并且适用于老年患者。标准用法如下：12 mg/m^2，第 1～3 天。近来 ACG 组（AML collaborative Group）总结了 5 项大规模的临床随机对照研究，共 1 052 例 AML。结果伊达比星（IDA）与柔红霉素（DNR）组比较早期治疗失败/死亡率接近，而晚期治疗失败/死亡率则明显减低（P < 0.000 1）；总体缓解率伊达比星（IDA）组高于柔红霉素（DNR）组（P = 0.002），伊达比星（IDA）组无病生存（DFS）和总生存率均略高于柔红霉素（DNR）组（P = 0.07 和 P = 0.03）。因此，伊达比星（IDA）已经逐步成为临床研究中标准的诱导化疗方案之一。

阿糖胞苷（Ara-C）是诱导化疗方案中重要的组成部分，其常规剂量为 100 mg/m^2 第 1～7 天，临床研究表明，7 天疗程效果优于 5 天疗程，而与 10 天疗程相近；持续静脉点滴优于单次、分次注射；200 mg/m^2 并不提高疗效。近年来，由于中-大剂量阿糖胞苷（Ara-C）在 AML 缓解后治疗取得明显效果，因此部分学者尝试应用大剂量 HiDAC 进行诱导缓解治疗。部分研究提示在年龄 < 50 岁的 AML 病例可取得近 90% 的 CR 率，而且与常规剂量比较，能进一步延长患者的 DFS。因此，目前美国肿瘤协作网（NCCN）推荐 HiDAC 作为 AML 诱导缓解的方案之一。

（二）缓解后治疗

诱导治疗达到 CR 后，大剂量巩固和强化治疗在 AML 的后续治疗中有重要的地位，它在很大程度上将决定 AML 的持续缓解时间、患者生存率及复发的时间。目前主张缓解后治疗应该是强烈的巩固治疗，这些方案的强度至少与诱导缓解治疗方案相同。应用这样的方法，中位 CR 期达 18～24 个月，20%～45% 达 CR 的患者无病生存期达 15 年，主要方法如下：

（1）定期强化治疗 3 年方案：阿糖胞苷（Ara-C），100 mg/m^2 + 硫鸟嘌呤（6-TG）100 mg/m^2，12 h 重复一次至骨髓抑制，每个月重复。一个治疗疗程约 10 天，12～18 个月后 7 天。适用于各年龄段患者，长期 DFS 预期 > 10%～20%。

（2）短程大剂量巩固化疗方案：阿糖胞苷（Ara-C），2～3 g/m^2 静脉注射 3 h；12 h 重复一次；第 1、3、5 天；每 28～35 天重复或根据外周血计数恢复程度调整。5 年 DFS 预期 44%，治疗相关死亡 5%，适用 < 45 岁 AML，45～60 岁神经毒性大（12%），> 60 岁疗效差且不良反应大。目前以大剂量阿糖胞苷（Ara-C）为基础，加或不加用其他药物（常规剂量），如柔红霉素（DNR）、伊达比星（去甲氧柔红霉素）、依托泊苷（VP-16）、米托蒽醌等。

(三)造血干细胞移植

1. 异体骨髓和造血干细胞移植(Allo-BMT 或 allo-HSCT)

Allo-BMT 或 allo-HSCT 是同前唯一能根治白血病的方法。临床实践已经表明,应用 Allo-BMT/allo-HSCT 治疗 AML 可有效控制疾病的复发,长期 DFS 在 40%~55%。与疗效关系密切的因素是病例和供者的选择和骨髓移植的时机。国外多组单中心研究表明,同胞供者 HLA 相合的移植,第一次完全缓解期进行,长期 DFS 达 45%~70%;复发早期(early relapse,ER)或第二次完全缓解期进行,DFS 达 20%~35%;难治/复发病例 DFS 达 10%~15%;诱导缓解治疗无效病例行移植,DFS 达 21%~43%。关于移植治疗和化疗的前瞻性研究提示,allo-HSCT 治疗的优势在于减少复发,提高 DFS。

鉴于 AML(APL 除外)迄今复发率甚高,即使已规划 3~5 年 DFS 仍只有 20% 左右,因此对这些患者,在获得 CR1 后,只要年龄及其他条件许可,原则上应尽可能争取进行 HSCT 治疗。

2. 自体骨髓/造血干细胞移植(Auto-BMT/Auto-HSCT)

Auto-HSCT 适用于多数 AML 病例(<60 岁),且移植相关并发症和死亡率低,长期生存可达到 35%~50%。但 Auto-HSCT 缺乏 GVL 效应,主要的缺陷是复发率高。Zittoum 总结了 1986—1993 年由欧洲 59 个研究中心参加的随机对照研究,共 941 例 AML 患者。平均随访时间 40 个月。其中完全缓解 623 例(CR 率 66%),576 例接受了一疗程的强化治疗。168 例接受 Allo-BMT 治疗,254 例患者进行随机分组:128 例接受 ABMT,126 例接受第二疗程强化疗。可评价病例中 Allo-BMT 144 例,ABMT 95 例,化疗 104 例。结果发现,3 组病例生存期无显著差异:Allo-BMT 组 4 年总生存(OS)59%,化疗组 46%,ABMT 组 56%(P = 0.43)。复发率比较化疗组(57.1%)高于 ABMT 组(40.6%)和 Allo-BMT 组(24.4%),而治疗相关死亡率则 Allo-BMT 组(17.3%)高于 ABMT 组(9.4%)和化疗组(7.1%)。无病生存率化疗组 30%,ABMT 组 48%,Allo-BMT 组 55%(P = 0.04)。自体骨髓移植净化一直是自体骨髓移植治疗的研究重点之一。Linker CA 等报告了应用四氢过氧环磷酰胺(4-HC,100 mg/mL)处理自体骨髓细胞治疗的长期随访结果。第一次完全缓解期 AML 共 50 例,预处理方案为白消安(busulfan)16 mg/kg + 依托泊苷(足叶乙甙)60 mg/kg。随访时间平均 6.8 年(最少 4.5 年)。结果治疗相关死亡 2 例,复发 13 例,DFS 70%,复发率为 27%,总生存率为 72%。这是目前随访时间最长和疗效较好的一组报告,而其他的一些研究却未能表明体外净化处理移植的优越性。主要因素在于不同的研究组在病例选择、净化药物等多方面有较大差异,而净化体系效率缺乏标准化的检测手段,因此目前净化效应仍是有待进一步研究的课题。

(四)特殊类型的治疗 M2b 诱导分化治疗

AML-M2b 患者 90% 伴 t(8;21) 特异性染色体改变,形成 AML-ETO 融合基因。近年来,国内外学者进行了大量的实验研究,以探讨 M2b 的诱导分化和凋亡疗法,研制新的诱导分化剂。苯丁酸钠对许多肿瘤细胞如 HL-60(人早幼粒细胞白血病)、MEL(小鼠红白血病)有抑制增殖、促进分化作用。美国国立健康研究院的一组研究者发现维 A 酸(ATRA)与苯丁酸钠使用有协同作用,故认为苯丁酸钠可能有应用前途。目前 M2b 的诱导分化疗法尚处于实验阶段,临床疗效尚待肯定。

(五)难治及耐药 AML 的治疗

按目前 AML 治疗水平,仍有 10%~30% 的患者对一线标准诱导方案无效,40%~80% 已经获得 CR 的患者最终还要复发。

难治和复发 AML 对再治疗的耐药程度和治疗反应是各不相同的,并取决于疾病本身的异质性、复发的性质、时机和次数,尤其是初次缓解(CR1)期的长短。凡一线方案充分治疗无效,CR 后 6 个月内复发,或复发后经再治疗不能达到二次缓解(CR2)的患者属于高度耐药的 AML。文献报道 CR1 < 1 年和 ≥ 2 年的初次复发者,使用原标准方案再诱导的 CR2 率分别为 30%~50% 和 50%~60%,其中 CR1 ≥ 2 年者,3 年 DFS 可达 20%~25%;反之,CR1 < 1 年者的 CR2 率仅 10%~30%,3 年 DFS 为 0%。为区分高度耐药的难治病例与一般复发病例,使不同作者报道的治疗结果具有可比性,各国学者讨论了难治性 AML 的各种判断标准,其中德国 AMLEG 协作组提出的四项标准最为通用,即:①标准方案诱导化疗 2 疗程不缓解;② CR1 后 6 个月内复发;③ CR1 6 个月后复发,且原诱导方案再治疗无效;

④二次和多次复发。需要说明，因诱导化疗剂量不足导致治疗无效者，可能对标准剂量方案依然敏感，并能获得缓解，这类病例并不属于难治性 AML。

为克服临床耐药，难治和复发 AML 的治疗选择是：①使用与一线治疗无交叉耐药的其他药物组成的新方案；②使用 HD、ID 阿糖胞苷（AraC）；③应用耐药逆转剂；④采取造血干细胞移植。

HD、ID 阿糖胞苷（Ara-C）为主的各种联合方案是难治和复发 AML 最常用的挽救治疗方案。通常与 HD、ID 阿糖胞苷（Ara-C）联合使用的药物有米托蒽醌（MTZ）、伊达比星（Ida）、依托泊苷（VP-16）、安吖啶（m-AMSA）和门冬酰胺酶等，报道 CR 率 30%～70%，但中位 DFS 一般 ≤ 6 个月，3 年生存率仅 7%。米托蒽醌（MTZ）+ HD、ID 阿糖胞苷（Ara-C）依托泊苷（VP16）是近年探索较多疗效相对较好的难治、复发 AML 治疗方案，报道 CR 率大都在 50% 以上，对 CR1 < 6 个月的早期复发者也有较好疗效。Amadori 等认为阿糖胞苷（Ara-C）与米托蒽醌（MTZ）有时间依赖性协同作用［用药顺序应是先给 VP-16，继之为阿糖胞苷（Ara-C），最后用米托蒽醌（MTZ）］。伊达比星（Ida）+ HD 阿糖胞苷（AraC）获得的 CR2 率可能较高，但 CR2 期似并不更长。氟达拉滨是腺苷类药物，与阿糖胞苷（Ara-C）有协同作用，可提高细胞内阿糖胞苷（Ara-C）活性成分 Ara-CTP 的浓度。而 G-CSF 可增加静止期细胞对细胞毒药物的敏感性。一些作者采用 FLAG 方案［氟达拉滨 25～30 mg/m²×5 d，阿糖胞苷（Ara-C）2 g/m²×5 d，G-CSF 5 μg/kg 与化疗同时起用直至中性粒细胞恢复］，使难治、复发 AML 的 CR 率达 50%～75%，CR 和生存期分别为 9.9 和 13 个月，是近年报道疗效较好的方案之一。FLAG 再加蒽环类能否进而改善疗效也在观察中。鉴于 HD 阿糖胞苷（AraC）（3 g/m²×12 d）有严重 CNS、肝脏、骨髓抑制等毒性，老年患者耐受更差，有主张改用 ID 阿糖胞苷（AraC）［（0.5～2）g/m²×（6～8）次］，认为可降低治疗相关死亡率，而总疗效（CR 率和生存率）没有差别。

难治和复发 AML 的非 HD 阿糖胞苷（AraC）治疗方案有两类：一类是标准剂量阿糖胞苷（AraC）米托蒽醌（MTZ）± 依托泊苷（VP-16）、安吖啶（m-AMSA）或伊达比星（Ida）等；另一类不含阿糖胞苷（AraC），如依托泊苷（VP-16）联合米托蒽醌（MTZ）、安吖啶（m-AMSA）、阿柔比星（阿克拉霉素）或阿扎胞苷（5-azacytidine）等。两者 CR 率大都 ≤ 50%，缓解期更短。Brown 等采用 HD 依托泊苷（VP-16）（总量 1.8～4.2 g/m²）加环磷酰胺 HD（CTX）［50 mg/kg×（3～4）d］，难治 AML 获 CR 率 42%，其中曾用 HD 阿糖胞苷（AraC）治疗证明耐药的病例，CR 率也达 30%，但主要毒性有黏膜炎，肝损害和出血性膀胱炎，且 17% 的患者死于骨髓抑制期合并严重感染。其他治疗还有卡铂、2-氯脱氧腺苷（2-CDA）等。

影响复发患者疗效的因素除 CR1 期长短外，还有一线诱导和缓解后治疗强度。通常接受过强烈初次诱导及缓解后治疗的复发者对再治疗的反应将明显下降；缓解后于治疗中复发比完成并停止治疗后复发疗效更差；二次及多次复发不仅再缓解少见，缓解期也一次比一次缩短，最终难免死亡。影响复发患者疗效的其他不良因素尚有高龄（> 50 岁）、高白细胞数（> 25×10⁹/L）、白血病发病前有 MDS 等前驱血液病史，血清胆红素和碱性磷酸酶升高，以及某些高危细胞遗传学异常等。

由于难治和复发 AML 单用化疗的远期效果都很差，一般主张对年龄 < 55 岁，有合适供者的原发难治患者和 CR1 < 1～2 年的复发病例采用异基因骨髓移植（Allo-BMT）。国际骨髓移植登记处（IBMTR）比较复发 AML 在 CR2 后使用 Allo-BMT 和继续单纯化疗的 3 年 LFS，年龄 < 30 岁，CR1 ≥ 1 年的患者分别为 41% 和 17%，年龄 > 30 岁，CR1 < 1 年的患者分别为 18% 和 7%，显然 Allo-BMT 的疗效要明显优于单用化疗。

（六）其他正在探索的新方法

实验证明拓扑异构酶 I 抑制剂拓扑替康可特异性与 DNA 单链断端上的拓扑异构酶 I 结合，阻止拓扑异构酶 I 对单链断端的修复，致 DNA 双链结构破坏，导致细胞死亡，因而具有抗肿瘤活性。I 期临床试验显示部分难治、复发 AML 单用拓扑替康可获 CR，主要毒性是骨髓抑制和黏膜炎。拓扑替康（1～7 mg/m² 连续 5 天静脉输注）与含阿糖胞苷（AraC）标准方案及拓扑异构酶 II 抑制剂联合，可能有增强抗白血病的作用，拓扑替康与环磷酰胺（CTX）、阿糖胞苷（AraC）、依托泊苷（VP-16）的联合治疗也在探索中。

MDR1 基因过度扩增致细胞膜上 P 糖蛋白（P-gp）高表达是白血病细胞多药耐药（MDR）的主要机

制，也是导致 AML 化疗失败或早期复发的重要因素。某些非细胞毒药物如环孢素 A、环孢素 D 类似物 PSC833 有抑制 MDRI/P-gp 表达，延缓肝脏对蒽环类和依托泊苷（VP-16）的代谢、清除，维持体内化疗药有效浓度的作用，因此联合使用环孢素（CsA）和化疗有助改善这类病例的疗效。List 等报道环孢素（CsA）联合柔红霉素（DNR）+ HD 阿糖胞苷（ARAC）治疗原发难治和 CR1 < 1 年的复发 AML，CR 率 67%。PSC833 无免疫抑制作用及肾毒性，而对 MDR1/P-gp 的抑制效应比环孢素（CsA）强 10 倍，目前其疗效正在临床评价中，但有关环孢素（CsA）和 PSC833 的确切疗效机制仍待进一步阐明。

单克隆抗体（MoAb）治疗白血病近年获相当进展。由于 > 90% 的 AML 表达 CD33，而正常造血干细胞不表达，因此 CD33 是 AML 治疗较理想的靶抗原。抗 CD33 和抗 CD45 MoAb 还适于携带毒素、药物或放射性核素，以更有效地清除体内白血病细胞。目前研究较多的有 HuM195（未结合的抗 CD33 MoAb）、CMA676（抗 CD33 MoAb 与抗肿瘤抗生素 Calicheamicin 的交联物）和 ^{131} 碘（^{131}I），^{90} 钇（^{90}Y），^{213} 铋（^{213}Bi）标记的抗 CD33、抗 CD45 MoAb（如 ^{131}I-HuM195、^{213}Bi-HuM195、^{131}I- 抗 CD45）等，临床使用这些 MoAb 治疗难治和复发 AML，部分病例可获 CR，或见骨髓幼稚细胞减少，而全身毒性较轻。鉴于有效病例大都治疗前骨髓白血病细胞 < 30%，因此认为 MoAb 可能对白血病细胞低负荷患者较有效，故还可用于 AML 巩固治疗后清除体内 MRD。MoAb 治疗 AML-M3 型的效果更满意，在 ATRA 诱导缓解后，应用化疗和 HuML95（3 mg/m^2，每周 2 次），可使本病 PML/RARa 基因早期转阴，且转阴率高，患者的 DFS 显见延长。

采用去除 T 细胞的造血干细胞移植患者复发率高，间接证明供者 T 细胞介导移植物抗白血病（GVL）效应。1990 年 Kolb 等首先发现供者淋巴细胞输注（DLI）有抗肿瘤作用。以后 Collins 等以 DLI 治疗 Allo-BMT 后复发的各种白血病，报道 CML 慢性期患者 CR 率 73%，其中细胞遗传学 / 分子生物学复发者 CR 率 100%，但 DLI 对 Allo-BMT 后复发的 AML 疗效较差，CR 率仅 15% ~ 29%，而有效患者随后常出现髓外复发，这可能与 AML 的增殖活性、内源性耐药和白血病负荷高有关。DLI 治疗的不良反应主要是发生 GVHD 和骨髓抑制，是导致感染、死亡的常见原因。有人从小剂量开始，采用剂量递增，分多次给予 DLI（D3 T 细胞从 6×10^6/kg 渐增至 1×10^8/kg），或采用体外去除细胞毒 CD8$^+$ T 细胞，分离 CD4$^+$ T 细胞进行 DLI，结果可明显减少 GVHD 的发生率，减轻 GVHD 的严重程度。

（七）疗效标准

1. 完全缓解（CR）

（1）临床无白血病细胞浸润所致的症状和体征，生活正常或接近正常。

（2）血常规：Hb ≥ 100 g/L 或 ≥ 90 g/L，中性粒细胞绝对值 ≥ 1.5×10^9/L，血小板 ≥ 100×10^9/L。外周血白细胞分类中无白血病细胞。

（3）骨髓象：原粒细胞Ⅰ + Ⅱ型（原始单粒 + 幼稚单核细胞或原始淋巴 + 幼稚淋巴细胞）≤ 5%，红细胞及巨核细胞系正常。

M2b 型原粒细胞 + 早幼粒细胞 ≤ 5%，中性中幼粒细胞比例正常范围。

M3 型原粒细胞 + 早幼粒细胞 ≤ 5%。

M4 型原粒细胞Ⅰ、Ⅱ型 + 原始及幼稚单核细胞 ≤ 5%。

M5 型原单核Ⅰ型 + Ⅱ型及幼稚单核细胞 ≤ 5%。

M6 型原粒细胞Ⅰ型 + Ⅱ型，原红细胞及幼红细胞比例基本正常。

M7 型粒细胞、红细胞二系正常，原巨核细胞 + 幼稚巨核细胞基本消失。

ALL：淋巴母细胞 + 幼稚淋巴细胞 ≤ 5%。

2. 部分缓解（PR）

骨髓原粒细胞Ⅰ型 + Ⅱ型（原单核 + 幼稚单核细胞或淋巴母细胞 + 幼稚淋巴细胞）> 5% 而 ≤ 20%，或临床、血常规项中有一项未达完全缓解标准者。

3. 白血病复发

有下列三者之一者称为复发：

（1）骨髓原粒细胞Ⅰ型 + Ⅱ型（原单 - 幼单或原淋巴 + 幼淋）> 5% 又 ≤ 20%，经过有效抗白血病治疗一个疗程仍未能达到骨髓象完全缓解者。

（2）骨髓原粒细胞 I 型 + II 型（原单 + 幼单或原淋 + 幼淋）> 20% 者。

（3）骨髓外白血病细胞浸润。

4. 持续完全缓解（CCR）

指从治疗后完全缓解之日起计算，其间无白血病复发达 3～5 年者。

5. 长期存活性

白血病自确诊之日起，存活时间（包括无病或带病生存）达 5 年或 5 年以上者。

6. 临床治愈

指停止化学治疗 5 年或 DFS 达 10 年者。

说明：凡统计生存率，应包括诱导治疗不足一疗程者；诱导治疗满一个疗程及其以上的病例应归入疗效统计范围。

八、预后

某单一因素常不能可靠地判断预后，应分析患者的全部信息，才能作出较为准确的推测。重要的预后因素如下。

1. 年龄

老年（> 60 岁）及 2 岁以下的婴幼儿预后差。经充分治疗，15～60 岁者 5 年无病生存率为 10%，2～14 岁的儿童则为 60%。

2. 继发性 AML

如由 MDS 转化而来，或因其他良、恶性疾病经化、放疗后的 AML，化疗反应差，或虽获 CR，但 CR 期短。

3. 细胞遗传学

在判断预后中有重要价值，t（15；17）的 APL 对 ATRA 反应好，致 DIC 已大为减少，CR 后继续强联合化疗，约 50% 的患者可长期存活。有 t（8；21）的 M2 型，CR 率高，但如合并髓外病变，预后则差。inv（16）的 M4EO 型，CR 率也较高，但易并发 CNS-L，影响其预后，近经充分的 HD-Ara-C 治疗，预后已有改善。

继发性白血病常伴 5.7 号染色体异常，预后不良。3 倍体 8 是 AML 染色体数量异常的最常见类型，预后差。伴复杂染色体异常的 AML 预后极差。

4. FAB 分型

M0、M5、M6、M7 型预后较差，原始细胞伴 Auer 小体、骨髓嗜酸细胞增多者预后较好。

5. 治疗后骨髓反应

标准化疗方案后 1 周，至多 2 周达骨髓增生低下；一疗程即获 CR 者预后好。

6. 免疫表型

AML 的免疫表型对预后的影响报告不一，CD34 和 p170 同时阳性者易耐药而预后不良。AML 伴淋巴系免疫表型，尤其仅伴某一系淋巴细胞表型者预后不良。

第三节 急性淋巴细胞白血病

急性淋巴细胞白血病（ALL）是一种起源于 B 系或 T 系淋巴祖细胞的肿瘤性疾病，原始细胞在骨髓异常增生和聚集并抑制正常造血，导致贫血、血小板减少和中性粒细胞减少；原始细胞也可侵及髓外组织，如脑膜、性腺、胸腺、肝、脾、或淋巴结等，引起相应病变。ALL 是一种恶性血液肿瘤，占急性白血病的 30%～40%。在美国白人中发病率为 1.5/10 万，黑人为 0.8/10 万。男女之比为 1.4：1。我国 1986 年白血病流行病学调查研究显示我国的 ALL 发病率为 0.69/10 万。

一、病因和发病机制

(一) 病因

1. 遗传及家族因素

许多事实证明遗传因素是白血病发病的危险因素之一，5% ALL 病例与遗传因素有关，一些具有遗传倾向综合征的患者白血病发病率增高，Down 综合征儿童发生白血病的危险高于正常人群 10～30 倍，并且更容易有 B 细胞前体 ALL；范可尼（Fanconi）贫血的患者白血病发生率也增高。

同一家庭中发生 2 个或 3 个白血病的病例比较少见，提示遗传因素在 ALL 发病中可能只起很小的作用。但当一个孪生兄弟发生白血病时，另一个 1 年内有 20% 概率罹患白血病。如果白血病是在 1 岁之内发生，另一个几乎无法避免也会发生白血病，比较典型的是在几个月内发生。非同卵双胎之一如发生白血病其同胞发生白血病的概率是正常人群的 2～4 倍。染色体异常合并白血病的机制尚不清楚，原因可能为受累基因所编码蛋白影响了基因的稳定性和 DNA 修复，或是有缺陷的染色体对致癌物的敏感性增加，因而引起控制细胞增殖和分化的基因发生突变所致。

2. 环境因素

电离辐射可以诱发动物实验性白血病；孕期暴露于诊断性 X 线，发生 ALL 的危险性稍有增高，并与暴露次数有关；遭受核辐射后人群 ALL 发病明显增多。电离辐射作为人类白血病的原因之一已被肯定，但机制未明。孕前和孕期接触杀虫剂、主动及被动吸烟可能与儿童 ALL 发病有关；儿童 ALL 发病率在工业化国家较高；女性饮用被三氯乙烯污染的水质以及年龄大于 60 岁吸烟者 ALL 的发生率增高，提示环境因素在白血病发病中起一定作用。

化学物质诱发动物实验性白血病已经被确认，其中苯及苯同类物、烷化剂被认为与人类白血病关系密切。和白血病有关的生物因素中，病毒占最重要的地位。病毒作为动物白血病的病因之一已经肯定，20 世纪 80 年代从成人 T 细胞白血病的细胞系发现 C 型反转录病毒，即人 T 细胞白血病病毒 Ⅰ 型（HTLV-Ⅰ），这是发现的第一个与人白血病及淋巴瘤有关的反转录病毒。但白血病病毒与淋巴细胞白血病之间的关系尚未获得可靠的实验结果。

上述因素不能充分解释所有病例的发病原因，尽管有许多线索，但多数病例的发病因素仍然不清楚。一般认为，白血病的发生反映了多种遗传与环境因素之间的相互作用。

3. 获得性基因改变

所有 ALL 病例的白血病细胞都有获得性基因改变，至少 2/3 是非随机的，包括染色体数目和结构的变化，后者包括易位（是最常见的异常）、倒位、缺失、点突变及重复，这些重排影响基因的表达，干扰正常细胞的分化、增生及存活。

(二) 发病机制

白血病发生通常有两种机制，一种依赖于原癌基因或者具有原癌基因特性的混合基因的激活，由此产生的蛋白产物影响细胞功能；另一个机制是一种或多种抑癌基因的失活，如 p53 和 INK4a，编码 p16 和 p19ARF。p53 作为一种抑癌基因，使 DNA 受损后无法修复的细胞走向凋亡。MDM-2 原癌基因是 p63 基因的拮抗剂，其过度表达能够阻止野生型 p53 的功能，在白血病中已发现有这两种基因的异常。p16 和 p19ARF 负性调节细胞周期，减少进入 S 期细胞的比例。因此，不能阻止白血病细胞增殖或是能阻止其程序化死亡，则失去肿瘤抑制功能。p15 和 p16 同源性缺失在 20%～30% 的 B 细胞前体 ALL 以及 60%～80% 的 T-ALL 中能被测到，研究证实，p15/p16 缺失在 ALL 复发时经常可以见到，提示这种缺失基因编码的蛋白在疾病发展中作用。

ALL 的基本病理变化主要表现为白血病细胞的增生与浸润，此为白血病的特异性病理变化，除造血系统外，其他组织如肝脏、脑、睾丸、肾脏等组织亦出现明显浸润和破坏。

二、分型

（一）ALL 的 WHO 分类

ALL 共分 3 型（L1、L2、L3）。L1：原始和幼淋巴细胞以小细胞（直径 ≤ 12μm）为主。L2：原始和幼淋巴细胞以大细胞（直径 ≥ 12μm）为主。L3（Burkitt 型）：原始和幼淋巴细胞以大细胞为主，大小较一致，细胞内有明显空泡，胞浆嗜碱性，染色质深。

（二）ALL 的免疫学分型

免疫表型分析已成为 ALL 的核心诊断手段，不仅可确诊 ALL，并将其区分为 B-ALL 和 T-ALL，而且可以将其进一步细分为不同的亚型（表 5-2、表 5-3）。

表 5-2 B-ALL 分型诊断标准

MIC 分型 （所有亚型 HLA-DR 和 CD19 常阳性）	
Early B-Precursor（早期 B 组细胞）	TdT^+、$CD10^-$、$CyIg^-$、$SmIg^-$
Common	TdT^+、$CD10^+$、$CyIg^-$、$SmIg^-$
Pre-B	TdT^-、$CD10^+$、$CyIg^+$、$SmIg^-$
B	TdT^-、$CD10^{+/-}$、$CyIg^{-/+}$、$SmIg^-$
EGIL 分型（所有亚型 CD19 和或 CD79 和/或 CD22 阳性，除成熟 B 以外大部分患者 TdT 阳性）	
B-Ⅰ（Pro-B）	$CD10^-$、$CyIg^-$、$SmIg^-$
B-Ⅱ（Common）	$CD10^+$
B-Ⅲ（Pre-B）	$CyIgM^+$
B-Ⅳ（matureB）	Cy 或 Smκ 或 $λ^+$

表 5-3 T-ALL 的分型诊断标准

MIC 分型（所有亚型 IdT 和 CD7 常阳性）	
Early T-Precursor（早期 T 组细胞）	E-受体或 $CD2^-$
成熟 T 细胞	E-受体或 $CD2^+$
儿童癌症研究组（所有亚型 CD7、CD2 和 CD5 常阳性，有时 CD38 或 CD71 亦阳性）	
早期胸腺细胞	$CD1^-$、$mCD3^-$、$CD4^-$、$CD8^-$
Intermediate 或 Common thymocyte	$CD1^+$、$mCD3^-$、$CD4^-$ 和 $CD8^{+/-}$（常 CD4 和 CD8 同时阳性）
Mature thymocyte	$CD1^-$、$mCD3^+$（常 CD4 或 CD8 阳性）
EGIL 分型（所有亚型 Cy 或 SmCD3 阳性，部分患者 CD10 阳性，部分患者 CD10 阳性）	
T-Ⅰ（pro-T）	$CD7^+$、$CD2^-$、$CD5^-$、$CD8^-$、$CD1a^-$
T-Ⅱ（Pre-T）	$CD2^+$ 和/或 $CD5^+$ 和/或 $CD8^+$、$CD1a^-$
T-Ⅲ（cortical T）	$CD1a^+$、$MCD3^{+/-}$
T-Ⅳ（matureT）	$MCD3^+$、$CD1a^-$
A 组	anti-TCRαβ $^+$
B 组	anti-TCRγδ $^+$

识别 B 系原始细胞的常用单克隆抗体有 CD19 和 CD22，CD79 的表达晚于 79a，因此意义较小。T 系原始细胞最有用和最特异的抗体是 CD3、anti-TCRαβ 和 anti-TCRγδ 的特异性相似。CD2、CD4 和 CD7 的特异性较差，如果 CD7 单独表达并不能诊断 T 系 ALL。

三、临床表现

（一）发热

发热是白血病最常见的症状之一。据统计66%白血病患者的发热与感染有关，尤其是那些体温在39～41℃的患者。由于肿瘤细胞在骨髓中的聚积，正常的造血功能受到抑制，患者出现中性粒细胞减少甚至缺乏，加上自身免疫功能减退，极易出现各种感染，感染部位以咽部、上呼吸道、肺部、肠道及尿路多见。有的患者未见局部症状，就已可能发生败血症。常见的感染病原菌有金葡菌、绿脓杆菌、肺炎杆菌、大肠杆菌、粪球菌等。化疗、泼尼松（强的松）以及广谱抗生素药物的应用使患者易患真菌感染，常见为白色念珠菌、曲霉菌及毛霉菌。主要侵犯呼吸系统，在疾病晚期还易招致病毒感染及结核感染。如果体温仅在38℃左右，要考虑患者本身肿瘤性发热。

（二）出血

多数病例有不同程度的出血症状，部位可遍及全身，以牙龈出血、鼻出血、皮肤淤点或瘀斑以及女性月经过多为常见症状。视网膜出血可致视力减退或失明，颅内出血可致头痛、恶心、呕吐、瞳孔不等大，甚至昏迷、死亡。引起出血的原因有血小板数量的减少、血小板功能异常、血浆凝血因子减少和肿瘤细胞对毛细血管壁的浸润等。

（三）贫血

发病开始即有不同程度的贫血。一般Hb下降到110 g/L以下，红细胞也呈比例下降。贫血多为正细胞正色素性。贫血常随疾病的进展而加重，出现头晕、头痛、心悸、耳鸣、胸闷、听力及视力减退。贫血的原因是多方面的，正常红细胞的增殖被白血病细胞增殖所替代或者受到优势生长的白血病细胞的抑制。此外，无效造血、红细胞寿命缩短，以及不同程度的多部位出血，也是导致贫血的原因。

（四）骨及关节疼痛

约80% ALL患者可出现骨和关节疼痛。常见为胸骨局部的压痛，自发性胸骨疼痛并不多见。压痛的原因与骨髓腔内白细胞的增多以及骨膜的白血病细胞浸润有关。有的患者出现游走性关节疼痛，包括肘关节、膝关节、下颌关节等，可伴有活动障碍，而无红肿，以酸痛、隐痛较常见，易与急性风湿性关节炎相混淆。X线拍片可见骨髓有稀疏层、骨髓腔扩大以及白细胞浸润引起的骨质破坏。

（五）淋巴结、肝大和脾大

75%的急性淋巴细胞白血病患者可出现淋巴结肿大，多数为全身淋巴结肿大，少数表现为局部淋巴结肿大，肝大约占75%，脾大约占85%。

（六）神经系统表现

由白血病细胞直接浸润所致。临床检查及尸检，CNS白血病合计的发病率在急性淋巴细胞白血病为74%，而急性非淋巴细胞白血病为27%。CNS白血病的初发灶在软脑膜，脑膜上的白血病细胞积聚可导致脑脊液循环的阻碍引起颅压增高。如果大量细胞浸润至颅底脑神经孔部位，可以压迫脑神经，颅内压升高及脑神经的损害引起视盘水肿及脑神经麻痹。CNS白血病的颅内压增高，主要表现为恶心、头痛、心率减慢、视力模糊及脑神经麻痹等症状，此外尚可呈现癫痫、共济失调、昏迷、脑膜刺激征、偏瘫及全瘫等。

（七）生殖系统

女性患者子宫和卵巢也可有白血病细胞浸润，表现为阴道出血、盆腔包块和月经不调等。男性睾丸浸润可出现肿大，性欲减退。

（八）呼吸系统

肺部可出现不同程度的白血病细胞浸润，多见于复发难治患者，表现为支气管浸润，粟粒样肺部病变及胸腔积液等。少数患者可以胸腔积液为首发表现。

（九）其他

半数患者可以出现体重减轻，多汗，大量白血病细胞破坏可致高尿酸血症，出现尿酸性肾病，治疗过程中还易出现水、电解质和酸碱平衡紊乱。少数骨剧痛是由骨髓坏死引起的。

四、实验室检查

(一)血常规

白细胞多数在 $(10\sim50)\times10^9/L$,少部分 $<5\times10^9/L$ 或 $>100\times10^9/L$。

(二)骨髓象

骨髓穿刺检查是诊断急性白血病的重要方法。

(三)细胞化学

白血病的原始细胞有时形态学难以区分,可借助细胞化学作出鉴别。

(四)生化检查

1. 溶菌酶

测定溶菌酶有利于鉴别白血病类型。

2. 尿酸

3. 电解质及酸碱平衡

(五)染色体检查

对急性白血病进行染色体检查有助于白血病的正确分型及预后的估计。

(六)免疫分型

根据白血病细胞表面不同的分化抗原,采用单克隆抗体及流式细胞仪,可以诊断 ALL 并将其分为不同亚型,通常分为 T、B 细胞系。B 细胞系 ALL 根据 B 细胞发育阶段分为早 B 前体细胞 ALL(early pre-B、pre-pre-B 或 pro-B,ALL)、普通细胞 ALL(common ALL)、前 B 细胞 -ALL(pre-B ALL)、B 细胞 ALL(B-cell ALL)。早 B 前体细胞 ALL 主要表达 HLA-DR、TdT、CD19,有免疫球蛋白重链基因重排;普通细胞 ALL 特征为 CD10 阳性,预后好;前 B 细胞 -ALL 以胞质出现免疫球蛋白为标志,B 细胞 ALL 以出现膜免疫球蛋白为标志,在成人及儿童中均少见,在 FAB 分型中通常为 L3 型。T 细胞 ALL 在成人中占 15%~25%,所有病例表达 CD7,根据分化程度分为 pre-T(早 T 前体 ALL)和 T-ALL(T 细胞 ALL),部分 T 细胞 ALL 可表达 CD10。多数 T-ALL 具有 T 细胞受体基因重排。

五、鉴别诊断

应与以下疾病进行鉴别诊断。

1. AML

除了细胞形态学和细胞化学染色外,对于诊断困难的病例还可以利用免疫分型、检测 T 细胞表面抗原及基因分子生物学检查进行鉴别。一些非随机的细胞遗传学异常也是 ALL 特征,而对于起源不同的慢性淋巴细胞白血病、幼淋巴细胞白血病及毛细胞白血病,其鉴别主要依赖不同的临床特点和细胞形态学,而对于淋巴瘤白血病期的患者在诊断时常难以与 ALL 区分开,但由于其在治疗上与 ALL 相似,故临床上一般无进行精确鉴别的必要。

2. 再生障碍性贫血

通过骨穿和骨髓活检绝大多数极易鉴别,但对于少见的低增生性 ALL,尤其是全血细胞减少,骨髓增生不良,而原始细胞比例又较低时,其鉴别诊断较为困难。早年有学者提出,对于此类患者可考虑先用糖皮质激素治疗,若患者在数月之内出现迅速的细胞恢复,则 ALL 的可能性较大。在诊断技术已臻完善的今天,这种鉴别方法似已无必要。

3. 一些非造血系统的小圆细胞恶性肿瘤

当有发生骨髓侵犯时可表现出类似 ALL 的临床表现和实验室特征,如儿童常见的神经母细胞瘤或横纹肌肉瘤以及成人常见的尤文肉瘤或小细胞肺癌。在这些情况下如果能找到原发病,诊断并不困难,而对于那些没有原发病症的患者,则需对肿瘤细胞的免疫表型和基因重排进行检测从而为诊断提供依据。

4. 有一些良性经过的感染性疾病

由于患者亦可能出现发热、淋巴结肿大、脾大、血细胞减少及外周血出现异型淋巴细胞,因而需与

ALL 鉴别，如传染性单核细胞增多症，该病患者以发热、浅表淋巴结肿大、外周血中出现异常淋巴细胞为主要特征。骨髓象是鉴别的重要检查，ALL 患者含大量的白血病细胞，血清嗜异性凝集试验阴性，病程呈进行性恶化经过。有时传染性单核细胞增多症与 ALL 可共存。ALL 出现关节症状、发热伴贫血时也应与类风湿关节炎或系统性红斑狼疮等鉴别。

六、治疗

（一）诱导缓解

与 AML 一样，ALL 患者治疗的首要目的也是诱导完全缓解（CR），恢复正常造血。"分子学"或"免疫学"缓解的概念（白血病细胞少于1厉）正在替代传统的仅仅依靠原始细胞形态学标准的缓解概念。长春新碱（VCR）、糖皮质激素、门冬酰胺酶（左旋门冬酰胺酶，L-ASP）和一种蒽环类药物在目前大多数研究中是诱导缓解的基本治疗。随着化疗以及支持治疗的改进，儿童 AALL 的 CR 率可达 97%~99%，成人达 70%~90%。儿童 ALL 中，VP 方案（每周1次长春新碱及每天1次泼尼松）CR 率可达 80%~90%。当加入门冬酰胺酶和一种蒽环类药物，CR 率可达 95%，并且更有意义的是长期生存有明显改善。VP 方案成人 CR 率为 36%~67%，一般缓解时间仅有 3~7 月。与某些儿童 ALL 亚型不同，成人 ALL 需要加入一种蒽环类药物，CR 率可增加到 70%~85%，并且没有增加毒性，平均缓解时间延长。L-ASP 在成人研究中没有改善 CR 率，但有改善无病生存（DFS）的趋势。泼尼松（强的松）是最常用的糖皮质激素，地塞米松（Dex）具有较强的脑脊液穿透能力和长半衰期，用于诱导和维持治疗，在儿童 ALL 中对控制全身和门冬酰胺酶较泼尼松效果好。不同蒽环类药物中柔红霉素（DNR）、多柔比星（阿霉素）、米托蒽醌（Mit）并未证明哪种药物更具优越性，但柔红霉素应用最普遍。

理论上讲，更强的诱导缓解治疗所致的更快、更完全白血病负荷减少可以防止耐药细胞产生。有学者通过采用更多种药物进行强烈诱导，作为提高 CR 的一种方法。

（二）支持治疗

ALL 患者在确诊时，往往多伴有感染、出血、高尿酸血症等一系列合并症，在化疗进行之前应进行积极有效的治疗。

1. 抗感染

感染是多数 ALL 患者治疗中的主要问题，由于 ALL 患者在诊断时多伴有粒细胞缺乏，加之患者本身免疫功能缺陷或黏膜损害，极易合并感染。如果化疗之前不加以控制，化疗后可因骨髓抑制及免疫功能进一步下降而导致感染的扩散和加重，甚至导致患者的早期死亡。对于严重感染的患者，在其各种病原培养结果出来之前，应给予经验性的抗感染治疗，同时要注意预防其他条件致病菌的感染，对于体液免疫功能降低的患者，可静脉输注大剂量人血丙种球蛋白。

2. 止血

对于出血严重的患者，除了要关注血小板的数量外，还要注意凝血常规和纤维蛋白原的检测，对于合并有 DIC 的患者应尽早采用肝素钙治疗，由于门冬酰胺酶能使纤维蛋白原减少，故对于应用门冬酰胺酶治疗的患者，用药前应使纤维蛋白原水平提高至接近正常。

3. 碱化尿液

高尿酸性肾病是 ALL 化疗前和化疗过程中常见的合并症，如处理不当易导致急性肾功能衰竭，因而对于高尿酸血症的患者和白细胞较高的患者，在化疗前要给予足量的别嘌醇（300~600 mg/d）口服，同时应碱化尿液，对心功能正常的患者应给予足量的水化，使尿量保持在 100 mL/h 以上，对于已有肾功能损害的患者，化疗前应尽量采取措施恢复肾功能。

4. 降白细胞

对于高白细胞计数的 ALL 患者（大于 $100 \times 10^9/L$），在进行正规化疗之前，应使白细胞数降到 $50 \times 10^9/L$ 以下。常用的方法有白细胞单采术，但应注意要与小剂量 ETX 合用，否则有的患者在分离之后会出现白细胞数急剧升高引起肺栓塞和脑栓塞，如果没有条件进行白细胞单采术，对于 B-ALL 可考虑环磷酰胺 200 mg 静脉注射，每天1次连用 3~5 天，同时合用泼尼松 60 mg 连续5天，对于其他亚型

ALL可考虑用长春新碱0.75 mg/m² 静注1次和泼尼松30 mg/（m²·d）计7天，这一温和的治疗来降低白细胞数。

5. 纠正贫血

对于贫血症状重的患者，可以输注压积红细胞，提升Hb，改善机体缺氧状态，提高抗病能力，对于贫血伴有高白细胞计数的患者输注压积红细胞之前要降白细胞数，否则输注红细胞后可能会出现栓塞。

（三）化学治疗

成人ALL的化疗强调大剂量多种药物联合化疗，首先是诱导缓解治疗，其后是中枢神经系统白血病等髓外浸润的预防性治疗，达到完全缓解后则进行巩固和强化治疗，在强化治疗的间歇期应行维持治疗，总的治疗时间2～3年。

1. 诱导缓解

20世纪60～70年代初期就已证明多种药物包括长春新碱、泼尼松、柔红霉素、门冬酰胺酶和多柔比星（阿霉素）等对成人ALL有效，单剂治疗的完全缓解率为25%～50%，成人中联合应用长春新碱和泼尼松（VP方案）使缓解率提高到40%～60%，但仍明显低于儿童70%～90%的完全缓解率。现已证明如果在VP方案中加入一种蒽环类药物和（或）门冬酰胺酶，能使CR率升至70%～85%，常用的诱导缓解方案如下。

（1）DVLP方案：柔红霉素30～40 mg/m²，静脉注射第1～3天，第15～17天；长春新碱1.5 mg/m²，静脉注射第1、8、15、22天；泼尼松40～60 mg/m²，口服第1～14天，从15天开始逐渐减量至第28天停药；L-ASP 6 000 U/m²，静脉注射第19～28天。此方案4周为1个疗程，目前所有资料显示该方案1～2疗程达CR率为66%～94%，也是目前最常用的有效诱导方案。

（2）DVCF方案：在DVP方案中于第1天和第15天给予环磷酰胺600～800 mg/m² 静脉注射，而不用门冬酰胺酶，北京市白血病协作组采用此方案治疗成人ALL，CR率为90%。

（3）大剂量阿糖胞苷诱导治疗：1991年Arlin等利用大剂量阿糖胞苷（HdAra-C 3 g/m²×5天）联合米托蒽醌（6～10 mg/d×2天）、长春新碱（1～2 mg/d×1天）及泼尼松（强的松）（60 mg 1次/d×7天）治疗11例成人ALL，取得了100%的CR率，其中有2例为Ph ALL，随后Hoelzer等综合分析了多组以大剂量阿糖胞苷为主联合其他化疗药物治疗成人ALL的结果，认为HdAra-C主要适用于高危组ALL，而对于低危组ALL不主张在诱导缓解时采用HdAra-C。

2. 巩固和强化治疗

急性白血病患者通过诱导缓解治疗后，当达到CR时，体内仍存有10^9的白血病细胞。因此为了防止复发，延长缓解期，近年来利用巩固强化治疗，在成人ALL的治疗中已取得了明显的效果，一般认为巩固强化必须在缓解后立即进行，总的原则基本上是采用多药联合、交替序贯、剂量较大和防治中枢神经系统白血病。

大剂量阿糖胞苷或与其他化疗药物联合也用于急性淋巴细胞白血病患者的巩固治疗，中到大剂量。阿糖胞苷使用方法一般为：阿糖胞苷1～3 g/m² 每12小时1次，持续滴注，3～6天为1个疗程。

大剂量阿糖胞苷用于强化治疗的研究较多，但最合理剂量还不明确。虽然哪种亚型能够从中受益还不清楚，但在儿童B-ALL中效果良好，DFS大于80%，成人pre-B ALL DFS 50%～60%。对成人其他高危组，大剂量阿糖胞苷的价值尚待研究。大剂量阿糖胞苷的另外一种应用是预防和治疗CNS-L，因此对于高危成人ALL，尽管相关毒性大，大剂量阿糖胞苷仍然是一种合理选择。

中大剂量甲氨蝶呤单用或与其他化疗药物合用也用于成人ALL的巩固和强化治疗，其使用方法是0.5～3 g/m²，24小时持续静滴，并在滴完后12小时给予四氢叶酸解救，剂量为甲氨蝶呤的10%～15%。但应注意的是，大剂量甲氨蝶呤对B细胞系急性淋巴细胞白血病的疗效较为肯定，特别是对普通型急性淋巴细胞白血病。

异基因（Allo）或自体造血干细胞移植（Auto-SCT）也是一种强化治疗形式。

通常认为，成人ALL早期强化能够有效延长缓解期或防止复发。在MRC随机研究中，接受早期和后期强化的患者，复发危险降低。几项非随机研究也强烈提示强化治疗的益处，特别是年轻、没有接受强化治疗的患者治疗效果差。虽然在 GIMEMA 随机研究中，两个疗程强化方案没有比常规维持治疗显示出优势，但强化治疗现在几乎是所有成人 ALL 治疗中的一部分。

德国的一个多中心试验在巩固治疗中增加替尼泊苷和阿糖胞苷，2 年 CR 率为 40%，此方案尤其是对裸细胞型 ALL 的患者疗效较好。

巩固强化治疗的主要不良反应是骨髓受抑，患者出现粒细胞减少甚至粒细胞缺乏，从而合并严重的感染和败血症，死亡率可达 10%。特别是在老年患者死亡率更高，必须同时给予强有力的对症和支持治疗。

3. 维持治疗

成人 ALL 的维持治疗尚无统一的方法。但有学者发现维持治疗使白细胞计数低于 $3.5 \times 10^9/L$，其复发的危险性低于白细胞计数较高的患者。化学治疗累积剂量较低也与高复发率有关。目前常用的药物为巯嘌呤和甲氨蝶呤，其次为环磷酰胺、阿糖胞苷、长春新碱和泼尼松，这些药物可以单药持续应用，也可多种药物序贯治疗，常用方法是巯嘌呤 75 mg/m^2 口服，每天 1 次，甲氨蝶呤 20 mg/m^2，口服每周 1 次，维持治疗需要多长时间，也是一个有争议的问题，大多数人主张维持治疗需 1~2 年。

最近研究显示，巯嘌呤剂量强度是影响治疗效果最重要的药物学因素，而且晚上服用效果较好，最好一次给予。抗代谢治疗不应该仅仅因为肝功异常而停止，因为这种肝功异常是可以耐受的，并且是可逆的。间歇加用 VP 方案改善了以抗代谢药为基础的维持治疗效果。

长期维持治疗可增加缓解期死亡率，这些死亡以现在的治疗手段并不能完全避免。一些研究认为，整体生存的改善更倾向于增加治疗强度而不是延长治疗时间，所以目前更注重维持治疗中的定期强化，即在维持治疗阶段加用 1~2 个疗程与最初诱导缓解相同的药物或具有足够强度、能使初治 ALL 患者 CR 的方案。重新诱导治疗在防止复发方面可能更有效。CCG 的研究中，这种治疗方法使复发或白血病死亡率明显降低，改善了 OS，长期 DFS 提高大约 4%。维持治疗期间交替使用非交叉耐药药物，进一步改善了标危或高危的预后。但意大利 GIMEMA 研究提示早期足够的强化治疗后，维持治疗的强度对生存没有影响。

现在更强调个体化治疗，即根据危险因素制定治疗策略，对具有不同危险因素的患者采取不同治疗。残留白血病细胞的增殖和分化潜能是指导维持治疗的另一种重要因素。例如成熟 B-ALL，由于增殖迅速，短疗程的治疗已经非常有效。

但对于具有低增殖潜能的细胞，可能需要长期治疗。分子生物学技术如 PCR 的应用，可能有助于阐明这个问题。一旦鉴定出患者特异的克隆改变，则可以根据残留病的程度指导治疗强度和持续时间。

（四）造血干细胞移植

造血干细胞移植（SCT）是成人 ALL 极为重要的强化治疗手段，是高危患者治愈的主要方法，也是复发难治患者挽救性治疗的重要选择。根据干细胞的来源可分为异体移植（Allo-SCT，亲缘和非亲缘）和自体移植（ASCT），按预处理方案的强度可分为清髓性和非清髓性移植。Allo-SCT 可诱导移植物抗白血病（GVL）作用而降低复发，但移植并发症多，移植相关死亡（TRM）率高。ASCT 的并发症少，TRM 率低，但复发率也高。国外多项临床随机比较研究认为，成人 ALL 自体移植的疗效并不优于常规化疗。成人高危 ALL 采用 Allo-SCT 能取得比常规化疗更好的疗效，但对标危组能否从中获益还不太清楚。Allo-SCT 的疗效主要取决于患者的年龄和白血病缓解状态。20 岁以下患者的长期 LFS 率可达 62%，而大于 20 岁者仅 48%。CR1 期移植的疗效较好，而二次或二次以上缓解（≥CR2）的患者和复发难治患者的移植疗效明显减低。一般认为，≥CR2 的成人 ALL 仍应推荐 Allo-SCT，如无合适的同胞或非亲缘供者，可考虑试验性非清髓性移植、脐血干细胞移植或半倍体移植。

成人 ALL 异体干细胞移植虽然已有了相当的经验，但移植的最佳时机、最佳预处理方案和最佳程序等仍不明确。德国 GMALL 认为高危患者应于诊断后 3~4 个月内进行移植，未取得分子缓解的标危患者和复发后再次取得 CR 的成人 ALL 也推荐移植。首选 HLA 配型相合或仅 1 个位点不相合的同胞供者移植，也可选择 HLA 配型相合或仅 1 个位点不相合的非亲缘供者移植；如无以上合适的供者，还可考虑脐血移植、半倍体移植或非清髓性移植。预处理方案多种多样，但一般都含 TBI。国际骨髓移植登记处（IBMTR）一项报告认为 VP-16 联合 TBI 的预处理方案有一定优势。移植前去除 T 细胞是否有益尚无定论，应按各临床中心的自身经验来决定。

七、预后

与 ALL 相关的预后因素很多，各个作者限于观察病例数的多少、观察时间的长短不一，病例采集的非随机性，统计学处理方法不一致，以及使用的治疗方案、治疗强度不统一等，提出的预后因素不全相符。目前确立和较为公认的预后因素有以下各项。

1. 年龄

年龄是主要预后因素之一。发病时年龄为 1～10 岁预后最好，< 1 岁的婴儿生存最差。成人随年龄增长缓解率逐渐下降（15～25 岁为 92%，25～60 岁为 77%，> 60 岁为 55%），缓解、生存时间更依次明显缩短。< 1 岁或成人预后差还因为该年龄段患者多合并其他高危因素如高白细胞数，L2 型多见，髓外及 CNS 浸润多见，常伴非高二倍体核型和不良染色体易位（婴儿为累及 MLL 位点的 11q23 异常，成人为 Ph）。

2. 白细胞数

对各年龄组患者的缓解率、缓解生存时间都是最重要的决定因素。诊断时白细胞和原始细胞数与缓解时间呈线性负相关，白细胞 < 10×10^9/L 疗效最好，> 50×10^9/L 预后多差，> 100×10^9/L 则更差，高白细胞时合并髓外浸润多，容易发生骨髓、CNS 和睾丸复发。现认为高白细胞（> 30×10^9/L）主要是 B-ALL 的不良预后因素，以标准方案治疗，长期缓解少见，但对 T-ALL 似乎影响不大。

3. 达缓解时间

对缓解时间长短有重要、独立的预后意义。诱导治疗 14 天内达完全缓解（CR）的患者有更多机会获得长期缓解；治疗 > 4～6 周才逐渐达到 CR 者，由于治疗过程中未能迅速有效地减少体内白血病细胞负荷，容易产生耐药克隆而复发率高，CR 期一般较短。

4. 髓外浸润

白细胞数显著增高的患者常同时伴有明显的髓外浸润，二者均代表体内白血病细胞高负荷，故有类似的预后意义。显著的肝、脾、淋巴结肿大不利于缓解生存，但轻中度肿大则无碍预后；诊断时合并纵隔肿块是明显不良特征，但有纵隔肿块的患者因常并见其他高危因素（高龄、高白细胞数、巨脾、Ph 等），分析认为不是一个独立的预后因素；无论儿童、成人，初诊时出现 CNSL，通常 CR 率低，复发率高，生存短。

5. FAB 亚型

其预后价值有争议。一般认为儿童 L1 的预后优于 L2 型，成人 L1 与 L2 型无异，L3 型则不易缓解，生存时间短，但近年采用短程治疗，实际转归有明显改善。

6. 免疫学亚型

由于治疗策略的更新和强化疗的应用，ALL 免疫表型的预后意义近年也随之发生较大改变。

第四节　急性混合细胞白血病

急性混合细胞白血病（MAL）又称急性杂合性白血病（HAL），是一种髓细胞系和淋巴细胞系共同受累且达到一定积分的急性白血病。该病与髓系抗原表达的急性淋巴细胞白血病（MY⁺ALL）和淋系抗原表达的急性髓系白血病（LY⁺AML）不同，是一种少见的具有独特临床及生物学特征的急性白血病。随着免疫标记及遗传学技术的不断发展，其发病率有增高趋势，占急性白血病的 3%～20%。本病临床可见程度不等的贫血、感染、出血及浸润表现，治疗疗效差，预后不佳。

一、病因

人类白血病的确切病因至今未明,许多因素可能和白血病发生有关。病毒可能是主要因素,此外尚有电离辐射、化学毒物或药物遗传因素等。

(一)病毒

已证实鸡、小鼠、牛和长臂猿等动物的自发性白血病组织中可分离出白血病病毒,为一种反转录病毒,在电镜下大多呈 C 型。人类白血病的病毒病因研究已有数十年历史,但至今只有成人 T 细胞白血病肯定是由病毒引起的。1976 年日本高月清首先报道成人 T 细胞白血病或淋巴瘤(ATL),以后的流行病学调查发现在日本西南部、加勒比海区域及中部非洲为高发流行区。1980 年在 ATL 细胞系中发现 ATL 相关抗原并在电镜下发现了病毒颗粒。美国 Gall 和日本的日昭赖夫分别从患者培养细胞株中分离出 C 形反转录 RNA 病毒,分别命名为 HTLV-Ⅰ和 ATLV,以后证实二者是一致的,这是对人类白血病病毒病因研究的重大贡献。ATL 高发区也是 HTLV-Ⅰ感染的高发区。HTLV-Ⅰ具有传染性可通过乳汁母婴传播,通过性交和输血传播。其他病毒如 HTLV-Ⅱ和毛细胞白血病,EB 病毒和 ALL-L3 亚型的关系尚未完全肯定,其他类型白血病尚无法证实其病毒病因,并不具有传染性。

(二)电离辐射

电离辐射有致白血病作用。其作用与放射剂量大小和照射部位有关,一次大剂量或多次小剂量照射均有致白血病作用,全身照射特别是骨髓受到照射,可致骨髓抑制和免疫抑制,照射后数月仍可观察到染色体的断裂和畸变。1945 年日本广岛和长崎遭原子弹袭击后幸存者中发生白血病数较未辐射地区高 30 倍和 17 倍。放射治疗强直性脊柱炎和 ^{32}P 治疗真性红细胞增多症,白血病发生率均较对照组为高。据我国 1950—1980 年调查,临床 X 线工作者白血病发病率 9.60/10 万(标化率 9.67/10 万),而其他医务人员为 2.74/10 万(标化率 2.77/10 万),放射可诱发急性非淋巴细胞白血病(ANLL)、急性淋巴细胞白血病(ALL)和慢性粒细胞白血病(CML),并且发病前常有一段骨髓抑制期,其潜伏期为 2~16 年。诊断性照射是否会致白血病尚无确切的根据,但孕妇胎内照射可增加出生后婴儿发生白血病的危险性。

(三)化学物质

苯致白血病作用比较肯定,苯致急性白血病以急粒和红白血病为主。苯致慢性白血病主要为 CML。烷化剂和细胞毒药物可致继发性白血病也较肯定,多数继发性白血病是发生在原有淋巴系统恶性肿瘤和易产生免疫缺陷的恶性肿瘤经长期烷化剂治疗后发生,发病间隔 2~8 年,化疗引起的继发性白血病以 ANLL 为主,且发病前常有一个全血细胞减少期。多年来国内陆续报道乙双吗啉致继发性白血病例,该药用于治疗银屑病是一种极强的致染色体畸变物质,服乙双吗啉后 1~7 年发生白血病。

(四)遗传因素

某些白血病发病与遗传因素有关。单卵双胎如一人患白血病另一人患白血病的机会为 20%。家族性白血病占白血病例总数 0.7%,偶见先天性白血病。某些遗传性疾病常伴较高的白血病发病率包括 Down、Bloom、Klinefelter、Fanconi 和 Wiskott-Aldrich 综合征等,如 Down 综合征急性白血病发生率比一般人群高 20 倍。上述多数遗传性疾患具有染色体畸变和断裂,但绝大多数白血病不是遗传性疾病。

二、发病机制

研究资料表明,MAL 与 AML 或 ALL 发病机制不同之处在于:①系早期造血细胞恶性变所致,因本病患者造血干、祖细胞标志性抗原 CD34 高表达,部分患者因髓性白血病细胞存在 TdT,一种来源于 B、T 和白血病淋巴细胞的核苷酶,表明患者可能存在含早期分化相关抗原的多能干细胞受累;②因某些内在或外在因素导致细胞分化异常而发生髓系或淋系列转化。

三、临床表现

本病各年龄组均可发病,具有贫血、出血、感染及浸润等白血病常见临床特征,但与 AML 或 ALL

相比，以下表现更为突出：①发病时白细胞增高者较多，高白细胞综合征较易见；②髓外浸润表现明显，如睾丸、中枢神经系统受累，肝、脾淋巴结肿大者较多见；③多种标准治疗方案无效，复发率高，疗效差。

常见临床表现：

（1）感染、发热是常见的并发症：可以出现肺部感染、皮肤黏膜感染等。

（2）并发中枢神经系统白血病：表现为颅内压增高、颅内出血，脑实质受压及脑神经麻痹。

（3）并发睾丸白血病：可表现为无痛性肿大、局部变硬、可呈结节状、阴囊皮肤色泽改变等。

（4）此类型白血病白细胞增高者多，易合并高细胞综合征。

四、诊断

（一）诊断标准

1987年Gale和Ben-Bassat提出了MAL诊断标准主要是使用细胞化学形态学（Auer's小体）、免疫学及免疫球蛋白重链基因重排和T细胞受体基因重排等技术。近来国内外均采用白血病免疫学特征欧洲协作组（EGIL）1994年制定的MAL诊断标准，诊断双表型必须有一个细胞同时表达髓系及淋系标志。需指出的是，仅异常表达个别次要非本系列相关抗原者不能诊断MAL而应诊断为伴有淋巴细胞系相关抗原阳性的急性髓系白血病（Ly$^+$AML）或伴髓系相关抗原阳性的急性淋巴细胞白血病（MY$^+$ALL）。EGIL积分系统分型2分、1分和0.5分。目前比较肯定是：B系CD79a、cyIGM、cyCD22 CD19、CD10、CD20 TdT、CD24；T系CD3、TCRα/β、TCRγ CD2、CD5、CD8、CD10 TdT、CD1a；髓系MPO CD13、CD33、CD14、CD15、CD117。积分系统的系属最低积分为2分。

（二）分型

MAL分类尚未统一，目前可根据受累细胞来源与免疫表达不同分为四种不同类型。

（1）双表型：白血病细胞较均一，患者白血病细胞同时表达髓细胞系和淋巴细胞系特征，即单个白血病细胞同时表达髓系和淋巴细胞系，组织化学及免疫标记特征，且细胞计数≥10%。

（2）双克隆型亦称双细胞系型：白血病细胞具有不均一性。其中一部分白血病细胞表达髓系特征，另一部分则表达淋系特征。两类细胞分别来源于各自多能干细胞。需限定只有当两类细胞并存，或在半年内相继发生，方属此型。

（3）双系列型：与双克隆型类似，但这两类细胞来源于同一多能干细胞。

（4）系列转变型：指白血病细胞由一种表现型转变为另一表现型（病程多在半年以上发生转变），白血病化疗可能是导致系列转化（如淋系→髓系，或髓系→淋系）最重要因素之一。

五、实验室检查

（一）外周血

血红蛋白下降明显，多为中度至重度，白细胞增高者（WBC > 10×10^9/L）较多见，多数患者发病时可见血小板减少。血涂片可见白血病细胞较均一，类似于AML或ALL原始和幼稚细胞形态特征；白血病细胞亦可不均一，即外周血视野分别存在粒细胞样和淋巴细胞样原始及幼稚细胞。

（二）骨髓象及化学染色特征

根据形态学及细胞化学染色常将本病诊断为AML或ALL。骨髓细胞形态学发现白血病细胞可为均一性或不均一性，呈现髓系和（或）淋系特征，部分病例可见Auer小体。

（三）细胞免疫标记

可采用免疫组化和流式细胞仪检测。流式细胞术已广泛应用于临床以检测HAL的免疫标记如T淋巴细胞以CD3最为特异，特别是胞质CyCD3先于膜表达（MCD3）；CyCD22现认为是B-ALL最敏感的标志，在AML均未见CyCD22表达。近来发现CD20是B-ALL较可靠的表达之一，而抗MPO则是髓系最可靠的标志之一。此外CD13和CD33也是粒细胞系一线诊断标志。

（四）细胞遗传学

本病细胞遗传学变化较为复杂，较常出现的染色体改变有t（9；22）、-5/5q-、inv（16）11q23、

t（8；21）等。Cuneo等回顾性分析HAL染色体变异资料发现t（15；17）、inv（16）及-5/5q-和/或-7/7q-常见于含T淋巴细胞特征的AML，t（8；21）（q22；q22）、t（q；22）及11q23重排多见于含B淋巴细胞特征的AML，而t（9；22）、t11q23和14q32（无免疫球蛋白重链基因重排）则见于含髓系标志的ALL。

（五）其他

根据临床表现、症状体征选择胸片、CT、MRI、B超、心电图等检查。

六、治疗

（一）加强支持疗法

输注浓缩红细胞、输注机采血小板和应用细胞因子及抗感染等。

（二）VCAAP方案诱导治疗

长春新碱（VCR）1.5～2 mg/d，化疗第1、8、15、22天；环磷酰胺（CTX）600～800 mg/m^2，化疗第1、15天；阿霉素（ADR）15～20 mg/m^2，第1、8、15、22天；阿糖胞苷100 mg/m^2，第8～14天；泼尼松1 mg/（kg·d），第1～28天。

（三）DA方案

柔红霉素（DNR）40 mg/m^2，化疗第1～3天；阿糖胞苷100～150 mg/（kg·d），化疗第1～7天。

（四）采用难治和复发的AL的治疗方案

Flag方案。氟达拉滨30 mg/（kg·d），化疗第1～5天；阿糖胞苷2～3 g/（kg·d），化疗第1～5天。

（五）骨髓移植或外周血造血干细胞移植

由于该类型预后差，一旦获得缓解，应及早行异基因造血干细胞移植。

七、预后

MAL预后不佳可能与免疫标记有一定的关系，资料表明伴低分化细胞相关抗原CD34、HCL或CD7表达者对治疗反应差，含CD4$^+$患者预后亦较差，同时CD14$^+$和CD7$^+$同时出现者预后更差，研究表明，HCL染色体对预后有较大的影响。如有Ph染色体、11q23重排及+13者，均预后不良，而t（4；11）则被认为与白血病细胞、脾大及预后不良有关。

第六章 淋巴瘤

第一节 恶性淋巴瘤

一、概说

恶性淋巴瘤是发生于淋巴结和淋巴结外淋巴网状组织的恶性肿瘤，发病率占小儿恶性实体瘤的第一位，多发于 5～12 岁儿童。病因至今未明，病毒感染、免疫缺陷及遗传因素异常是发病的重要因素。接受肾移植并用免疫抑制可诱发，或可因淋巴结长期反复发作非特异性反应性增生而激发。临床以浅表淋巴结无痛性进行性肿大或伴发热、消瘦及肝脾肿大为特征。根据瘤组织细胞特点可分为霍奇金病（HD）和非霍奇金病（NHD）两大类。

根据淋巴瘤的表现，相当于中医"痰核""恶核""石荣""石疽""瘰疬"的范畴。

二、病因病理

淋巴瘤的病机中医认为，寒湿之邪内侵，久郁化火，灼津为痰，痰火交织结为肿块。或肝郁气滞，脾虚生湿，日久化热，湿热焦灼成痰，停留经络血脉之中，故临床上见瘰疬成串。病情发展毒陷阴分侵入脏腑，在不同的脏腑久而出现不同的症状：侵及肠胃表现为食少便溏，腹部疼痛多表现为隐痛，严重可有便血；侵及肺脏可出现咳嗽或痰血；侵及肾脏有尿血，甚至水肿；侵及脑部表现神志异常，甚至昏迷。本病耗伤气血津液可出现发热、贫血、多汗、皮肤瘙痒。本病初期在表多见实证，日久侵及阴及内多为虚证。

三、诊断

（一）详细询问病史

包括首发症状、淋巴结肿大出现的时间与以后的增大速度、有无全身症状，如发热、盗汗、皮肤瘙痒、消瘦等，非霍奇金淋巴瘤，应询问有无消化道症状等。

（二）症状

以发热、消瘦（体重减轻 10% 以上）、盗汗等较为常见，其次有食欲减退、易疲劳、瘙痒等。全身症状和发病年龄、肿瘤范围、机体免疫力等有关。老年患者免疫功能差或多灶性起病者，全身症状显著。在病变相应处可呈现多样化的临床症状；如纵隔淋巴瘤出现上腔静脉压迫综合征，胸膜浸润，可出现胸水，患者胸闷、憋气。发生在咽喉部位的淋巴瘤可出现咽痛、吞咽困难。发生在鼻腔，可有鼻出血、鼻塞、头痛、耳鸣等症状。发生在胃肠道的淋巴瘤可出现腹痛、腹胀、胃脘部疼痛不适、恶心、呕吐、出血、便秘或梗阻症状。

（三）体征

1. 淋巴结肿大

由于病变部位及范围的不同，淋巴瘤的体征表现变化多端。原发病变可见于淋巴结也可见于淋巴结以外的器官，如扁桃体、鼻咽部、胃肠部、脾脏、骨骼及皮肤等处结外病变，尤多发于非霍奇金淋巴瘤。淋巴结肿大为本病特征，浅表淋巴结的无痛性、进行性肿大常是首发表现，尤以颈部淋巴结为多见，其次为腋下，首发于腹股沟或滑车上的较少。淋巴瘤有的表现为深部淋巴结肿大，如纵隔、腹膜后及腹腔淋巴结肿大。

2. 肝脾肿大

多见于霍奇金病，其他淋巴瘤晚期亦可见肝脾肿大。

（四）实验室检查

1. 外周血象

贫血见于晚期或合并溶血性贫血者。白细胞除骨髓受累之外一般正常，嗜酸性粒细胞增多，以 HD 常见，约有 1/3 HD 患者淋巴细胞绝对值减少。浆细胞和 Reed Sternberg 细胞偶可见于周围血。血小板下降提示有骨髓受累，或继发于脾功能亢进。有部分淋巴瘤合并白血病，有急性淋巴细胞白血病样血象，外周血白细胞计数和分类计数、血 LDH、血 β_2 微球蛋白升高有一定的相关性。

2. 骨髓象检查

淋巴瘤患者进行骨髓细胞学检查对其临床分期和预后判断有重要意义。淋巴瘤骨髓象增生活跃，粒细胞与巨核细胞增生，嗜酸性粒细胞有轻度增生，浆细胞增生显著，3% 患者可见特征性的巨网细胞（Reed Sternberg 细胞）。如果并发白血病，有急性淋巴细胞白血病样骨髓象。

（五）CT 及 PET-CT 检查

CT 能精确小肠淋巴瘤，肠壁浸润及与邻近结构的关系；肠壁增厚伴有肠腔的动脉瘤样扩张是淋巴瘤的主要特征性表现，可作为定性或高度提示淋巴瘤的指标；准确辨认淋巴瘤的 CT 表现，不仅有助于病变的定位、定性及鉴别诊断，而且在临床术前分期、疗效判断等方面有着重要的作用，CT 是一种有价值的检查方法。如肠系膜、腹膜后、胰周、肝门、腹主动脉等处的淋巴结。CT 还能发现脏器等病变，特别是肾实质病变，更易发现直接的结外侵犯。胸部 CT，有时对膈脚、纵隔病变以及气管旁、肺门和主动脉窗旁等淋巴结肿大的诊断也有裨益。PET-CT 能看出病灶的具体位置及病变性质。

（六）X 线检查

通过 X 检查可以发现肺门、纵隔及肺内有无病变，骨骼有无受损及破坏。消化道造影及肾盂造影可了解消化道及泌尿系统的病变。现在临床上以 CT 检查为多。

（七）B 超检查

可检查浅表淋巴结如颈部、腋窝、腹股沟淋巴结，查有无融合、血流状况。了解腹腔淋巴结的大小、肝脾大小、有无浸润性病变。

（八）病理检查

病理检查是明确诊断的唯一方法，可以取浅表淋巴结活检或淋巴结穿刺获得活组织进行病理检查，也可通过破腹探查取得活组织进行病理检查。

四、鉴别诊断

（一）恶性淋巴瘤与淋巴反应性增生的鉴别

淋巴结组织良性反应性增生（RH）与恶性淋巴瘤（ML）的组织学鉴别诊断一直是临床病理诊断中的难题，误诊率高达 10% ~ 30%，尤其是在基层医院病理工作者更为严重。免疫组化有助于鉴别。

（二）与淋巴结核、淋巴结转移癌、传染性单核细胞增多症相鉴别

恶性淋巴瘤出现淋巴结肿大应与淋巴结核、淋巴结转移癌、传染性单核细胞增多症相鉴别，主要靠病理检查明确诊断。

（三）淋巴瘤与慢性淋巴结炎相鉴别

慢性淋巴结炎多有明显的感染灶，且常为局灶性淋巴结肿大，有疼痛及压痛，一般不超过 2 ~ 3 cm，抗感染治疗后可缩小。临床上易误诊为恶性淋巴瘤的是有些儿童反复扁桃体炎发作，因菌血症而致全身浅表淋巴结肿大，用手触诊时，扁桃体常较恶性淋巴瘤侵犯的扁桃体质地略软，有时可挤出脓栓。这些儿童的淋巴结常因发热而肿大，热退后又有缩小，可存在多年而不发展。但这些都不能看作绝对的，某些恶性淋巴瘤特别是 HD，也可有周期性发热和淋巴结增大、缩小的历史，所以应当全面考虑。

（四）其他

小肠淋巴瘤发热应与肠伤寒相鉴别，淋巴瘤出现高烧应与败血症相鉴别，胃肠道淋巴瘤应与胃肠癌相鉴别。

五、并发症

（一）胃肠穿孔

见于胃及小肠淋巴瘤患者，因化疗后肿瘤组织坏死引起穿孔。出现急腹症，造成休克甚至死亡。

（二）感染

由于肿瘤广泛转移或多次化疗粒细胞减少，免疫功能下降，患者易反复感染发高烧，引起败血症而危及生命。

（三）出血

肿瘤晚期侵及骨髓、脾脏，加上脾功能亢进，出现血小板减少可发生全身多处出血，如皮下出血、黏膜出血、鼻血、便血等，恶性淋巴瘤晚期常合并弥散性血管内凝血（DIC）。

（四）巨脾症

淋巴瘤晚期的患者，出现巨脾症、造成脾破裂大出血而危及生命。

（五）其他并发症

有皮肤非特异性损害，常见的有皮肤瘙痒症及痒疹。瘙痒症在霍奇金病较为多见，占85%。儿童非霍奇金淋巴瘤常有中枢神经系统合并症。少数合并有胸腹水。

六、中医证治枢要

痰毒内结是恶性淋巴瘤的基本病理特性，其病机转变是外窜筋经，内伤脏腑。所以中医治疗原则每以软坚散结、化痰解毒为基本大法。化痰有温阳化痰或疏化皮里膜外之痰，或清化热痰。

淋巴瘤为全身广泛性疾病，且病情复杂多变，痰毒内结后极易化热伤阴，耗气伤血，病程日久必致脏腑功能损伤，累及肝肾或心包。所以本病的中医治疗，要善于动态了解病情变化。随机采用不同的治疗法则，包括化痰散结、清热解毒、养血润燥、滋补肝肾等，以策两全。

七、辨证施治

（一）痰湿凝聚

1. 主症

颈项部及腋下硬结，不痛不痒，皮色不变，难消难溃，神疲乏力，面色少华，小便清长，大便溏；舌质略淡，苔白腻，脉沉细。

2. 治法

化痰散结，化湿解毒。

3. 处方

阳和汤加减。

熟地15 g，肉桂5 g，白芥子15 g，党参、鹿角片、炮姜各5 g，贝母10 g，夏枯草10 g，海藻10 g，牡蛎30 g，鹿角胶10 g，天南星6 g。

4. 阐述

本证为淋巴瘤的早、中期患者，治疗以化痰散结为主，其痰多为寒湿所为，当此之时非麻黄不能开其腠理，非肉桂、炮姜，不能解其寒凝。腠理一开，寒凝一解，气血乃行，毒随之见消。化痰浊非白芥子、皂角刺、天南星等不能驱逐消散。更用夏枯草以增消肿散结之功。鹿角胶、熟地养精血以助温化之力。如肿物较大可加用土贝母、土茯苓、穿山甲以加重化痰解毒，散结消肿之作用。如气虚明显可加生黄芪、党参、白术、茯苓益气健脾之品。

（二）气郁痰结

1. 主症

胸闷不舒，两胁作胀，脘腹结块，颈、腋下、腹股沟等处痰核累累，皮下硬结，形体消瘦。舌质淡红，苔薄白，脉沉弦或弦滑。

2. 治法

疏肝解郁，化痰散结。

3. 处方

舒肝溃坚汤加减。

夏枯草 10 g，浙贝 10 g，香附 10 g，石决明 15 g，当归 10 g，白芍 15 g，青皮 10 g，柴胡 10 g，川芎 10 g，姜黄 10 g，穿山甲 15 g，僵蚕 10 g。

4. 阐述

此证为肝郁气滞，夹痰阻滞之象，多见于Ⅲ期淋巴瘤，常伴有肝脾肿大。方中香附、柴胡、青皮等疏肝解郁，当归、芍药、川芎、红花、姜黄养血柔肝，活血通络。若欲加强化痰软坚之力，可加黄药子、山慈菇、生半夏、海藻、猫爪草等。

（三）痰瘀互结

1. 主症

胸闷胸痛，或局部有固定性疼痛，心悸气短，面浮唇青，脘腹结痛，颈腋及腹股沟等处结块累累。舌有瘀斑，苔薄黄；脉弦滑。

2. 治法

活血祛瘀，化痰散结。

3. 处方

血府逐瘀汤加减。

夏枯草 30 g，浙贝 10 g，连翘 10 g，生地 9 g，当归 9 g，桃仁 12 g，红花 9 g，枳壳 6 g，牛膝 9 g，川芎 5 g，赤芍 6 g，甘草 3 g，桔梗 5 g。

4. 阐述

方中桃仁、红花、川芎、赤芍、当归活血祛瘀；当归又补血，使祛瘀不伤好血；柴胡、枳壳、桔梗、牛膝升降并用，调畅气机，使气行则血行，活血祛瘀，桔梗不仅开宣肺气，还可载药上行至胸中；夏枯草、浙贝化痰散结。胸痛较重加延胡索、生蒲黄、五灵脂，气短加生黄芪、太子参，心悸加柏子仁。

（四）血燥风热

1. 主症

咽痛，口干舌燥，尿黄，大便干结，皮下红斑硬结，皮肤瘙痒。舌红，苔黄，脉沉细数或弦数。

2. 治法

养血润燥，疏风解毒。

3. 处方

清肝芦荟丸加减。

生地 15 g，当归 10 g，杭白芍 15 g，川芎 10 g，青皮 10 g，海蛤粉 15 g，昆布 10 g，牙皂 10 g，芦荟 10 g，天花粉 30 g，沙参 30 g，女贞子 15 g，丹皮 10 g，牛蒡子 10 g，刺蒺藜 15 g。

4. 阐述

此证多见于皮肤的T细胞淋巴瘤，但其他类型的淋巴瘤所表现的皮肤症状亦可见到此证，主要表现为血虚内燥，风热瘀毒。方中生地、当归、白芍、川芎养血补血；沙参、天花粉、女贞子生津润燥；蛤粉、昆布、牙皂化痰散结；方中芦荟、丹皮凉血解毒，恰到好处；牛蒡、刺蒺藜清热祛风。如血热皮痒较重可适当加白鲜皮、地肤子、紫草、赤芍等凉血解毒，祛风止痒。

（五）肝肾阴虚

1. 主症

潮热盗汗，五心烦热，腰酸腿软，纳呆乏力，形体消瘦，面色无华，全身多处淋巴结肿大，质硬。舌质淡红，苔薄白，脉细数无力。

2. 治法

补养气血，健脾补身。

3. 处方

和荣散坚丸加减。

人参10 g，白术10 g，茯苓10 g，甘草10 g，当归10 g，白芍15 g，熟地15 g，红枣10 g，黄芪20 g，女贞子15 g，菟丝子15 g，山萸肉15 g，补骨15 g，生山药15 g，海蛤粉30 g，浙贝10 g。

4. 阐述

本证为晚期淋巴瘤的常见证候，治疗不宜过于攻伐，以免伤正。方中当归、白芍养血；生黄芪、人参、白术、茯苓、山药益气健脾；女贞子、菟丝子、补骨脂、熟地、山萸肉滋补肝肾；海蛤粉、浙贝化痰散结。补法也应根据患者所表现的不同证候，本着辨证的原则灵活应用。气血亏虚加八珍汤，阴虚盗汗用六味地黄丸加煅龙骨、煅牡蛎、浮小麦、五倍子等，阴虚内热加青蒿、鳖甲、地骨皮，血虚加鹿角胶、紫河车、阿胶、何首乌、鸡血藤等。

八、特色经验探要

（一）关于消肿散结

恶性淋巴瘤的硬核既是症状特征也是病理产物。从病因病机来看，总责于痰湿凝滞，因此消核多从痰湿入手，选用药物随病程而有不同的配伍。初用温阳开结，化痰降浊之药，如白芥子、天南星、半夏、商陆之类以温化寒痰。随症情的发展，肿瘤渐大，质地趋坚硬，治疗宜选用软坚散结之品，如夏枯草、猫爪草、昆布、海藻、穿山甲、土贝母、土茯苓。病程日久，痰毒化热，此时在化痰软坚的基础上加清热解毒之剂，如七叶一枝花、白花蛇舌草、半枝莲、石上柏、羊蹄根、芦荟、狗舌草等。若热毒伤阴，阴津亏乏可加用天花粉、天冬、石斛、生地等。此等系列用药，既辨证又辨病，用之确切，每可获效。

（二）关于化疗时的中药治疗

恶性淋巴瘤是对化疗敏感的肿瘤，首次化疗疗效较好。但是在化疗的同时也影响正常细胞和组织，首先是消化道的反应，因此在化疗的同时依靠中药保护胃肠功能，随着化疗的疗程增加，还会引起血细胞的减少、乏力、内脏功能损伤，所以中药治疗以扶正为主，在辨证的基础上保护胃肠功能、维持血象、保护免疫功能；健脾和胃，滋补肝肾为中医治疗的主要法则。

（三）关于放射治疗的中药治疗

恶性淋巴瘤对放疗也同样非常敏感，而且放射范围大，剂量电大，所以不良反应也比较大。放疗，中医认为是毒热之气，易伤人的阴液，耗损脾气。中医治疗宜益气养阴，健脾和胃。常用药物：生黄芪、沙参、玄参、麦冬、石斛、天花粉、女贞子、旱莲草、陈皮、竹茹、姜半夏等。关于放疗，如果出现放射性肺炎，表现咳嗽少痰、发热、气短、胸闷等症状，中医宜用养阴清肺，润肺止咳，常用药物：沙参、麦冬、天冬、石斛、杏仁、桔梗、百部、百合、枇杷叶、金银花、连翘、黄芩、贝母、锦灯笼等。

九、西医治疗

（一）手术治疗

局限在体表结外病变，可以考虑手术。原发性胃肠道恶性淋巴瘤应强调手术治疗，可明确病变部位、切除病变组织和制订治疗计划，淋巴瘤的切除率较癌肿要高；胃淋巴瘤可行胃部次全切术，全胃切除应慎用。肠道淋巴瘤则可切除局部病灶肠管及相应系膜。对于切除不尽的瘤体，可于术中加银夹固定，以便术后放疗。原发于肾脏、膀胱、睾丸、卵巢和子宫等器官的恶性淋巴瘤均宜早期手术切除，脾脏恶性淋巴瘤应手术治疗。手术后再考虑化疗或放射治疗。

（二）放射治疗

Ⅰ、Ⅱ期 HD 单纯放疗时可行斗蓬野，预后好的临床Ⅰ、Ⅱ期 HD 则应考虑次全淋巴结照射。如行综合治疗应在 2～4 周期联合化疗后仅行受累野或斗蓬野照射，预后好。Ⅲ、Ⅳ期大多采用化疗。若治疗前病灶大于 7～10 cm 或化疗后病灶不能全消的患者，可以加用局部放疗，预后不良。用 ABVD 化疗后对局部或残留病灶放疗。

儿童的 HD Ⅱ、Ⅲ、Ⅳ期化疗后有残留病灶应加放疗。

（三）化学药物治疗

化学治疗对淋巴瘤患者是非常重要且有效的治疗方法，常用的化疗药物有环磷酰胺、氮芥和苯丁酸氮芥、甲氨蝶呤、阿糖胞苷、依托泊苷（VP-16）、长春新碱和长春碱、多柔比星、表柔比星、博来霉素、顺铂、丙卡巴肼、盐酸米托蒽醌、泼尼松、甲泼尼龙、地塞米松等。

常用联合化疗方案如下。

1. 霍奇金病的化疗方案

目前常用方案有 CHOP、ABVD 等。

（1）CHOP 方案。

环磷酰胺（CTX），750 mg/m^2，静脉注射，第 1 天。

多柔比星（ADM），50 mg/m^2，静脉注射，第 1 天。

长春新碱（VCR），1.4 mg/m^2，静脉注射，第 1 天。

泼尼松（Pred），60 mg/m^2，口服，第 1～5 天。

每 21 天为一周期，连用 6 个周期。

（2）ABVD 方案。

多柔比星（ADM），25 mg/m^2，静脉注射，第 1 天。

博来霉素（BLM），10 mg/m^2，静脉滴注，第 1、15 天。

长春新碱（VLB），6 mg/m^2，静脉注射，第 1 天。

达卡巴嗪（DTIC），150 mg/m^2，静脉滴注，第 1～5 天。

每 4 周为一周期，连用 6 个周期，CR 率高于 MOPP 方案。

2. 非霍奇金病的化疗方案

（1）低-中度恶性 CHOP 方案。

环磷酰胺（CTX），750 mg/m^2，静脉注射，第 1 天。

多柔比星（ADM），50 mg/m^2，静脉注射，第 1 天。

长春新碱（VCR），2 mg，静脉注射，第 1 天。

泼尼松（Pred），100 mg，口服，第 1～5 天。

间歇 21 天再进行下一疗程。

（2）高度恶性。

B-CHOP 如下。

博莱霉素（BLM），10 mg，静脉注射，第 1 天。

环磷酰胺（CTX），750 mg，静脉注射，第 1 天。

多柔比星（ADM），50 mg/m^2，静脉注射，第 1 天。

长春新碱（VCR），2 mg，静脉注射，第 1 天。

泼尼松（Pred），100 mg，口服，第 1～5 天。

间歇 21 天进行下一周期。

Pro MACE/MOPP 方案如下。

泼尼松（Pred），60 mg/m^2，口服，第 1～5 天。

甲氨蝶呤（MTX），1～1.5 g，静脉滴注，第 11 天。

四氢叶酸（CF），12 mg/m^2，于 MTX 后 24 小时开始，每 6 小时 1 次，共 5 次。

多柔比星（ADM），25 mg/m²，静脉注射，第 1、8 天。
环磷酰胺（CTX），650 mg/m²，静脉注射，第 1、8 天。
依托泊苷（VP-16），100 mg，静脉注射，第 1、8 天。
间歇 14 天后再给下 1 个周期，直至肿瘤显著缩小后可换用 MOPP 方案，疗程数与 Pro MACE 方案相同，其中加入中等剂量 MTX，目的是防治中枢神经淋巴瘤。

十、中西医优化选择

淋巴瘤是放化疗敏感的肿瘤，本病一旦明确诊断，首先应该考虑放化疗，在放化疗期间及以后均应该用中药治疗，目的是增加放化疗的疗效，减轻放化疗的毒副作用，预防复发和转移。具体原则如下。

（一）霍奇金瘤

1. 初治病例

ⅠA、ⅡA 期以放射治疗为主，如有大的纵隔肿块，应采用化疗与放疗综合；病理为淋巴细胞消减型，应用全淋巴结放射。ⅡB 期：一般采用全淋巴结放射，也可单用联合化疗。Ⅲ1A 期：单纯放射治疗。Ⅲ2A 期：放射与化疗综合治疗。ⅢB 期：单用化疗或化疗加放疗。Ⅳ期：单用化疗，效果好的，残留病灶可考虑局部放疗。在各种治疗同时合并中医中药治疗，主要以扶正为主，以减轻化疗放疗的毒副作用，提高疗效。

2. 复发病例

所有各期，更换化疗方案，加中药扶正治疗，在化疗结束以后中药扶正与祛邪相结合治疗。

（二）非霍奇金病

低度恶性：Ⅰ、Ⅱ期：大多采用放疗，放疗后应用化疗不能解决数年后仍复发的问题。Ⅲ、Ⅳ期：大多采用化疗。

中度恶性：Ⅰ期患者可单用放疗，Ⅱ期以上采用以多柔比星为主的化疗方案。

高度恶性：淋巴母细胞型淋巴瘤，采用同样治疗方案。所有证型配合中药治疗，主要是维护患者的后天之本，治则以益气健脾，滋补肝肾为主。在结束化疗以后仍用中药扶正与祛邪相结合。

（三）中药配合手术治疗恶性淋巴瘤

恶性淋巴瘤的手术适应证很局限，适用于原发于胃肠道的淋巴瘤、脾淋巴瘤、肾淋巴瘤或膀胱淋巴瘤、卵巢淋巴瘤，宜早期手术切除，术后应该考虑化疗。同时用中药扶正治疗，尽快恢复患者的胃肠功能，保护骨髓造血功能，保护免疫功能。

十一、饮食调护

恶性淋巴瘤患者的饮食宜清淡易消化而富有营养，忌生冷、油腻、辛辣，戒烟酒；食疗方面可根据患者的胃口选用或交替使用以下几个食疗方。

（一）鹌鹑汤

鹌鹑 1 只（取肉），赤小豆 15 g，生姜 3 片。煮汤，喝汤吃肉，可长期食用。用于淋巴结化疗后出现脾胃虚弱者。

（二）鸽肉汤

鸽肉 250 g，生姜 3 片，料酒、盐、葱少许。煮汤，吃肉喝汤。久服有滋阴补肾，益气健脾的作用，并可治痒痛诸症。

（三）虫草金龟汤

冬虫夏草 15 g，金钱龟 1 只（200～300 g）。煲汤，喝汤，不食龟肉。适用于恶性淋巴瘤的缓解期或放化疗间歇期。

第二节 假性淋巴瘤

假性淋巴瘤（pseudolymphoma，PL）是一种罕见的、组织学上由成熟淋巴细胞组成生发中心和滤泡的慢性炎症性疾病。病理上 PL 是一种慢性炎症性病损，以成熟淋巴细胞为主，间有少数浆细胞积聚，形成淋巴滤泡和生发中心。免疫组化免疫球蛋白轻链染色，常同时显示 κ 或 λ 阳性，故属多克隆性淋巴细胞增生。最好发部位是肺，也可发生于胃、甲状腺、肝、皮肤及乳腺。PL 大多见于 45 岁以上的人群，两性发病无差异。

一、临床表现与实验室检查

多数病例无症状，于常规胸部 X 线检查时发现，特征为近肺门处钱币样或实质性浸润阴影，实变区内常见空气支气管影，或有空洞形成，但无钙化影。病变直径 4～13 cm 不等，生长缓慢。肺内病灶有时位于周边，或对侧肺野也有类似病灶。病损常不累及细支气管、肺门淋巴结、胸膜及软骨。浅表淋巴结不受累及。血清球蛋白常在正常范围，故血沉也不增快。部分患者同时伴发于干燥综合征，则可伴高免疫球蛋白血症及血沉增快。

二、诊断与鉴别诊断

（一）诊断标准

1. 临床表现
（1）胸部 X 线检查显示近肺门处钱币样或实质性浸润阴影，内有支气管影或空洞形成。
（2）上述病变生长缓慢，通常不累及纵隔淋巴结和胸膜。
（3）一般无临床症状。
（4）少数患者合并干燥综合征。
（5）手术切除疗效满意。

2. 病理检查
由成熟淋巴细胞组成生发中心和滤泡的慢性炎症性病变，好发于肺，也可累及眼眶、甲状腺、胃、肝、皮肤、腮腺及乳腺等脏器。

不伴有临床症状的、生长缓慢的特殊胸部 X 线检查所见可疑为本病，但确诊需行经纤维支气管镜肺穿刺，或 CT 引导下肺穿刺由病理证实，更多病例在开胸手术切除病灶后才明确诊断。

（二）鉴别诊断

影像学鉴别的疾病有恶性淋巴瘤，尤其是血管中心性淋巴瘤：其肺内浸润病灶中约 1/3 也有空洞形成，易与 PL 相混淆。但其常伴有肺外病变，主要是皮肤及中枢神经系统有淋巴瘤侵及，同时肺内病灶常呈多发性，故可与 PL 鉴别，但最确切的鉴别仍是由组织病理学做出诊断。此外，PL 的胸片还需与肺泡细胞癌鉴别。在病理上 PL 需与淋巴细胞间质性肺炎鉴别，主要从临床及放射学进行鉴别。

三、治疗

首选手术治疗，绝大多数可获痊愈。尽管本病多数呈良性经过，但确有部分患者经免疫表型及分子生物学检查显示病变处的淋巴细胞呈单克隆性，临床也有转化为恶性淋巴瘤的报告，尤其在化学治疗、放射治疗之后，均可促进 PL 进展为恶性淋巴瘤。

第三节 淋巴瘤样肉芽肿病

淋巴瘤样肉芽肿病（lymphomatoid granulomatosis，LyG）是首先由 Liebow 等在 1972 年研究 Wegener 肉芽肿时发现的一种淋巴结以外的以血管为中心伴血管损害的淋巴增生性疾病，可累及多个系统，肺部最常受累，其次是皮肤、肾和中枢神经系统。近年来普遍认为它是一种与 EB 病毒感染相关，免疫系统功能明显受损，介于良性淋巴细胞血管肉芽肿病与恶性淋巴细胞增生性疾病之间的疾病，约20%最终可发展为播散性淋巴瘤。发病人群以40～60岁多见，男女之比（2～3）:1。

一、发病机制

LyG多见于器官移植、HIV感染及原发免疫缺陷患者。机体感染EBV后，EBV与B细胞的CD20受体结合，导致B细胞的过度增殖。正常机体可借助T细胞的免疫杀伤机制消灭病毒，抑制B细胞的增殖。当患者有免疫缺陷、免疫抑制时，机体不能有效杀灭病毒而导致被感染的B细胞单克隆肿瘤性增殖。

二、临床表现

LyG为系统性病变，主要累及肺，常见咳嗽、咳痰、胸痛和呼吸困难，常伴发热、不适、肌痛和关节痛。其次是皮肤，皮损以皮下结节、斑丘疹、红斑多见，个别为鱼鳞病样或斑秃。疾病常累及中枢和外周神经系统，肾脏、胃肠道、脾亦可受累，这些改变可先于肺疾病，或在其后数月至数年发生，或可同时发生。

三、实验室检查

实验室检查一般无特殊发现，偶见贫血及血沉快，白细胞增加或肝酶轻度增高。胸部X线可见肺部病变，以双肺下叶周边多发结节影多见，沿支气管血管束和小叶间隔分布，结节具有空洞化、游走性和多变性的特征。有时也可见单发结节影，薄壁的囊状阴影或块状影。8%～33%的病例可累及胸膜出现胸腔积液。中枢神经系统受累时，颅脑CT可发现块状阴影或多发的梗死灶。

四、诊断

虽然经支气管肺活检标本有时可以诊断，但阳性率仅为30%，多数需要剖肺活检取得较大肺组织标本才能满足诊断需求。诊断需参考临床和X线表现，依靠组织病理学确诊，典型的LyG具有组织学三联征：多形性淋巴样细胞浸润、血管炎和肉芽肿病变。其血管炎为淋巴细胞（主要是T细胞）的透壁性浸润，造成血管的闭塞，进而产生结节中央凝固性坏死，而缺乏通常血管炎常伴有的中性粒细胞，也无真正的肉芽肿形成。皮肤组织的病理检查常见血管炎，但很难检测到标志性的EBV阳性的B细胞，这说明皮肤病变可能继发于EBV感染上调某些化学因子的作用，或抗原-抗体复合物等免疫病理基础，因此皮肤标本一般不作为本病的确诊依据。

五、鉴别诊断

（一）Wegener肉芽肿（WG）

两者均可出现双肺结节状阴影，均可累及肾和皮肤。但WG常侵犯上呼吸道，常引起肾脏局灶性和节段性肾小球肾炎。WG组织学上可见坏死性血管炎及大量中性白细胞、浆细胞及少量嗜酸粒细胞浸润形成的肉芽肿，部分有多核巨细胞而无异型细胞。中枢神经系统的侵犯较LyG显著为低。

（二）淋巴瘤

LyG倾向于早期即侵犯肺组织，而淋巴结、脾则很少受累，淋巴瘤常伴浅表、肺门、纵隔淋巴结及肝脾大。淋巴瘤组织学上细胞形态呈单一淋巴类型，肿块的侵袭性生长也可损伤血管，但不同于LyG以血管为中心的细胞浸润损害。

（三）结核

为上皮样肉芽肿结构，常见干酪样坏死，抗酸染色阳性可助诊断。

（四）肺转移瘤

常可查到原发灶，病理上易和LyG相鉴别。

六、治疗与预后

尚无满意治疗方法。G_1型可单用肾上腺皮质激素，G_2或G_3型可选用治疗恶性淋巴瘤的联合化学治疗方案，约半数患者可完全缓解。本病约 2/3 的患者死亡，中位生存期约 14 个月，肺部病变是最主要的死亡原因，少数患者死于感染。临床上，肺部双侧病变伴神经系统损害，病理上以不典型淋巴细胞为主者，预后均差。另约 12% 的患者可发展为恶性淋巴瘤，需按恶性淋巴瘤治疗。

第四节　坏死增生性淋巴结病

坏死增生性淋巴结病（necrotizing hyperplastic lymphadenopathy, HNL）亦称坏死性淋巴结炎，临床以长期发热、颈部痛性淋巴结肿大和白细胞减少为特征。病理组织学以淋巴结内广泛凝固性坏死伴组织细胞反应性增生，无中性粒细胞浸润为特点。各年龄组均可发病，以 15～40 岁居多，占 75%；男女之比为 1:1.04，以年轻女性多见，四季均可发病，但以冬春季多见。

一、病因与发病机制

本病病因不明，多认为由病毒感染引起，其依据为：①发病前多有上呼吸道感染史。②外周血白细胞减少。③整个病程中淋巴结无化脓或软化倾向。④抗生素或抗结核药治疗无效。⑤病理改变主要在副皮质区，而该区往往是发生针对病毒的细胞性免疫应答的场所，坏死灶无中性粒细胞浸润。其可能与 EB 病毒、疱疹病毒、人类微小病毒 B_{19}、人 T 细胞白血病淋巴瘤病毒及布鲁菌、耶尔森菌及弓形体感染有关；也有人认为它是免疫反应性疾病，有报道系统性红斑狼疮、桥本甲状腺炎患者易并发 HNL。

二、临床表现与分型

发病前约 60% 有上呼吸道感染，一般持续 1 周左右。

起病急骤，几乎都有发热，为弛张热，可达 41℃。

疼痛性淋巴结肿大为本病特征之一。以颈部淋巴结肿大为著，也可累及肺门淋巴结、肠系膜或腹腔深部淋巴结。

30% 有皮疹，但皮疹为多形性，可类似药疹、多形性红斑或亚急性红斑狼疮的皮肤表现。

本病病情轻重悬殊，临床表现多样，可分为两型：①单纯型：脏器受累少，病程一般不超过 3 个月，有的可自然痊愈。②变异型：临床表现复杂，细胞免疫水平低，多脏器损害，多因单纯型并发感染而发生，可出现类似于结缔组织病，如成人 Still 病、类风湿关节炎、系统性红斑狼疮、Sweets 综合征等表现。此外还可表现为心肌炎、急性肾小球肾炎综合征。

三、实验室检查

（一）血常规

常有白细胞减少，占 85%，40%～50% 有轻、中度贫血，血沉增快，C 反应蛋白阳性，抗核抗体阳性。

（二）骨髓象

多是感染性改变，多伴有粒细胞退行性变（粒细胞中有空泡和中毒颗粒）。少数表现为组织细胞和异常淋巴细胞增多，偶见增生重度低下者。

（三）肝功能

GPT、GOT 及 LDH 可升高，蛋白电泳显示丙种球蛋白增高占 40%，部分患者 IgM、IgG、IgA 和 γ 球蛋白增高。

（四）病理组织学特征

HE 染色切片，低倍镜下见淋巴结内散在不规则的淡染区，主要位于副皮质区或皮质区相连成片。高倍镜下见淡染区内细胞广泛坏死，留有大量核碎片，坏死为凝固性，坏死中心带细胞完全崩解，呈颗粒粉染状，坏死周围有组织细胞，巨噬细胞增生，部分细胞核异型，个别可见少量免疫母细胞，病变淋巴结中无中性粒细胞浸润。

四、诊断与鉴别诊断

(一)诊断

年轻女性出现以下临床表现可确诊。

1. 主要表现

①有痛性颈腋部淋巴结肿大,随发热而消长,无红肿。②长期反复发热,抗生素治疗无效,激素治疗有效。③病程中有贫血、白细胞减少或正常。

2. 次要表现

①不定型的皮疹或红斑,关节疼痛,一过性肝脾大,随体温的变化消长。②血沉快,C反应蛋白阳性,抗核抗体阳性。③ GPT、GOT、LDH 增高。④ OT 向阴性转化。

3. 淋巴结活检

皮质区广泛凝固性坏死,组织细胞增生,明显的吞噬细胞碎片现象,无中性粒细胞浸润。可表现为坏死碎片型为主和组织细胞增生型为主。

尚需除外结核病、恶性淋巴瘤、血管免疫母细胞淋巴结病、恶性组织细胞病、传染性单核细胞增多症方可诊断为本病。

(二)鉴别诊断

(1)恶性淋巴瘤。
(2)恶性组织细胞增生症。
(3)系统性红斑狼疮。
(4)结核病。
(5)转移性印戒细胞癌。
(6)成人 Still 病。
(7)传染性单核细胞增多症。
(8)血管免疫母细胞淋巴结病。

五、治疗与预后

本病为自限性疾病,多数患者可不经过治疗而自愈,预后多良好,但有复发。若有明确的病原学证据,也可对因治疗。

第五节 窦性组织细胞增生伴巨大淋巴结病

窦性组织细胞增生伴巨大淋巴结病(Sinus histiocytosis with massive lymphadenopathy,SHML)是一种少见的获得性良性组织细胞和(或)吞噬细胞在淋巴结窦内和(或)淋巴系统中显著增殖为特点的自限性疾病,又称为 Rosai-Dorfman 综合征。绝大多数患者获得痊愈,但也有少数患者复发,甚至进展恶化,有个别致死的报告。

一、病因与发病机制

病因未明,可能与 EB 病毒、人疱疹病毒 6 型(HHV-6)感染及机体细胞免疫的损伤有关,从临床表现以及伴随的明显或严重免疫异常提示本病的病因学与免疫介导有关。由于大多数患者肿大的淋巴结完全消退后病理上不留任何痕迹,故推测其发病机制为一种过激的反应性组织细胞增生。

二、临床表现

SHML 主要累及颈部淋巴结,其次是腋窝及腹股沟淋巴结,呈无痛性、进行性肿大,常相互融合粘连成巨块状,质地中等。另一突出特点是肿大的淋巴结有自限性,经历几周至几个月可自行消退,完全消退需 9～18 个月。肿大的淋巴结也可稳定数月，然后再逐渐消退。患者常伴有发热、贫血、中性粒细胞增多、血沉增快、多克隆性高免疫球蛋白血症等慢性炎症征象。约 1/2 的患者伴有结外病变。

三、实验室检查

（一）淋巴结活检
具有诊断意义。淋巴结结构基本保存，淋巴窦内有吞噬性组织细胞增生。

（二）血液学检查
轻度正细胞正色素性贫血，血白细胞增多，血沉增快，可有肝、肾功能异常的表现。

（三）骨髓象
基本正常，常无组织细胞增多。

（四）血清学检查
多克隆高免疫球蛋白血症，血清电泳常见 α 球蛋白血症，IgG 明显增高，IgA、IgM 也可增高，但不明显，偶见良性单克隆丙种球蛋白血症。

四、诊断标准

（一）临床表现
（1）浅表淋巴结无痛性、进行性肿大，常相互融合成巨大肿块，也可累及深部淋巴结。
（2）肿大的淋巴结经历几周至几个月可自行消退。
（3）伴有发热、贫血、中性粒细胞增多、血沉增快、多克隆性高免疫球蛋白血症等慢性炎症征象。

（二）病理检查
（1）淋巴结窦内充满吞噬性组织细胞，其中有吞噬淋巴细胞、浆细胞、中性粒细胞、红细胞及核碎片。
（2）吞噬性组织细胞的组织化学染色特点：S-100 蛋白（+）、酸性磷酸酶（ACP）（+）、非特异性酯酶（+）。
（3）吞噬性组织细胞的免疫组织化学特点：表达泛巨噬细胞抗原、吞噬功能相关抗原、单核细胞抗原（CD64、CD68、HA M56、CD14、CD15）。

无痛性巨大淋巴结肿块、呈自限性消退为 SHML 的两大临床特点，是诊断的重要线索，但最后确诊仍有赖于病理学证实。

病程的自限性是 SFIML 的特征，但肿大淋巴结自发缩小，甚至消退还可见于其他疾病。组织病理学检查是主要的鉴别依据。

五、治疗

SHML 呈自限性、良性经过，除对症处理外，大多数患者无须特殊治疗。皮质激素可以缩小肿大的淋巴结及减轻伴随的发热症状，细胞毒药物、放射治疗、抗生素治疗效果不确切。少数疾病呈进展性的严重病例，有应用阿昔洛韦、糖皮质激素、干扰素、沙利度胺治疗成功的报告。对明显持续肿大的淋巴结，可手术切除治疗。

六、预后

SHML 是一种良性的自限性疾病，绝大多数患者获得痊愈，但也有少数患者复发，有个别死亡的病例。

第六节 Castleman 病

Castleman 病是一种原因不明的反应性淋巴结病，又称为血管滤泡性淋巴样增生或巨大淋巴结增生。其病理特征为明显的淋巴滤泡、血管及浆细胞呈不同程度的增生，临床上以深部或浅表淋巴结显著肿大为特点，部分病例可伴全身症状和（或）多系统损害，多数病例手术切除肿大的淋巴结后，效果良好。Castleman 病是一种介于良、恶性之间的慢性淋巴组织增生性疾病，过去认为本病是淋巴瘤发病过程中淋巴滤泡增生的一种表现，近年来对本病有了一些新的认识，认为本病不同于淋巴瘤，为非肿瘤性免疫增生性疾病。Castleman 病发病率无明确统计，女性多见，男女之比约为 1：4。

一、病因与发病机制

病因未明，以浆细胞增生为主的 Castleman 病可能与感染（病毒感染）、炎症有关，因其病理上呈炎症样改变。

二、病理

病变主要累及身体任何部位的淋巴组织，偶可波及结外组织。Castleman 病病理上分为以下三种类型：透明血管型、浆细胞型、混合型。

三、临床表现

（一）局灶型

青年人多见，发病的中位年龄为 20 岁。90% 病理上为透明血管型。患者呈单个淋巴结无痛性肿大，生长缓慢，形成巨大肿块，可发生于任何部位的淋巴组织，以纵隔最常见，大多不伴有全身症状，肿块切除后可长期存活，即呈良性病程。10% 病理为浆细胞型，腹腔淋巴结受累多见，常伴全身症状，如长期低热或高热、乏力、消瘦、贫血等，手术切除后症状可全部消退，且不复发。

（二）多中心型

较局灶型少见，发病年龄较大，中位年龄为 57 岁。患者有多处淋巴结缓慢增大，形成巨大肿块。浅表淋巴结易受累。伴全身症状，临床常呈侵袭性病程，易伴发感染。

四、实验室检查

浆细胞型，尤其是多中心型有下列异常。

（一）血液学检查

血沉增快，血象表现为轻至中度正细胞正色素性贫血，部分病例有白细胞和（或）血小板减少。也可表现为典型的慢性病性贫血。肝功能可异常，表现为血清转氨酶及胆红素水平升高。少数患者肾功能受累，血清肌酐水平上升。炎性蛋白增多，多克隆性免疫球蛋白增高较常见，少数血清出现 M 蛋白。血清清蛋白降低，抗核抗体、抗双链 DNA 抗体、类风湿因子等阳性，20% 的患者 Coombs 试验阳性，血清铁、总铁结合力下降，血清 IL-6 增高等。

（二）骨髓象

部分患者浆细胞升高，自 2%～20% 不等，形态基本正常。

（三）尿常规

尿蛋白轻度升高，如伴发肾病综合征，则出现大量蛋白尿。

（四）影像学检查

普通 X 线淋巴结有条状、绒毛状，或树枝状钙化。CT 表现与病变的细胞类型和 CT 增强的方式有关。局限型多表现为均匀或不均匀肿块、钙化少见，且多表现为粗大的中心钙化，部分病例钙化散在分布；增强扫描，多数局限型肿块动态增强。弥漫型病灶增强扫描呈中等度强化，部分也可见早期强化和延迟强化。也可应用 MRI 检查。

（五）超声检查

浆细胞型表现为肿块边缘光滑，密度不均，以低回声为主。透明血管型由于存在毛细血管显著增生，血管壁增厚、管腔闭塞、机化等组织学改变虽仍以低回声为主，但不均匀回声较前显著，有钙化时可见点片状强回声，后伴声影。

（六）组织病理学

切取的淋巴结肉眼观察，淋巴结肿大，包膜完整，切面灰白色，质地细腻。主要病理学改变是淋巴组织和小血管肿瘤样增生，分为三种病理类型：透明血管型、浆细胞型和混合型。

五、诊断

出现上述临床表现，尤其是淋巴结形成巨大肿块时，要考虑Castleman病的可能，确诊有待病理检查结果，然后再根据上述病理分型标准进行分型。

Frizzera于1988年提出了Casrleman病的诊断标准：

（1）局限型Castleman病：①单一部位淋巴结肿大。②特征性增生性组织病理学改变并除外可能的原发病。③除浆细胞型外多无全身症状及贫血、血沉加快、球蛋白增高等实验室检查异常。④肿物切除后长期存活。

（2）多中心型Castleman病：①两个部位及以上的淋巴结肿大并侵犯外周淋巴结。②特征性增生性组织病理学改变并除外可能的原发病。③有多系统受累的表现。④手术、放射治疗、化学治疗仅获部分缓解。

六、鉴别诊断

（一）血管免疫母细胞淋巴结病

起病急，常有药物过敏史。无痛性淋巴结肿大，也可有全身表现。淋巴结组织病理学检查显示正常淋巴结结构被破坏而无淋巴滤泡；有弥漫性免疫母细胞、浆细胞和浆细胞样淋巴细胞的多形性淋巴样浸润；小血管呈树枝状增生；细胞间质中有嗜酸性物质沉着，与Castleman病明显不同。

（二）血管免疫母细胞性T细胞淋巴瘤

其特征变化为增生小血管间有灶状或成片的肿瘤性T细胞，该细胞中等大小，透明的胞质，核形不规则，常为曲状核。

（三）滤泡性淋巴瘤

其肿瘤性滤泡无生发中心、小血管及套区淋巴组织，滤泡呈背靠背密集排列，细胞有异型，常伴大细胞转化。

（四）套细胞淋巴瘤

瘤细胞可呈弥漫或结节性分布，结节不规则，境界不清，核有一定程度的不规则性，结节内无增生的小血管。

（五）浆细胞瘤

其淋巴结构破坏，细胞有异型或母细胞化，伴单克隆性的κ或λ表达。

（六）风湿关节炎引起的淋巴结增生

本病临床有骨关节病变且类风湿因子阳性，淋巴结无Castleman病所有的特征性组织病理改变。

（七）HIV相关性淋巴结病

滤泡间区可能含有浆细胞，但滤泡通常萎陷，没有淋巴细胞，有相关病史。

七、治疗

（一）手术治疗

局灶型Castleman病不论是何类型，手术完整切除瘤体，均可达到治愈。若不能完整切除，部分切除也对患者有好处。病理上为浆细胞型的局灶型Castleman病，如伴发全身症状，在病变的淋巴结切除后也可迅速消失。多中心型Castleman病对产生压迫症状的，需要切除肿瘤缓解症状，因其系全身多系统受累，大部分患者不能从手术中获益，仅有少部分患者短时间内改善症状。

（二）化学治疗

疾病不断发展又对其他治疗方案无效的患者可采用联合化学治疗，如单用泼尼松或COP方案（环磷酰胺、长春新碱、泼尼松）化学治疗，但治疗反应不确定。转变为淋巴瘤者，应根据其病理学类型选择适当的化学治疗方案。

（三）放射治疗

如为手术不能完全切除的残余肿块和不能进行手术者，可进行小剂量放射治疗。Castleman 病对放射线不敏感，放射治疗效果不肯定，但也有小剂量照射获得病情缓解的报告。

（四）自体造血干细胞移植

年轻的、症状持续存在的患者，应考虑自体造血干细胞移植。

八、预后

局限型 Castleman 病可通过手术完整切除获得治愈，多中心型 Castleman 病临床转归有三种：进行性致死、慢性迁延和恢复；死亡率为 50%，平均存活期为 27 个月。浆细胞型常因合并严重感染，或转化为淋巴瘤、浆细胞瘤及 Kaposi 瘤，于数月至数年内死亡。

第七节 药物诱发假性淋巴瘤反应

药物反应指药物的异常反应而言，主要包括变态反应及毒副作用，药物反应、药物热可致肝、脾、淋巴结肿大，其肿大淋巴结称为药物所致假淋巴瘤反应。

一、发病机制

药物的异常反应主要包括变态反应及毒副作用，药物的变态反应主要由于个体内在因素。变态反应可分为Ⅰ型速发反应、Ⅱ型细胞毒性、Ⅲ型抗原抗体复合物型、Ⅳ型迟发型。Ⅰ型多不发热，其他型常发热，并以发热为主要临床表现；除变态反应外，也容易伴发不同程度的发热，有时以高热为主要临床表现。

二、临床表现与分型

从狭义上讲，药物热多为用药后，特别是 3～10 天呈现 39℃ 以上的发热，停药后 24 h 内体温下降。从广义上讲，因使用药物直接或间接引起发热称为药物热，一般认为不明热中药物热占 1%～2%。药物热的热型无一定的倾向性，多为不规则热、弛张热、稽留热或消耗热，体温一般在用药中逐渐升高，也可出现骤然升高。

药物反应、药物热可致肝、脾、淋巴结肿大，其肿大淋巴结称为药物所致的假淋巴瘤反应。可见于卡马西平、苯妥英钠和美芬妥英等用药后 2～5 周，突发高热、全身弥漫性红斑、颜面水肿，消退时呈猩红热脱屑，伴咽喉疼痛、关节酸痛、周身淋巴结及肝脾大。白细胞增高达（30～40）×10^9/L，嗜酸性粒细胞增高，血清转氨酶、乳酸脱氢酶、尿素氮、碱性磷酸酶值增高，淋巴结活检呈淋巴瘤样反应。停药后症状可自行消退，肿大淋巴结可逐渐缩小、消失，再次服用，又可重现。

三、诊断

具有可疑药物服用史，出现发热伴或不伴其他症状应考虑本病的发生，停药后症状可自行消退，肿大淋巴结可逐渐缩小、消失，再次服用，又可重现。

四、治疗与预后

停用一切可疑药物，对症、支持治疗。临床上类似恶性淋巴瘤，但预后良好，激素治疗有效，复用致病药物时可再复发。

第七章 多发性骨髓瘤

第一节 诊断与鉴别诊断

一、概述

对多发性骨髓瘤（MM）典型病例做出诊断多无困难，主要根据骨髓或组织活检发现浆细胞瘤细胞（>10%）、X线检查有溶骨性病变及血清蛋白电泳或尿中发现M蛋白增高三方面可做出诊断。但复杂的病例需要结合临床表现和辅助检查进行系统分析和鉴别诊断才能得出正确诊断。

二、诊断

近40年来，随着诊断技术的不断进步，MM的诊断工作标准也存在变迁。1972年，慢性白血病 - 骨髓瘤小组提出的诊断建议为：①存在血或尿M蛋白的前提下，满足以下一条或多条：骨髓异常浆细胞>5%（非反应性浆细胞），组织活检证实有异常浆细胞，外周血异常浆细胞>500个/mm³，无其他原因可解释的溶骨性骨损害。②不存在血或尿M蛋白时必须有溶骨性骨损害或明确肿瘤的放射学证据，并满足以下一条或多条：骨髓异常浆细胞>20%（非反应性浆细胞，来自两个骨髓穿刺部位），组织活检证实有异常浆细胞。可以看到，这一版本的诊断建议中存在不少灰区，多年来广为使用的诊断标准为世界卫生组织（WHO）2001年版。

（一）WHO的MM诊断标准

主要标准：

Ⅰ 组织活检证实为浆细胞瘤；

Ⅱ 骨髓浆细胞增多，≥30%；

Ⅲ 血清电泳出现单克隆球蛋白峰：IgG > 3.5 g/dL或IgA > 2 g/dL；尿轻链（κ或λ）> 1.0 g/24 h，而尿中无其他蛋白。

次要标准：

a 骨髓浆细胞10%～29%；

b 出现单克隆蛋白峰，但未达上述标准；

c 溶骨性损害（X线）；

d 正常Ig含量减少，IgM < 50 mg/dL，IgA < 100 mg/dL，IgG < 600 mg/dL。

患者有症状时下面任何一项可建立本病的诊断：①Ⅰ + b/c/d。②Ⅱ + b/c/d。③Ⅲ + a/c/d。④a + b + c或a + b + d。

WHO同时为相关浆细胞恶性疾病的诊断标准做了规范：

1. 意义未明的单克隆丙种球蛋白血症（MGUS）的诊断标准

（1）M蛋白存在但水平低于MM。

（2）骨髓浆细胞 < 10%。

（3）无溶骨性病变。
（4）无骨髓瘤相关症状。

2. 冒烟型骨髓瘤（SMM）的诊断标准
（1）血清 M 蛋白水平达到 MM 水平。
（2）骨髓浆细胞增多（10% ~ 30%）。
（3）无溶骨性病变。
（4）无骨髓瘤相关症状。

3. 惰性骨髓瘤（IMM）的诊断标准
（1）骨髓中浆细胞比例≥ 30%，或活检证实的浆细胞瘤。
（2）M 蛋白 IgG < 7 g/dL，IgA < 5 g/dL。
（3）≤ 3 处溶骨性病变且无压缩性骨折。
（4）血红蛋白、血钙、肌酐水平正常。
（5）无感染。

上述 WHO 诊断标准中将浆细胞比例截值定在 30%，但是 MM 细胞在骨髓中的浸润与弥漫生长的白血病细胞不同，多是局灶生长。因此，单次单个部位随机骨穿并不能很好地发现灶性生长的骨髓瘤细胞，往往需要多部位骨穿。另外需要注意的是，浆细胞除了定量以外，形态也有重要意义，在没有普及进行免疫表型分析的时候，某些慢性疾病，如风湿性疾病、慢性结核感染、肾病、慢性肝病等，骨髓浆细胞比例可能 > 30%，此时的浆细胞一般为成熟的浆细胞，偶尔可能见到幼稚浆细胞，或轻度的核异型；但如果浆细胞呈现为细胞外形不规则、胞质染色不均匀、巨大的浆细胞伴核形不规则、葡萄状细胞或火焰状细胞，即使不到 30%，也应考虑 MM，进行 M 蛋白定量检测，结合 M 蛋白和溶骨性损害，也可以做出 MM 的诊断。

（二）IMWG 的 MM 诊断标准

IMWG 标准的诊断流程更为简洁，也更注重临床症状。

1. 有症状骨髓瘤的诊断标准

血清或尿中 M 蛋白检出（并不对 M 蛋白水平进行界定），骨髓可见克隆性浆细胞或病理证实有浆细胞瘤（骨髓中单克隆性浆细胞通常超过 10%，但并不界定下限，因为约 5% 的有症状骨髓瘤患者可以不超过 10%），相关脏器或组织受累（即前述的 CRAB 等）。三条标准中最重要的一条是终末脏器损伤，2003 年 IMWG 定义了骨髓瘤相关器官和脏器损伤（ROTI），包括贫血、高钙血症、溶骨性骨病、肾损伤、高黏滞血症、淀粉样变和反复感染，具体如下：

（1）血钙水平：血清钙 > 正常上限 0.25 mmol/L 或 > 2.75 mmol/L。
（2）肾功能不全：肌酐 > 173 mmol/L。
（3）贫血：血红蛋白 < 正常低限 2 g/dL 或 < 10 g/dL。
（4）骨损害：溶骨性骨损害或合并压缩性骨折的骨质疏松。
（5）其他：症状性高黏滞综合征、淀粉样变性、反复细菌感染（12 个月内发作 > 2 次）。

2. 无症状（冒烟型）骨髓瘤的诊断标准

骨髓瘤水平的 M 蛋白检出（一般 > 30 g/L）和（或）骨髓中 10% 或更多的克隆性浆细胞，同时没有任何骨髓瘤的相关症状。意义不明的单克隆丙种球蛋白增多症（MGUS）的诊断标准为血清 M 蛋白 < 30 g/L，骨髓克隆性浆细胞比例 < 10% 且骨髓活检见低度浆细胞浸润，无溶骨性骨破坏，无骨髓瘤相关脏器或组织功能障碍，无其他 B 细胞增殖性疾病证据。

IMWG 的 2003 年版诊断指南也定义了其他类型的浆细胞瘤，具体如下：

（1）骨孤立浆细胞瘤：
①血或尿中无 M 蛋白（或低水平）。
②单部位的浆细胞浸润引起的骨质破坏。
③正常骨髓象。

④其他部位正常的骨骼检查（脊椎或骨盆 MRI 检查）。
⑤无相关的器官或组织损害（除孤立骨损害外，无终末器官损害）。

（2）髓外孤立浆细胞瘤：
①血或尿中无 M 蛋白（或低水平）。
②髓外孤立性克隆性浆细胞肿瘤。
③正常骨髓象。
④正常的骨骼检查。
⑤无相关的器官或组织损害（无终末器官损害，包括骨损害）。

（3）多发的孤立浆细胞瘤：
①血或尿中无 M 蛋白（或低水平）。
②单部位的骨质破坏或髓外克隆性浆细胞肿瘤，可反复发作。
③正常骨髓象。
④正常的骨骼检查且包括脊椎或骨盆 MRI 检查。
⑤无相关的器官或组织损害（除局部骨损害外，无终末器官损害）。

（三）我国在 2007 年制定的 MM 的诊断标准

1. 骨髓中浆细胞

骨髓中浆细胞 > 15% 并有异常浆细胞（骨髓瘤细胞）或组织活检证实为浆细胞瘤。

2. 血清中出现大量单克隆免疫球蛋白（M 蛋白）

IgG > 35 g/L，IgA > 20 g/L，IgD > 2.0 g/L，IgE > 2.0 g/L，IgM > 15 g/L；尿中单克隆免疫球蛋白轻链（本周蛋白）> 1.0 g/24 h。

3. 广泛性骨质疏松和（或）溶骨病变

符合 1 和 2 项即可诊断 MM。符合上述所有三项者为进展性 MM。诊断 IgM 型 MM 时，要求具备上述所有三项，并有其他 MM 相关的临床表现。符合 1 项和 3 项而缺少 2 项者，属不分泌型 MM，应注意除外骨髓转移癌，若有可能，应进一步鉴别属不合成亚型抑或合成而不分泌亚型。

可以看出，我国标准在 IMWG 10% 和 WHO 30% 的基础上又提出一个新的骨髓浆细胞比例（15%），这一点可能会对临床工作造成混淆。

（四）中国医师协会血液科医师分会 2008 年版的 MM 诊断标准

尽管国际上新的诊断标准不断被推出，我国仍在沿用旧的诊断标准，如恶性浆细胞与国际标准不同，同时还在沿用一些旧的名词诸如惰性骨髓瘤，无疑会引起临床执行上的混乱。为了便于临床操作，又能与国际交流对话，中国医师协会血液科医师分会组织有关专家（中国多发性骨髓瘤工作组），经多次研讨制订了 2008 年版的 MM 诊断标准。其中，骨髓瘤相关器官和组织损害（ROTI）的诊断标准如下：

1. 血钙水平增高

校正血清钙高于正常上限值 0.25 mmol/L（1 mg/dL）以上或 > 2.8 mmol/L（11.5 mg/dL）。

2. 肾功能损害

血肌酐 > 176.8 μmol/L（2 mg/dL）。

3. 贫血

血红蛋白 < 100 g/L 或低于正常值 20 g/L 以上。

4. 骨质破坏

溶骨性损害或骨质疏松伴有压缩性骨折。

5. 其他

有症状的高黏滞血症、淀粉样变、反复细菌感染（≥ 2 次 / 年）。

（五）2008 年中国多发性骨髓瘤工作组的诊断标准

1. 主要标准

（1）组织活检证明有浆细胞瘤或骨髓涂片检查：浆细胞 > 30%，常伴有形态改变。

（2）单克隆免疫球蛋白（M 蛋白）：IgG > 35 g/L，IgA > 20 g/L，IgM > 15 g/L，IgD > 2 g/L，IgE > 2 g/L，尿中单克隆 κ 或 λ 轻链 > 1 g/24 h，并排除淀粉样变。

2. 次要标准

（1）骨髓检查：浆细胞 10% ~ 30%。

（2）单克隆免疫球蛋白或其片段的存在，但低于上述标准。

（3）X 线检查有溶骨性损害和（或）广泛骨质疏松。

（4）正常免疫球蛋白量降低：IgM < 0.5 g/L，IgA < 1.0 g/L，IgG < 6.0 g/L。

凡满足下列任一条件者可诊断为 MM：主要标准（1）+（2），或主要标准（1）+ 次要标准（2）\（3）\（4）中之一，或主要标准（2）+ 次要标准（1）\（3）\（4）中之一，或次要标准（1）\（2）+ 次要标准（3）\（4）中之一。

3. 最低诊断标准（符合下列两项）

（1）骨髓恶性浆细胞 ≥ 10% 或虽 < 10% 但证实为克隆性和（或）活检为浆细胞瘤，且血清和（或）尿中出现单克隆 M 蛋白；如未检测出 M 蛋白，则需骨髓恶性浆细胞 ≥ 30% 和（或）活检为浆细胞瘤。

（2）骨髓瘤相关的器官功能损害（至少一项 ROTI）（其他类型的终末器官损害也偶可发生，并需要进行治疗。如证实这些脏器的损害与骨髓瘤相关，则也可用于骨髓瘤的诊断）。

4. 有症状 MM 的定义

满足 MM 诊断，且至少一项 ROTI。

5. 无症状 MM 的定义

满足 MM 诊断，无任何 ROTI 征象。

三、鉴别诊断

本病误诊率很高，患者可因发热、尿改变、腰腿痛被误诊为呼吸系统感染、肾炎、骨病而延误病情，在诊治中应给予足够重视。

以下列出了易误诊的一些临床表现。

（一）感染

由于正常免疫球蛋白减少，异常免疫球蛋白增多但无免疫活性；白细胞减少、贫血及放化疗等影响正常免疫功能，故易于反复感染。患者可以发热作为首发症状而就诊。易发生上呼吸道感染、肺炎等呼吸道感染或泌尿系统感染，女性患者更易于发生泌尿系感染。在病程晚期，感染是致死的主要原因之一。

故对于中老年患者反复发生感染，不应仅局限于抗感染治疗，应在抗感染治疗的同时，积极寻找是否有原发病。若患者合并有骨痛、贫血、出血等应考虑本病的可能。

（二）骨病

骨痛和溶骨性骨质破坏是本病的突出临床表现。腰痛是 MM 的主要症状之一，常是患者求医的主诉之一，可能选择普通外科、骨科就诊。MM 常被误诊为"腰肌劳损""腰椎间盘突出""腰椎结核""骨质疏松"等疾病。当老年患者以腰痛为主诉就诊时，尤其腰痛呈持续性和活动后加重，局部有压痛，伴有贫血或红细胞沉降率显著增快时，尽管 X 线检查未见溶骨性病变或压缩性骨折，也应进行有关检查（骨髓穿刺、蛋白电泳、免疫电泳等），排除或肯定 MM 诊断。本病患者常有严重骨质疏松，因此，患者因骨痛或腰腿痛就诊于骨科时，需要鉴别骨质疏松导致的疼痛。骨质疏松的发病部位是人体中轴骨及四肢长骨骨干，疼痛是骨质疏松最常见的症状，以腰背痛多见。疼痛沿脊柱向两侧扩散，仰卧或坐位时疼痛减轻，直立时后伸或久立、久坐时疼痛加剧；日间疼痛轻，夜间和清晨醒来时加重；弯腰、肌肉运动、咳嗽、大便用力时加重。老年骨质疏松，椎体骨小梁萎缩、数量减少，椎体压缩变形，脊柱前屈，腰大肌为了纠正脊柱前屈，加倍收缩，肌肉疲劳甚至痉挛，产生疼痛。部分严重骨质疏松患者可发生病理性骨折，新近胸腰椎压缩性骨折，亦可产生急性疼痛，相应部位的脊柱棘突可有强烈压痛及叩击痛，一般 2 ~ 3 周后可逐渐减轻，部分患者可呈慢性腰痛。若压迫相应的脊神经可产生四肢放射痛、双下肢感觉运动障碍、肋间神经痛、胸骨后疼痛类似心绞痛，也可出现上腹痛类似急腹症；若压迫脊髓、马尾神经还会影响膀胱、直肠功能。

骨质疏松引起的骨痛，无固定的疼痛部位，休息后减轻。骨质疏松疼痛时无关节红肿、积液，四肢关节主动和被动活动均正常。骨质疏松骨痛与平时患者的负重活动量及气候、温度变化亦相关。骨质疏松最大的危害在于骨折，当有骨质疏松性骨折发生时，患者表现为急性疼痛，并且可能有局部肿痛等症状出现，但在此之前有一个很长的临床前期。期间最突出的表现就是骨痛，包括腰背及四肢关节酸痛乏力等。由此可见，单纯从临床症状和表现上来看，鉴别骨质疏松和骨髓瘤骨病是比较困难的，而且部分骨髓瘤患者本身也伴随比较严重的骨质疏松。在接诊以骨痛为主诉的患者时，建议完善影像学检查以明确诊断影像学发现多发骨破坏、溶骨性病灶后也需鉴别以下疾病。

1. 骨转移癌

恶性肿瘤易发生骨转移，引起骨痛、溶骨性病变、贫血等临床表现，与MM有相似之处，需予以鉴别。一般血中无M蛋白，即使偶伴发单克隆免疫球蛋白增多，其增高水平也有限。骨髓穿刺或活检可见成堆转移癌细胞，该细胞形态及分布与骨髓瘤细胞显著不同，有其原发肿瘤的临床表现，多伴成骨形成，溶骨性缺损周围有骨密度增加，且血清碱性磷酸酶明显升高，有原发病灶存在。

2. 其他侵犯骨骼而需与MM鉴别的疾病

（1）淋巴瘤可侵犯骨骼形成骨骼肿物。骨髓中无骨髓瘤细胞，无广泛骨质疏松和多发性溶骨病变，需病理活检确诊。

（2）甲状旁腺功能亢进。骨质改变特点是广泛脱钙、纤维囊性骨炎和骨囊肿形成；血和尿中无单克隆免疫球蛋白或其轻链，骨髓中无骨髓瘤细胞。

（三）肾病

肾脏病变为本病常见而重要的病变。临床表现以蛋白尿为最常见，其次为血尿。晚期可发展为慢性肾功能不全或尿毒症，为本病致死的主要原因之一。

国外研究发现，MM肾病在病理上肾小球病变较轻，而小管-间质病变严重，故临床上很少出现高血压。

骨髓瘤肾病由多种因素所致，轻链蛋白尿对肾小管的损伤和轻链在肾小球的沉积引起的淀粉样变是主要原因。此外，骨髓瘤细胞浸润、高血钙、高尿酸血症等也参与发病。免疫分型与肾损害关系密切，轻链型肾损害率最高。诊断要点包括：①年龄40岁以上。②贫血严重，贫血程度与肾功能损害程度不相称，常伴有中性粒细胞和血小板减少。③高尿酸血症。④高钙血症。怀疑MM时应及早反复骨髓检查，以便尽早明确诊断。部分患者由于肾脏损伤发生的隐匿性，起病时往往已经出现大量蛋白尿、低蛋白血症、高脂血症和水肿表现，以肾病综合征而就诊肾内科。以下为肾病综合征病因的常见鉴别诊断：

1. 紫癜肾炎

儿童多见，皮疹、紫癜、关节痛、腹痛及便血是其特点。儿童易合并肠套叠，并有血尿、蛋白尿及水肿等肾小球肾炎的特点，有时先出现肾炎的表现，后有皮疹或紫癜出现；或皮疹、紫癜过后一段时间方出现肾炎的表现，最长可间隔3个月，给诊断带来困难；易误诊为原发性肾病综合征。紫癜肾炎的临床经过不一，重者迅速发展成肾衰竭，轻者自愈。镜检：镜下血尿明显，肾活检可发现小血管炎，这一点具有一定的特征性。肾活检多为系膜增生性肾炎，且有IgA沉积在系膜区，半月体沉积在系膜区亦较常见。该病早期血清中IgA增高，皮损处做皮肤活检可见到毛细血管壁有IgA沉积，糖皮质激素对紫癜肾炎的疗效差。

2. 狼疮肾炎

狼疮肾炎多见于20~40岁女性，其中20%~50%呈现肾病综合征。其临床表现：患者多有发热、皮疹、关节痛，尤其面部蝶形红斑最据诊断价值。血清抗核抗体、抗双链DNA（DS-DNA）及抗Sm抗体阳性。血中可找到狼疮抗凝物。血清蛋白电泳α_2及λ球蛋白增高，免疫球蛋白检查主要是IgG增高，皮肤狼疮带试验阳性，皮肤活检真皮破坏是其特点。

3. 多发性肌炎和皮肌炎

此病是一种原因不明的结缔组织病，可单独存在肌炎，主要累及四肢近端，以横纹肌压痛、肌无力、肌肉萎缩表现为主。吞咽肌受累可吞咽困难、发音困难；呼吸肌受累可呼吸困难、发绀，甚至窒息。易出现雷诺现象。多发性肌炎同时累及皮肤称皮肌炎；皮炎可局限，呈弥漫性红斑、斑丘疹、脱屑性湿疹，甚至剥脱性皮炎；皮损易出现在眼睑、鼻梁、两颊、前额、手背及关节周围，皮肤呈暗紫色。多发性肌炎和皮肌炎易累及肾脏，部分病例呈肾病综合征形式，出现抗pm-1抗体和抗J0-1抗体。

4. 进行性系统性硬化症

此病是一种胶原性疾病，偶可并发肾病综合征。患者先有雷诺现象，继之面部及手指肿胀、僵硬、皮肤增厚、活动受限、吞咽困难等。血清γ球蛋白及IgG增高，抗核抗体阳性。

5. Wegener肉芽肿

此病有三大特征，即鼻及副鼻窦坏死性炎症、肺炎及坏死性肾小球肾炎。发病顺序为先鼻部病变，其次为肺部病变，继之出现肾脏损害。血清入球蛋白高，IgG及IgA增高。

6. 糖尿病性肾小球硬化症

此病又称糖尿病肾病，多发生在糖尿病病史10年以上的患者，尤其是胰岛素依赖型而血糖未得到满意控制的患者易出现糖尿病肾病。诊断要点：有糖尿病病史及血糖、尿糖、糖耐量异常，同时眼底多有微血管瘤，眼底病变的严重程度通常与肾损伤程度相平行。激素治疗效果差而且尿糖加重。多伴有持续性不同程度的高血压和肾功能损害，尿红细胞多不增加。

7. 淀粉样肾病

此病分原发和继发两类。后者多继发于慢性感染，如结核、麻风或慢性肺化脓症、肿瘤、MM及类风湿关节炎。患者多数同时有心肌肥厚、心律失常及心力衰竭、肝脾肿大、巨舌、皮肤苔藓样黏液性水肿。早期仅有蛋白尿，一般1~5年出现肾病综合征，确诊依赖刚果红试验和肾活检。

8. 恶性肿瘤所致的肾病综合征

各种恶性肿瘤可通过免疫机制发生肾病综合征，所以肾病综合征患者必须认真进行全身检查，若发现淋巴结肿大、胸腹部肿块均应考虑肿瘤引起的肾病综合征，应积极证实原发肿瘤存在的部位以便及早明确诊断。

（四）M蛋白

血清蛋白电泳和免疫固定电泳检出血清M蛋白条带，是本病的特征性改变。但是M蛋白阳性也需要与其他疾病鉴别，如慢性感染、慢性肝病、自身免疫性疾病、恶性血液病（如淋巴瘤）、非恶性血液病、非血液系统恶性肿瘤（如结肠癌、前列腺癌、乳腺癌、肺癌等）、神经系统疾病、皮肤病、器官移植等，均可产生少量M蛋白，其原因推测为患者机体对抗原的异常免疫反应。这种单克隆免疫球蛋白增高水平有限，通常IgG < 30 g/L、IgA < 20 g/L、IgM < 10 g/L。本身不引起任何临床症状，其临床表现完全取决于原发病。骨髓穿刺无骨髓瘤细胞，X线检查无溶骨性病变。而MM级别的M蛋白水平也需要与非骨髓瘤系列的其他浆细胞恶性疾患鉴别。

1. 原发性系统性淀粉样变性

与MM同属恶性浆细胞范畴。MM可以伴发系统性淀粉样变性，两者在临床表现上也有相似之处，但治疗及预后却有不同之处。临床表现由淀粉样物（即免疫球蛋白的轻链）沉淀于组织器官中而引起。实验室检查可能（但并不一定）发现血清和（或）尿中有单克隆免疫球蛋白轻链，尿本周蛋白阳性，低白蛋白血症，肾功能不全（血尿素氮、肌酐升高）。骨髓中无骨髓瘤细胞浸润，骨骼无溶骨性病变，无高钙血症、高黏滞综合征。

2. 原发性巨球蛋白血症（Waldenstrom's macroglobulinemia，WM）

（1）血中IgM型免疫球蛋白呈单克隆性增高，同时其他免疫球蛋白正常或轻度受抑制。

（2）影像学，X线摄片较少见骨质疏松，溶骨性病变极为罕见。

（3）浆细胞形态，骨髓中以淋巴细胞及浆细胞样淋巴细胞多见。淋巴结、肝、脾活检提示本病是弥漫性分化好的或浆样淋巴细胞性淋巴瘤。

（4）免疫表型，多为IgM^+、IgD^-、$CD19^+$、$CD20^+$、$CD22^+$、$CD5^-$、$CD10^-$及$CD23^-$。

(五)骨髓浆细胞增多

骨髓浆细胞参考值平均为1.3%,通常<2%,且不出现于外周血中。Hayhoe认为骨髓中浆细胞>2%、Sandherg提出>2.5%、Hoffmann则认为>4%为浆细胞增多的诊断标准。国内黄文照、吕联煌以>3%作为浆细胞增多的诊断标准。浆细胞增多可分为两大类:一类是恶性浆细胞病,临床表现由浆细胞恶性增生、浸润组织器官及其所分泌的单克隆免疫球蛋白引起,包括MM、华氏巨球蛋白血症、重链病及淀粉样变性;另一类为无明显临床表现的良性浆细胞病(即反应性浆细胞增多)。

1. 反应性浆细胞增多(RP)

可见于感染性疾病的恢复期、自身免疫性疾病(类风湿关节炎)、急性风湿热、播散性红斑狼疮、过敏反应及肝硬变等。病因尚未完全明了。病毒、细菌、肿瘤、自身抗原等可作为抗原刺激,导致单克隆B细胞浆细胞过度增生,并分泌单克隆免疫球蛋白,但此说并未得到证实。上述各种疾病出现浆细胞增多究竟是偶然巧合,抑或是两者有内在联系,目前尚无定论。此时,骨髓中浆细胞形态多正常,与骨瘤细胞的形态不同,数量一般不超过10%,而且原发病治愈后恢复正常。

2. 恶性浆细胞增多的各个疾病

华氏巨球蛋白血症及淀粉样变性之前均已描述,故本段重点描述并鉴别重链病。重链病(heavy chain disease,HCD)是淋巴浆细胞的恶性肿瘤,以恶性增殖的单克隆淋巴浆细胞合成和分泌大量结构均一、分子结构不完整的单克隆免疫球蛋白为特征,该蛋白仅由重链组成而不含轻链。本病好发于20~30岁年轻人,仅有5%>40岁,男性略多于女性。依据重链抗原性的不同分为α重链病、γ重链病、μ重链病和δ重链病,ε重链病尚未见报道。其中,α重链病最多,γ重链病次之,μ重链病罕见,δ重链病仅见个案报道。临床表现随类型的不同而不同。

(1)α重链病(Selingman病):认为可能与遗传基因和肠道内微生物慢性感染有关。本病好发于卫生条件较差的国家和地区。部分患者应用抗生素治疗有效,支持肠道内微生物如细菌、寄生虫感染是发病原因的观点。最常见的临床表现是严重吸收不良综合征的肠型,起病呈渐进性,早期呈间歇性腹泻,以后表现为持续性腹泻,伴有腹痛、脂肪泻;晚期可出现消瘦、脱水、肠梗阻、肠穿孔、腹水、腹部包块等,发热少见,肝、脾、淋巴结大多无肿大。少见的是表现为反复呼吸道感染的肺型,可有胸腔积液和纵隔淋巴结肿大。十二指肠和空肠的纤维内镜及活检是本病首选的诊断方法,确诊依赖血清免疫固定电泳。血清蛋白电泳在α_2与β区之间可见一异常增大、较宽的区带。血清免疫电泳显示,与抗α重链抗血清反应,而不与抗轻链血清反应。X线钡餐检查可见十二指肠、空肠黏膜皱襞肥大和假息肉形成,可有管腔狭窄或充盈缺损、液平面。腹部CT显示,腹膜后淋巴结肿大。纤维内镜伴活检对α重链病的诊断意义颇大。内镜下可见5种基本形态:浸润型、结节型、溃疡型、马赛克型、单纯黏膜皱襞增厚型,以上5型可单独或联合出现,以浸润型最具特征性。病理活检可有3种表现:成熟的浆细胞和淋巴浆细胞浸润黏膜固有层、绒毛萎缩多变且不固定;不典型浆细胞或淋巴浆细胞和(或)不典型免疫母细胞样细胞至少深入到黏膜下;符合免疫母细胞淋巴瘤或者形成不连续的溃疡型肿瘤或者广泛的大片浸润,侵犯肠壁的全层。α重链病常见染色体异常在14q32有基因重排。对于尚无淋巴瘤证据的患者,应首先试用抗生素治疗,如四环素(2 g/d),也可用氨苄西林(氨苄青霉素)或甲硝唑。若3个月内不见效或患者已有免疫增殖性小肠病或伴有淋巴瘤时,应采用化疗。化疗方案与淋巴瘤相同,即CHOP[环磷酰胺、多柔比星(阿霉素)、长春新碱、泼尼松]或MOPP[氮芥、长春新碱、丙卡巴肼(甲基苄肼)、泼尼松]。化疗常可取得疗效。但处于病程晚期(病理Ⅲ期)已有淋巴瘤的患者在化疗取得缓解后易复发,对此类患者可考虑强烈化疗及放疗后,辅以自体骨髓移植治疗。

(2)γ重链病(Frankin病):是最早发现的重链病。病因方面约14%的γ重链病患者伴有类风湿关节炎、自身免疫性溶血性贫血、多关节炎、干燥综合征、红斑狼疮、免疫性血小板减少性紫癜和重症肌无力等自身免疫性疾病;某些病例曾有结核病,可能由于自身抗原的慢性刺激和其他抗原的长期刺激而产生非肿瘤性淋巴结病变,再转化为浆细胞的恶性增殖。其临床特征是患者血、尿中均可检测到单克隆的γ重链。由于本病的临床和病理表现变异较大,有人将本病分为三大类:①播散性淋巴增殖病变。②局部性淋巴增殖病变。③无明显淋巴增殖病变。本病的临床表现:①淋巴结肿大,多见于颈部、腋窝，也可见于锁骨上、颌下及腹股沟。疾病进展期可有全身浅表淋巴结肿大，肿大的淋巴结质坚，无粘连，无压痛。少数患者可仅有深部淋巴结肿大。咽淋巴环淋巴结肿大可引起上腭、腭垂水肿，造成呼吸困难。②肝脾肿大，50%～60%的病例可见肝或脾脏肿大。③其他症状，表现为发热、皮下结节的皮肤损害，1/3的病例可伴有自身免疫性疾病，如系统性红斑狼疮（SLE）、类风湿关节炎、溶血性贫血等，也有表现为甲状腺、腮腺等部位的髓外浆细胞瘤。确诊需靠血清、尿免疫电泳，血清免疫电泳在 β 与 γ 之间出现一非均质性的异常 M 蛋白，该蛋白能与抗 γ 重链和抗 Fc 抗血清起免疫沉淀反应，而不能与抗 Fab、抗 Fd、抗 κ、抗 λ 血清反应。γ 重链病染色体异常可表现为核型异常，非整倍体及复合染色体异常。γ 重链病的淋巴结病理提示，38% 表现为非霍奇金淋巴瘤的不同组织类型，36% 有淋巴浆细胞增生。对无症状的患者可随诊观察。对出现症状的患者可用环磷酰胺、长春新碱、泼尼松联合化疗，或给予氧芬肿和泼尼松治疗，常可获得疗效。当咽部韦氏环受侵犯时，可加用局部放疗。

（3）μ 重链病：临床表现可有发热、贫血、肝脾肿大，少数可有骨髓破坏和病理性骨折。凡临床上有淋巴浆细胞的异常增殖及骨髓中浆细胞浆内有明显空泡的病例均需行血、尿免疫电泳。若尿本周蛋白阳性，血清蛋白电泳在 α_2 区域 α 与 β 之间出现单株峰，血清免疫电泳显示快速移动的双弧曲线，与抗 μ 链血清起反应而与抗轻链血清不发生反应者可以确诊。本类型可伴发于慢性淋巴细胞白血病（简称慢淋）/小淋巴细胞淋巴瘤，因此，两者的鉴别也比较重要。①慢淋患者以外周血和骨髓成熟淋巴细胞明显升高为特征，而重链病患者仅见淋巴细胞或浆细胞轻度增高。②在淋巴结病理上慢性淋巴结结构破坏代之为大量成熟的淋巴细胞浸润，后者淋巴结结构存在多表现为慢性炎症改变。③尽管部分慢淋患者血清中存在 M 蛋白，但大多数为完整的单克隆免疫球蛋白，而重链病患者的 M 蛋白为单克隆游离不完整重链。④对于血、尿中未发现 M 蛋白的患者，有时淋巴结或骨髓病理免疫组化检查是鉴别它们的根本手段。本类型预后差，中位生存仅 24 个月，目前无特别有效的方法，可采用 COP 或 COP 加柔红霉素或加卡莫司汀。

（4）δ 重链病：表现具有 MM、肾衰竭的特点，颅骨有溶骨性损害，骨髓中有异常的浆细胞。血清蛋白电泳在 β_2 和 γ 之间可见一小段窄带，血清免疫电泳显示 δ 链，轻链缺如。

四、小结

实际医疗工作中，MM 的诊断很多时候是一个复杂的过程，加上诊断标准的不断变化和多样性，常常给临床诊断工作带来很多困难。由于 MM 临床表现的复杂性，鉴别诊断是十分必要的。

第二节 临床分期与预后分层

一、概述

为了正确地评价多发性骨髓瘤（MM）患者的病情，临床分期是十分重要的。了解临床分期系统的构成，将有利于临床医生的治疗工作。正确的预后分层，将为个体化精准治疗带来帮助。

二、临床分期

（一）Durie-Salmon 分期

多年来，MM 分期沿用 1975 年 Durie 和 Salmon 提出的分期标准。Durie-Salmon 分期系统如下：

Ⅰ期（瘤细胞数 $< 0.6 \times 10^{12}/m^2$）：符合下述四个条件。

①血红蛋白 > 100 g/L。

②血清钙正常。

③X 线检查骨无破坏或只有孤立的破坏。

④M 蛋白合成率低：IgG < 50 g/L、IgA < 30 g/L、尿中轻链 < 4 g/24 h（本周蛋白）。

Ⅱ期［瘤细胞数 $(0.6 \sim 1.2) \times 10^{12}/m^2$］：介于Ⅰ期和Ⅲ期之间。

Ⅲ期（瘤细胞数 > $1.2 \times 10^{12}/m^2$）：符合下述一项或一项以上者。

①血红蛋白 < 85 g/L。

②血清钙 > 2.982 mmol/L。

③严重的溶骨性损害。

④M蛋白合成率高：IgG > 70 g/L、IgA > 50 g/L、尿中轻链 > 12 g/24 h。

每期再分为A、B两类：A类，肾功能正常（血肌酐 < 177 μmol/L）；B类，肾功能不正常（血肌酐 ≥ 177 μmol/L）。

（二）国际分期系统ISS分期标准

因Durie-Salmon分期使用不方便、不利于推广，IMWG提出了国际分期系统ISS分期标准，它是根据血清 β_2- 微球蛋白和白蛋白水平划分的。一般认为这个分期系统可以较准确地提示患者的预后。

临床Ⅰ期：β_2- 微球蛋白 < 35 mg/L，白蛋白 ≥ 35 g/L。提示治疗反应佳，预后好。

临床Ⅱ期：β_2- 微球蛋白 < 35 mg/L，白蛋白 < 35 g/L。或者 β_2 微球蛋白 ≥ 35 mg/L，且 < 55 mg/L。

临床Ⅲ期：β_2- 微球蛋白 ≥ 55 mg/L。提示治疗反应不佳，预后不好。

三、预后分层

MM的细胞遗传学异常检测对预后分层有重要意义。研究显示，ISS分期Ⅰ或Ⅱ期，不伴有t（4；14），del（17p）或1q21扩增的患者（大约占MM患者的20%）8年生存率高达75%；而存在高危细胞遗传学异常的患者中位OS仅2～3年，现有临床研究、新药及自体造血干细胞移植均很难克服。大部分预后和风险分层的数据来自新诊断MM的研究结果，但在复发、难治MM中也有价值。Mayo诊所使用FISH和GEP方法对初治、复发MM进行风险分层，即mSMART分层系统（www.msmart.org）。

一些研究显示，FISH提示存在t（14；16）、t（14；20）、p53基因缺失［del（17p）或17号单体］等异常中的一项或多项者为高危患者，但其中也有不少争议，如t（14；16）通常与诊断时急性肾衰竭相关，而临床试验往往将肾衰竭患者排除在外，导致临床试验中可能不能显示出t（14；16）的不良预后，在校正后肾衰竭后t（14；16）的预后与其他标危亚组相当。最近的研究显示，del（1p）也是高危MM的标志，IFM协作组的1195例患者数据显示，del（1p）尤其是del（1p22）和del（1p32）与无进展生存和总体生存缩短相关，该亚组患者即使接受标准诱导治疗和自体造血干细胞移植，OS也仅有27个月，较无del（1p）患者的97个月明显缩短。多因素分析证实，del（1p22）和del（1p32）是独立于t（4；14）、t（14；16）和del（17p）的不良预后因素。

除了原发细胞遗传学异常外，del（17p）、del（1p）和1q21扩增等继发异常也明显影响预后。例如，在标危组细胞遗传学基础上出现1q21扩增将使得该患者分入中危组，而del（17p）和del（1p）异常的存在将使得患者直接分入高危组。另外，MYC重排在MM中也具有临床意义（表7-1）。

表7-1 MM以染色体核型为基础的预后分层

风险分层	细胞遗传学异常
标危	三体
	t（11；14）
	t（6；14）
中危	t（4；14）
	1q21扩增
高危	Del（17p）
	t（14；16）
	t（14；20）
	Del（1p）

检出细胞遗传学异常的方法也可能对预后有影响。一般认为，间期细胞培养 G 显带方法所见的染色体异常增殖性更强，预后比 FISH 检出的异常差。因此，G 显带所见的复杂核型（≥3 个异常）、低二倍体、13 号单体、del（13q）或 17 号单体、del（17p）预后更加不良。另外，传统间期细胞遗传学检查异常所见也可能预示着继发性骨髓增生异常综合征的可能。而在 MGUS 或 SMM 中，如通过这种方式检测出异常，需警惕进展风险高、诊断错误或合并有其他造血系统疾病等。

四、小结

临床分期和预后分层在临床上是非常重要的，伴随着临床诊断技术的进展和治疗手段的提高，临床分期和预后分层的标准和方法也将不断发生变化，更加有利于临床的判定和治疗。

第三节 治疗的药物分类与诊疗机制

一、概述

治疗多发性骨髓瘤（MM）的药物很多，五花八门，让人眼花缭乱，但是从基本上可以分为两大类：传统化疗药物及新药。

（一）传统化疗药物

1. 氨芬脒

氨芬脒，英文为 Melphalan，别名有 L-苯丙氨酸氮芥、L-溶肉瘤素、癌克安、爱克兰、苯丙氨酸氮芥、瘤克安、马尔法兰、美法仑、米尔法兰、盐酸美法仑、左旋苯丙氨酸氮芥、左旋溶肉瘤素、左旋溶血瘤素。氨芬脒为左旋体苯丙氨酸氮芥，其作用机制与氮芥相同，为细胞周期非特异性的细胞毒药物。

2. 苯达莫司汀

苯达莫司汀，英文名为 Bendamustine，是一种双功能基烷化剂，具有抗肿瘤和杀细胞作用。19 世纪 60 年代初期由 Ozegowski 和同事在德国耶拿的微生物试验协会研制。本品的抗肿瘤和杀细胞作用的主要机制为 DNA 单链和双联通过烷化作用交联，这打乱了 DNA 的功能和 DNA 的合成，也会使 DNA 和蛋白之间，以及蛋白和蛋白之间产生交联，从而发挥抗肿瘤作用。苯达莫司汀因其特异的作用模式及良好的毒性表现被认为是一种非常适合和硼替佐米或来那度胺联合使用的药物。苯达莫司汀有两种功能，是烷化剂的氮芥衍生物，又具有抗代谢物的活性。它缺少与其他癌症药物的交叉反应特性，可抑制有丝分裂检查点、下调 DNA 修复基因表达、激活前-凋亡基因、调控基因缺失细胞系对标准治疗的抵抗，与其他常用烷化剂药物相比，剂量相等时它不会导致对氨芬脒及其他毒性药物的交叉抵抗。相应地，苯达莫司汀可克服骨髓瘤细胞对氨芬脒及地塞米松的抵抗。在临床上，苯达莫司汀单药治疗或与硼替佐米或免疫调节剂联合使用方案已得到验证，也常与类固醇激素一起用于一小部分复发/难治性 MM 患者的治疗。

3. 糖皮质激素

糖皮质激素，英文为 Glucocorticoid，是由肾上腺皮质中束状带分泌的一类甾体激素，主要为皮质醇（cortisol），具有调节糖、脂肪和蛋白质生物合成和代谢的作用，还具有抑制免疫应答、抗炎、抗毒、抗休克的作用。称其为"糖皮质激素"是因为其调节糖类代谢的活性最早为人们所认识。因其可以诱导淋巴细胞凋亡，故经常用于急性淋巴细胞白血病、淋巴瘤及骨髓瘤的治疗。

4. 环磷酰胺

环磷酰胺，英文为 Cyclophosphamide，别名有环磷氮芥、癌得散、癌得星、安道生等。环磷酰胺为最常用的烷化剂类抗肿瘤药，进入体内后，在肝微粒体酶的催化下分解释出烷化作用很强的氯乙基磷酰胺（或称磷酰胺氮芥），而对肿瘤细胞产生细胞毒作用。此外，本品还具有显著的免疫抑制作用。

5. 长春新碱

长春新碱，英文为 Vincristine，是从夹竹桃科植物长春花中提取出的生物碱，因抗肿瘤作用良好，目前其制剂作为临床抗肿瘤药物。长春新碱具有使细胞分裂（有丝分裂）在中期停止的作用，与秋水仙素相似，但其作用比秋水仙素更强。长春新碱与秋水仙素一样，可以与微管蛋白结合而抑制其生物活性，但结合部位不同。另外，它与秋水仙素不同的是，对微管蛋白以外的蛋白质如肌动蛋白及 10 nm 细丝蛋白等也起作用。长春新碱在临床医学上作为抗癌剂之一而被应用，特别是对血液系统恶性肿瘤比较有效。

6. 蒽环类药物

蒽环类药物，英文名为 Anthracyclines，是一类来源于波赛链霉菌青灰变种（streptomyces peucetius var, caesius）的化疗药物。常用的蒽环类药物有多柔比星、吡柔比星、表柔比星、柔红霉素、米托蒽醌等，蒽环类药物主要有三种作用机制：①通过嵌入 DNA 双链的碱基之间，形成稳定复合物，抑制 DNA 复制与 RNA 合成，从而阻碍快速生长的癌细胞分裂。②抑制拓扑异构酶 II，影响 DNA 超螺旋转化成为松弛状态，从而阻碍 DNA 复制与转录。有研究显示，拓扑异构酶 II 抑制剂（除蒽环类药物外，还包括依托泊苷等）能够阻止拓扑异构酶 II 的翻转，而这点对于它从它的核酸底物上脱离是必需的。这就意味着，拓扑异构酶 II 抑制剂使拓扑异构酶 II 的复合物在 DNA 链断裂之后才能更稳定，导致后者催化了 DNA 的破坏；同时，拓扑异构酶 II 抑制剂还能阻碍连接酶对 DNA 的修复。③螯合铁离子后产生自由基从而破坏 DNA、蛋白质及细胞膜结构，可用于治疗的癌症包括白血病、淋巴瘤、乳腺癌、子宫癌、卵巢癌和肺癌等。

7. 卡莫司汀

卡莫司汀，英文为 Carmustine，本品及其代谢物可通过烷化作用与核酸交链，亦有可能因改变蛋白而产生抗癌作用。在体内能与 DNA 聚合酶作用，对增殖期细胞各期都有作用。

（二）新药

1. 沙利度胺

沙利度胺，英文为 Thalidomide，是德国制药商格兰泰公司于 20 世纪 50 年代推出的一种镇静剂，为谷氨酸衍生物。沙利度胺的作用机制推测有免疫抑制、免疫调节作用，通过稳定溶酶体膜，抑制中性粒细胞趋化性，产生抗炎作用。肿瘤坏死因子-α（TNF-α）是一种在多种免疫性及炎症疾病中有重要作用的细胞因子，研究表明，沙利度胺可调节由 TNF-α 诱导的其他细胞因子的分泌，从而调节机体免疫状态。沙利度胺通过下调细胞黏附因子的水平来减少白细胞的外渗，降低白细胞表面整合素亚基的合成，抑制白细胞的移行和黏附，从而减轻炎症反应。一些细胞因子如血管内皮生长因子和成纤维细胞因子，均是血管生成的刺激剂，它们和特异性受体结合刺激信号转导，引起内皮细胞增殖。沙利度胺能够减少它们的分泌，从而抑制血管生成。肿瘤的转移和细胞的恶变与肿瘤细胞和血管内皮细胞的粘连、血管的生成有关。研究发现，沙利度胺不仅抑制血管生成，而且能减少整合素亚基的合成，这也是其抗肿瘤的机制之一。最新的研究还表明，沙利度胺可通过环氧化物酶 2 途径，而非抑制血管生成的途径来降低瘤内微血管的密度，从而抗肿瘤增生。沙利度胺于 2006 年 5 月获 FDA 批准用于治疗 MM。经临床试验表明，沙利度胺治疗 MM 具有总有效率高、能明显改善临床症状、无常规细胞毒药物的不良反应、不会诱导肿瘤组织产生耐药性、不会出现骨髓抑制现象、价格低廉等特点。常见不良反应为深静脉血栓、皮疹、便秘、嗜睡及神经病变。

2. 硼替佐米

硼替佐米，英文为 Bortezomib，由日本武田和美国强生联合开发，于 2003 年 5 月获 FDA 批准用于治疗复发、难治性 MM，目前已在包括中国在内的 83 个国家上市。硼替佐米是哺乳动物细胞中 26S 蛋白酶体糜蛋白酶样活性的可逆抑制剂。26S 蛋白酶体是一种大的蛋白质复合体，可降解泛蛋白。泛蛋白酶体通道在调节特异蛋白在细胞内的浓度中起重要作用，以维持细胞内环境的稳定。蛋白水解会影响细胞内多级信号串联，这种对正常细胞内环境的破坏会导致细胞的死亡。而对 26S 蛋白酶体的抑制可防止特异蛋白的水解。阻断 NF-κB，从而阻止肿瘤细胞凋亡并参与细胞的耐药；作用于骨髓瘤微环境，抑制瘤细胞在微环境中的生长和存活等。体外试验证明，硼替佐米对多种类型的癌细胞具有细胞毒性。临床前肿瘤模型体内试验证明，硼替佐米能够延迟包括 MM 在内的肿瘤生长。

3. 来那度胺

来那度胺，英文为 Lenalidomide，由美国 Celgene 公司开发，于 2003 年被 FDA 定为罕用药而进入快速审批通道,于2005年首获FDA批准用于治疗骨髓增生异常综合征（myelodysplasia syndrome, MDS）,于2006年获FDA批准用于治疗。来那度胺是沙利度胺的加强版,化学结构与沙利度胺相似。来那度胺可作为一种免疫调节剂增强T淋巴细胞介导的细胞毒作用,又可作为一种化学复合物直接抑制肿瘤细胞生长。与沙利度胺相比,来那度胺的免疫调节和抗肿瘤作用增强,其促进T细胞增殖和刺激IL-2与干扰素（IFN）分泌的作用分别为沙利度胺的2 000倍与50～100倍,而且对肿瘤坏死因子-α（TNF-α）的抑制作用更强。来那度胺的确切作用机制尚不明确,不过多数基础研究表明,来那度胺可以通过多种途径起到抗肿瘤作用:血管抑制、调节肿瘤微环境、调节机体自身免疫状况、直接抗肿瘤作用等。目前,来那度胺在MM、套细胞淋巴瘤及惰性淋巴瘤中都有较强的抗肿瘤活性。与沙利度胺相比,来那度胺相关的毒性反应更容易耐受,其常见不良反应为可逆的骨髓抑制。

4. 卡非佐米

卡非佐米,英文为Carfilzomib,是一种四肽基环氧骨架蛋白酶体抑制剂,不可逆地结合至20S蛋白酶体含苏氨酸N-端活性部位,属于经静脉给药的新一代蛋白酶抑制剂。作用机制同硼替佐米,但是抗肿瘤活性显著增强。美国FDA批准卡非佐米用于此前至少经过两个优先疗法包括硼替佐米（万珂）和免疫调节剂治疗的MM患者的治疗,常见的副作用有疲劳、低血细胞计数和血小板水平、气短、腹泻、发热。

5. 泊马度胺

泊马度胺,英文为Pomalidomide,是免疫调节剂一类的,继来那度胺和沙利度胺之后第三个药物。2013年1月8日,美国FDA批准泊马度胺治疗其他抗癌药治疗后病情依然进展的MM患者。泊马度胺的标签带有一个加框警示语,提醒患者和医护人员该药不可给孕妇使用,因为它可能会导致危及生命的严重出生缺陷,该药可能导致血液凝块。常见的副作用有抵御感染的白细胞（中性粒细胞）减少、疲劳和虚弱、红细胞计数降低（贫血）、便秘、腹泻、血小板减少下降（血小板减少症）、上呼吸道感染、背部疼痛和发热。

6. Ixazomib

Ixazomib是首个口服的蛋白酶体抑制剂,作用机制同硼替佐米。2014年12月,Ixazomib被FDA授予突破性治疗药物资格。2015年11月20日,FDA批准Ninlaro（Ixazomib,首个口服蛋白酶体抑制剂）联合Revlimid（来那度胺）和地塞米松治疗复发、难治性MM患者。Ninlaro最常见的副作用是腹泻、便秘、血小板计数降低、周围神经病变、恶心、四肢水肿、呕吐和背部疼痛。

7. Daratumumab

Daratumumab属于CD38单克隆抗体,具有广谱杀伤活性,靶向结合细胞表面高度表达的跨膜胞外酶CD38分子,可通过多种机制诱导肿瘤细胞的快速死亡。目前,Daratumumab正处于5个临床Ⅲ期研究。除了MM,Daratumumab也有潜力治疗高表达CD38分子的其他类型肿瘤,包括弥漫性大B细胞淋巴瘤（diffuse large B cell lymphoma, DLBCL）、慢性淋巴细胞白血病（chronic lymphocytic leukemia, CLL）、急性淋巴细胞白血病（acute lymphoblastic leukemia, ALL）、浆细胞性白血病（plasma cell leukemia, PCL）、急性髓性白血病（acute myelogenous leukemia, AML）、滤泡性淋巴瘤（follicular lymphoma, FL）和套细胞淋巴瘤（mantel cell lymphoma, MCL）。2015年11月16日,FDA授权加速对Darzalex（Daratumumab）治疗MM的审批。

8. Elotuzumab

Elotuzumab是抗CSI单克隆抗体。CSI是一种高表达于骨髓瘤细胞表面的糖蛋白,可促进瘤细胞生长及与骨髓基质细胞的黏附。抗CSI单抗可通过抗体依赖细胞介导的细胞毒作用（ADCC）诱导耐药瘤细胞的溶解。其单用无明显的抗MM效应,但与来那度胺、硼替佐米联用可有良好的效果。目前,FDA已经授予Elotuzumab为突破性治疗药物,加速了其在难治、复发性MM中的审批。

二、小结

在这一节我们介绍了治疗的药物分类及治疗机制,尽管分为传统药物和新药,其实有些新药已经不新,老药也仍然发挥着重要作用。只有传统药物和新药发挥各自的作用,才会给患者带来理想的治疗效果。

第四节 疗效标准

一、概述

在治疗过程中，疗效的评估对于指导下一步治疗尤其重要。因此，疗效标准的评估应能够客观反映骨髓瘤的瘤体负荷及骨髓瘤相关的器官损伤程度的变化。

目前，国际上常用的骨髓瘤疗效评价标准有两个：欧洲、国际、美国骨髓移植登记组（IB-MTR/ABMTR）于1998年制定了欧洲骨髓移植登记组（european bone marrow transplantation，EBMT）标准；2006年国际骨髓瘤工作组（international myeloma working group，IMWG）颁布了多发性骨髓瘤（MM）国际统一疗效标准，并于2014年进行了更新。

（一）MM 国际统一疗效标准（IMWG 标准，2014年）

1. 完全缓解（CR）

血清免疫固定电泳阴性，尿免疫固定电泳阴性，骨髓浆细胞比例 < 5%，溶骨性病变的大小及数量无增加，髓外浆细胞瘤消失；对于仅能通过血清游离轻链（serum free light chain，sFLC）进行评估的患者，除骨髓 CR 外还需 sFLC 的比值处于正常范围内，即 0.26 ~ 1.65；需要两次连续的检测进行验证。

2. 严格的完全缓解（stringent CR，sCR）

在上述 CR 的基础上，FLC 比率正常，以及免疫组化、免疫荧光证实骨髓中无单克隆浆细胞；需要两次连续的检测进行验证。

3. 免疫表型 CR

在上述 sCR 的基础上，通过多色流式细胞检测（> 4色）至少100万个骨髓有核细胞，未发现免疫表型异常的单克隆浆细胞。

4. 分子学 CR

在上述 CR 的基础上，通过等位基因特异性 PCR 检测骨髓为阴性（灵敏度为 10^5）。

5. VGPR

血清免疫固定电泳阳性，但是血清蛋白电泳阴性或者 M 蛋白减少 ≥ 90%，并且尿 M 蛋白 < 100 mg/24 h；对于仅能通过 sFLC 进行评估的患者，除了上述 VGPR 标准外，受累游离轻链与未受累游离轻链之间的差异降低 > 90%；需要两次连续的检测进行验证。

6. 部分缓解（PR）

血清蛋白电泳测定 M 蛋白减少 ≥ 50%，24 h 尿 M 蛋白减少 ≥ 90% 或 < 200 mg/24 h；如果血清和尿 M 蛋白不能测定的话，受累游离轻链与未受累游离轻链之间的差异降低 ≥ 50%；如果血清、尿 M 蛋白及 sFLC 均不能测定且基线时骨髓中浆细胞比例 ≥ 30% 的话，骨髓中浆细胞比例降低 > 50%；如果基线时存在髓外浆细胞瘤的话，髓外浆细胞瘤大小减少 ≥ 50%；需要两次连续的检测进行验证；溶骨性病变的大小或者数量无增加。

7. 轻微缓解（minimal response，MR）（仅针对复发、难治性骨髓瘤患者）

血清蛋白电泳测定 M 蛋白减少 25% ~ 49%；24 h 尿 M 蛋白减少 50% ~ 89%，但仍然 > 200 mg/24 h；对于不分泌或寡分泌型骨髓瘤，骨髓中的浆细胞减少 25% ~ 49%；髓外浆细胞瘤大小减少 25% ~ 49%；需要两次连续的检测进行验证；溶骨性病变的大小或者数量无增加。

8. 疾病进展（progression disease，PD）

与下列指标的最低缓解值相比增加 25%：①血清 M 蛋白，并且绝对值增加 ≥ 5 g/L。②尿 M 蛋白，并且绝对值增加 ≥ 200 mg/24 h。③对于仅能通过 sFLC 进行评估的患者，受累游离轻链与未受累游离轻链之间的差异，并且绝对值增加 ≥ 10 mg/dL。④如果血清、尿 M 蛋白及 sFLC 均不能测定的话，骨髓中浆细胞比例，并且绝对值需 ≥ 10%。发生了新的溶骨性病变或者髓外浆细胞瘤，残留骨骼病变的大小明确增加，出现骨髓瘤相关的高钙血症。

9. 疾病稳定（stable disease，SD）

未达到 CR、VGPR、PR、MR 或 PD 的标准。

（二）欧洲、国际、美国骨髓移植登记组（IBMTR/ABMTR 的标准）

1. 完全缓解（CR）

血清免疫固定电泳阴性，尿免疫固定电泳阴性，骨髓浆细胞比例 < 5%，溶骨性病变的大小及数量无增加，髓外浆细胞瘤消失；间隔 6 周复测均为阴性。

2. 接近完全缓解（near CR，nCR）

血清蛋白电泳或尿蛋白电泳阴性，但是免疫固定电泳阳性。

3. 部分缓解（PR）

血清蛋白电泳测定 M 蛋白减少 > 50%，持续至少 6 周；间隔 6 周两次测定 24 h 尿轻链分泌减少 ≥ 90% 或 < 200 mg/24 h；对于不分泌或寡分泌型骨髓瘤，骨髓中的浆细胞减少 ≥ 50%；髓外浆细胞瘤大小减少 ≥ 50%；6 周内溶骨性病变的大小或者数量无增加。

4. 轻微缓解（MR）

血清蛋白电泳测定 M 蛋白减少 25% ~ 49%，持续 6 周以上；间隔 6 周两次测定 24 h 尿轻链分泌减少 50% ~ 89%，但仍然 > 200 mg/24 h；对于不分泌或寡分泌型骨髓瘤，骨髓中的浆细胞减少 25% ~ 49%；髓外浆细胞瘤大小减少 25% ~ 49%；6 周内溶骨性病变的大小或者数量无增加。

5. 平台期

评估时各项数值变化稳定在上下 25% 之内，维持至少 3 个月。

6. 疾病进展（PD）

血清蛋白电泳测定 M 蛋白增加 > 25%，且绝对值增加 > 5 g/L，随后复测确认；24 h 尿轻链分泌增加 > 25%，且绝对值增加 > 200 mg/24 h，随后确认；骨髓中浆细胞比例增加 > 25%，且绝对值增加 ≥ 10%；溶骨性病变或者浆细胞瘤大小明确增加；发生新的溶骨性病变或者髓外浆细胞瘤；出现骨髓瘤相关的高钙血症，即血钙 > 2.65 mmol/L。

7. 疾病稳定（SD）

未达到 MR 或 PD 的标准。

8. 完全缓解后复发

血清免疫固定电泳检测 M 蛋白再次出现，骨髓中浆细胞比例 > 5%，发生了新的溶骨性病变或者髓外浆细胞瘤，残留骨骼病变的大小明确增加，出现骨髓瘤相关的高钙血症。

二、微小残留病在 MM 中的应用

微小残留病（minimal residue disease，MRD）的测量在慢性髓系白血病、前体 B 细胞急性淋巴细胞白血病及急性早幼粒细胞白血病中已经成为常规，因为 MRD 对患者的预后具有非常重要的价值。然而，与国际分期系统（ISS）及细胞遗传学分析可用于指导治疗及判定预后所不同的是，MRD 在 MM 中目前尚未被广泛应用。在新药出现之前，取得完全缓解（CR）在 MM 患者中是非常少见的，随着新药及 ASCT 的应用，显著提高了 MM 患者的 CR 率，并且部分延长了患者的总生存。但是对于取得 CR 的患者而言，体内仍有存在一定水平的残留病灶，这些病灶是通过常规的骨髓涂片、血清蛋白电泳或免疫固定电泳所检测不到的，这就使得大部分患者最终仍会复发。因此，通过更加敏感的方法来测量 MM 患者的 MRD，对于预测患者的预后及指导后续治疗而言是非常有价值的。目前用于监测 MM 患者 MRD 的常用方法有 PCR 及多参数流式细胞分析（multi parameter flow cytometry，MFC），近两年来正电子发射断层扫描技术（positron emission tomography，PET）在 MM 中也逐步显露头角，部分癌症中心采用 PET 监测 MM 的 MRD 也取得一定程度上的成功。下面简单介绍一下这些方法在监测 MM 的 MRD 方面的作用。

1. PCR

MM 是恶性单克隆浆细胞肿瘤，传统的检测目标就是异常浆细胞及其所分泌的单克隆免疫球蛋白（M 蛋白）。IgH 基因是淋巴细胞和浆细胞编码免疫球蛋白的基因，其基因重排的多样性是产生多克隆免疫球蛋白的主要机制之一。MM作为单克隆性疾病，一个重要的分子特征就是存在异常单一的IgH基因重排，因此我们可以应用PCR技术将IgH基因重排的单一性作为检测目标，来明确MM患者的MRD。

Corrandini教授等采用PCR技术监测MM患者移植后CR期的MRD，研究发现，MRD阴性者5年复发率为0，而持续阳性者为100%，表明PCR技术监测MM患者的MRD是可行的，并且具有重要的预测预后价值。基于普通PCR技术和IgH基因重排的特点衍生出多种性质和优缺点不一的PCR方法。

Lipinski等用等位基因特异性的寡核苷酸PCR（ASO-PCR）监测MM患者在自体外周血干细胞移植后的肿瘤负荷，并且回顾性分析MRD变化与疾病进展（PD）之间的关系。研究者分别采集了13例患者持续缓解期第4个月的外周血（PB）和骨髓（BM），疾病进展前的最后一次PB，以及距末次化疗中位时间9个月的疾病进展期的PB和BM标本。将标本提取DNA并进行ASO-PCR，结果发现，骨髓中单克隆异常浆细胞的比例从CR期的0.18%升到疾病进展期的4.6%，外周血中单克隆异常细胞从799/mL升到23 400/mL，证明了MRD与疾病进展有着密切的关系。Flisabetta等采用相似的方法对18例MM患者在自体外周血干细胞移植前后的IgH基因重排进行监测，得出这一方法检测出单一基因克隆的敏感度为$10^{-4} \sim 10^{-5}$。

2. MFC

细胞在成熟变化过程中其表面表达的抗原分子会发生改变，基于这种差别可将细胞区分开来。成熟B淋巴细胞在受到某种刺激后可转变为浆细胞，正常浆细胞除了表达自己本身的抗原外，还部分表达B淋巴细胞的抗原。正常的浆细胞$CD45^-$或弱阳性、$CD38^{++}$、$CD19^+$、$CD20^-$、$CD56^-$，而骨髓瘤中单克隆浆细胞$CD19^-$、$CD138^{++}$、$CD56^+$，并且一致认为CD138是恶性浆细胞较为特异性的抗原，用CD138/CD38/CD45/CD19作为单抗标记肿瘤细胞是检测MM患者MRD的有效手段。

Almeida等用MFC方法研究了19例自体造血干细胞移植术后3个月的MM患者骨髓中异常细胞的情况。这19例患者通过形态学检查浆细胞<5%，达到CR标准。用$SSC/CD38^{++}$筛选出单个核细胞后，以CD138/CD56/CD19/CD28/CD117/FMC7为靶抗原进行检测，同时为了了解该方法的敏感性，取14例患者的BM作为样本用正常BM细胞进行一系列稀释，比例从1∶10到1∶1 000 000，作为参照在相同的条件下进行细胞免疫分型。发现62%的患者过量表达CD56，正常的浆细胞一般不表达，其余各种抗原都有不同程度的异常表达。研究发现，61%的骨髓样本里能检测出恶性浆细胞，敏感度为10^{-5}以上。因此，MFC也是可以比较灵敏地监测MM患者MRD的方法之一。然而，MFC技术存在一定的主观性，对技术员的要求较高，需要经过有资质研究中心的统一培训后才可开展，以便于不同研究中心对MRD数据的比较。

3. PET

PET利用正电子发射体的核素标记一些生理需要的化合物或代谢底物，如葡萄糖、脂肪酸、氨基酸、受体的配体及水等，引入人体内后，应用正电子扫描机而获得的体内化学影像。它以能显示脏器或组织的代谢活性及受体的功能与分布而受到临床广泛的重视，也被称为"活体生化显像"。近年来，应用PET对霍奇金淋巴瘤、非霍奇金淋巴瘤的治疗前分期、治疗中疗效的评估、治疗后预后的预测等方面，开展了非常多的临床研究，一致证实了PET的价值。在MM中，PET具有独特的优势，一方面可以对髓外病变显像，另一方面可以用于判定治疗后的残留病灶。Zamagni等研究表明，治疗前基线PET检查中，PET-SUV值≤4.2的患者的生存要显著优于PET-SUV>4.2的患者，这表明PET可以显示MM患者的肿瘤负荷。另有研究证实，存在髓外病变的MM患者预后显著差于单纯骨髓病变患者，而在观察髓外病变方面，PET具有显而易见的优势。一项研究在采用沙利度胺+地塞米松诱导之后行自体造血干细胞移植的患者中，评估了PET的价值，研究表明移植后SUV值减少100%的患者要比未达到100%降低的患者具有显著的生存优势。并且对于复发MM患者，若复发后3年能够取得PET阴性的话，其复发后的总生存显著优于未曾达到PET阴性的患者（$P = 0.013\,3$）。然而，采用PET监测MRD存在一定缺陷。首先，并非所有MM病灶都具有代谢活性，在PET中未必会显像；其次，目前对于判定PET在MM中是否阳性的标准未定，重复性差，不便于各中心之间进行数据的比较。因此，尽管PET在发现MRD方面具有独特的优势，但仍存在需要进一步完善相关判定标准及检测时机的问题。

尽管检测MRD的技术层出不穷，但是仍有很多问题尚未解决，如何时是检测MRD的最佳时机？数项研究表明，自体造血干细胞移植前 MRD 阴性的患者具有显著的生存优势。另有研究表明，维持治疗前 MRD 阴性者生存更好，但是这些都是回顾性研究，并且应用的诱导方案不一，因此缺乏可信度。我们监测 MRD 的价值何在，能否用于指导下一步治疗？例如，对于诱导治疗后取得 MRD 阴性的 MM 患者，是否可以将自体造血干细胞移植推迟到复发后再进行？对于维持治疗中的 MM 患者，假若 MRD 阴性，那么维持治疗的时间多长算作合适？因此，所有这些问题均需要前瞻性的、良好设计的研究方能解决。

总之，随着技术的革新，我们对 MM 的监测远不止冰山一角，而是逐渐将海平面以下的巨大冰山挖掘出来，并且采用新药及免疫治疗将其消灭掉，最终达到真正意义上的完全缓解，甚至治愈 MM。

三、液体活检技术在 MM 中的应用前景

近年来，细胞遗传学及基因分型的检测对于 MM 而言越发重要，一方面对患者的预后有比较明确的判断，另一方面可以指导比较精准化的治疗。在 MM 的治疗中，常常会出现对某种化疗药物或靶向治疗药物耐药，导致疾病进展，这其中涉及多种基因型的变化和遗传学的演变。因此，及时了解患者的基因突变及细胞遗传学变化对于预测治疗的疗效和患者的预后极为重要。然而，多数骨髓瘤细胞仅存在于患者骨髓中或者髓外浆细胞瘤中，反复的骨髓穿刺或软组织活检对于患者而言是难以接受的，如果能够通过简易的外周血检测来获取这方面的信息，将大大改善患者的生活质量。

细胞游离 DNA（cell free DNA，cfDNA）从肿瘤细胞脱落到血液中进而凋亡，可被作为肿瘤 DNA 的来源来检测癌基因体细胞突变。血样本对于实时监测突变具有明显的优势。此外，cfDNA 代表着整个肿瘤的异质性，所以可以采用非活检部位的肿瘤细胞来检测突变，这种技术也被称为"液体活检"。2015 年，ASH 会议中有研究者报道应用液体活检技术在 DLBCL 中的应用结果。这项研究连续入组 26 例不同 Ann Arbor 分期（Ⅲ-Ⅳ=13）和不同年龄调整的 IPI 评分（2-3=13）的 DLBCL 患者（年龄 > 65=15，男：女 = 11：15），在诊断时，R-CHOP 治疗过程中、治疗结束时及病情进展时收集患者血浆 cfDNA。同时从粒细胞提取配对的正常基因组 DNA，用于筛选基因多态性。该研究设计的靶向重测序板包括 59 个基因（207 kb）的编码外显子和剪接位点，这些基因都是成熟 B 细胞肿瘤中高突变的基因，这个测序集合被特异设计成允许 > 90% 的 DLBCL 至少存在一个突变。超深度二代测序（NGS）在 MiSeq（Illumina）公司进行（覆盖率 > 2 000×，包含 > 80% 的目标序列），采用 SepCap 基因库建库策略（NimbleGen）。VarScan2 的体细胞功能被用来诱导非同义体细胞突变，同时开发了一个严谨的生物信息学程序用于滤除测序错误。这项研究包含样本组和扩展组，样本组中有 17 例患者，从其活检组织中提取配对肿瘤 DNA 用来行超深度 NGS 建库；扩展组中 9 例患者，都缺少活检组织。最终共 76 例 cfDNA 样本（26 例治疗前，28 例治疗期间，18 例治疗结束时，4 例疾病进展时）进行评价。治疗前 cfDNA 基因型揭示了已知的 DLBCL 相关基因突变［血浆中中位突变数/mL 3 168，范围（1.73~6.5）×10^4］，包括 mLL2（33%）、TP53（25%）、CREBBP 和 TNFAIP3（21%）、EZH2、TBL1XR1、PIM1（17%）、B2M、BCL2、CARD11、CC-ND3、FBXW7 和 STAT6（13%）。血浆 cfDNA 基因型和肿瘤组织基因组 DNA 结果相比较可以得出 cfDNA 诊断基因型的准确性。配对血浆 cfDNA 的基因型可准确检测 79% 的肿瘤组织突变。大部分在 cfDNA 中未发现的突变在肿瘤活检组织中低表达（中位等位基因丰度 = 5.7%，范围 0.8%~54%）。同样，ROC 分析结果显示，如果肿瘤组织中 > 15% 的等位基因突变，cfDNA 基因型具有最高的灵敏度（92%）。血浆 cfDNA 基因型还揭示了其他一些体细胞突变（< 2/人，范围 1~6），这些在活检组织中未检测到，包括一些临床相关的基因突变。纵向分析 DLBCL 经 R-CHOP 治疗的血浆样本，结果显示，对治疗反应较好的患者在一个疗程后 cfDNA 的一些突变消失了。而对 R-CHOP 抵抗的患者，cfDNA 中常见的 DLBCL 突变仍存在。此外，对于治疗抵抗的患者，cfDNA 出现了新的突变，推测在治疗过程中克隆演化出一些耐药基因。总之，这些结果证明，DLBCL 的 cfDNA 基因型：①在检测 DLBCL 中 > 15% 体细胞等位基因突变的准确率上，与活检组织基因型检测的准确率相当。②可以检测出一些活检组织上不存在的基因突变，这可能与一些突变在解剖学位置上远离活检位点有关。③这是以一种实时的、非侵入性的方式来追踪治疗耐药基因的产生和演化。

从上述 DLBCL 中应用液体活检技术的研究来看，其在 MM 中也是可行的。MM 患者骨髓（bone

marrow，BM）中分离出的肿瘤细胞进行大规模平行测序已经证实，MM 存在显著的克隆异质性，每位患者中位存在 5 个亚克隆。可以设想，MM 中真实的克隆异质性将会更高，因为 MM 中 BM 浸润通常是灶性的，单一 BM 标本只是代表了整个 BM 成分的一小部分。因此，是否使用液体活检技术［例如，从患者外周血标本（peripheral blood，PB）检测基因特征］能够帮助获得更完整的 MM 克隆多态性图谱仍然还未研究过。2015 年，ASH 会议中有一项来自西班牙的研究对此进行了报道，旨在确定在 MM 患者中非侵袭性地检测基因特征的整体实用性，明确循环肿瘤细胞（circulation tumor cell，CTC）的突变图谱能否反应该患者 BM 中浆细胞（plasma cell，PC）的克隆性。这项研究使用多色流式细胞仪（MFC）在西班牙临床试验 PETHEMA/GEM2010MAS65 前瞻性人组的 50 例新诊断有症状 MM 患者、64 例复发患者及 Dana-Farber 肿瘤研究所缓解期/维持治疗患者中进行了 CTC 计数。全外显子测序方面，研究者获得了 8 例新诊断未治疗患者的骨髓、CTC 和生殖系 T 淋巴细胞。BM 克隆性 PC 和 CTC 的外显子测序高达 200×，生殖系细胞为 50×。CTC 进行全基因组扩增（WGA），每份标本建两个独立的文库，随后对每个副本进行 100× 测序。对于 WGA 标本，仅使用在两份平行文库中都存在单核苷酸多态性（single nucleotide polymorphism，SNP）。在研究 CTC 是否能够成为 MM 患者基因特征检测的可靠非侵袭性手段之前，研究者首先着眼于确定它在不同疾病状态的真正可行性。使用高敏 MFC 技术，研究者在 40/50（80%）的新诊断 MM 患者和 71/130（55%）的复发或缓解期患者的多重测序样本中检出了 CTC。在 CTC 计数的预后价值方面，这 40 例 PB CTC 阳性的新诊断患者中 19 例复发，中位进展时间为 31 个月；而另外 10 例没有检出 CTC 的患者中仅有 1 例复发，中位进展时间未达到（P = 0.08）。随后，研究者研究了复发或缓解期患者中多次 PB CTC 的动态变化是否能够预测预后。相应地，CTC 计数增加和预后不良相关（P = 0.01），提示 CTC 的绝对量和变化趋势都具有 MM 的预后意义。在证实了 CTC 能够在大部分 MM 患者中稳定检出后，研究者随后着手确定 CTC 的突变图谱，并将其与该患者配对的 BM 克隆性 PB 对比。研究者分别在同一患者的 BM 和 CTC 中检出中位 223 项和 118 项 SNP。在配对 BM 和 CTC 中发现体细胞多态性的一致性为 79%。值得一提的是，在检测 MM 中常见特异突变（如 KRAS、NRAS、BRAF 等）时，研究者发现了 13 个基因的总计 18 个非同义 SNP（NS-SNV），大部分这些 NS-SNP 能够在同一患者的配对 BMPC 和 CTC 中同步检出。不仅如此，研究者还发现了若干个仅发生在 CTC 或 BM 克隆性 PC 中的独特突变，其中，39 个 NS-SNP 为 CTC 特异性的，多位患者的 CTC 中均可检出 4 个基因（CRJ、DPY19L2、TMPRSS13 和 HBGI）的 6 个 NS-SNP。在配对 BM 和 PB 肿瘤细胞中也观测到拷贝数量多样性（copy number variety，CNV）模式的显著相关性。因此，这项研究确定了 CTC 在 MM 患者预后和分子图谱分析中的新作用，提供了将 PB 中 CTC 检测整合进入流式-分子诊断流程的理论依据，并确定了无创基因组特征检查预测预后的合适人群。

总之，随着分子生物学技术的发展，应用液体活检技术实现对 MM 患者实时动态的基因监测定会成为现实，这样可以进一步实现对患者治疗的精准化。

四、小结

目前，评价疗效标准的常用于监测瘤体负荷的指标包括 M 蛋白水平（血清 M 蛋白、尿 M 蛋白、血清 sFLC）、髓外浆细胞瘤的大小及数量（采用 CT、MRI、PET-CT 来测量评估）、溶骨性病变的数量及程度（X 线、CT、MRI、PET-CT 来评估）、骨髓中恶性浆细胞的比例（骨髓涂片及流式细胞检测来评估）、血清 β_2-微球蛋白、乳酸脱氢酶等。但是随着科技的进步，将会有更加敏感、更加准确的评价疗效指标应用于临床，为临床制定方案提供帮助。

第八章 骨髓增生性疾病

第一节 原发性血小板增多症

原发性血小板增多症（PT），又称特发性血小板增多症、出血性血小板增多症，是一种主要累及巨核细胞系的慢性骨髓增殖性肿瘤。其特征为外周血中血小板计数持续增高，血小板计数 $\geq 450 \times 10^9/L$，骨髓中大而成熟的巨核细胞数量增多，临床上发作性栓塞和（或）出血。由于 PT 无已知的特异性遗传学或生物学标记，必须排除其他原因引起的血小板增多，包括其他类型 MPN、炎症和感染性疾病、出血及其他类型的造血与非造血组织肿瘤。

一、病因和发病机制

该病病因不明，多发生在 50～60 岁，无明显性别差异性；第二个发病高峰多在妇女，常发生在 30 岁左右；也可发生于儿童，需与罕见的遗传性血小板增多症相鉴别。

二、病理及分期

骨髓和血液是主要受累部位，脾无明显的髓外造血，但却是凝聚血小板的部位。由于多能干细胞的异常，导致骨髓中巨核细胞持续增殖，血小板生成增多，加之血小板的寿命大多正常，因此血小板计数明显增高。

本病的出血机制主要与血小板功能缺陷有关，如血小板黏附及聚集功能减退、释放功能异常，血小板因子Ⅲ有效性降低等。

三、临床表现

患者多于常规外周血检查时偶然发现血小板显著增多，半数以上患者无明显症状。其余患者有血管栓塞或出血的某些发现。微血管栓塞可导致短暂性脑缺血发作、指（趾）缺血伴有感觉异常及坏疽。较大的动脉和静脉也可有血栓形成，如 Budd-Chiari 综合征。黏膜表面出血比较常见，如胃肠道和上呼吸道。约有 50% 的患者有轻度脾大，15%～20% 有肝大，一般无淋巴结增大。20% 可出现无症状脾梗死，导致脾萎缩。本病禁忌行摘脾手术，因手术后血小板进一步显著增加可导致血栓栓塞并发症，甚至危及生命。此外，一般手术也可促使血小板增多，也应慎重考虑。

四、辅助检查

1. 血常规

血小板计数多在 $(1\,000～3\,000) \times 10^9/L$，涂片可见血小板显著增多，且大小不等，从微小型到不典型的大型或巨大型。可见到形状怪异、有伪足和无颗粒的血小板，但不正常。白细胞计数和分类通常正常，有时白细胞计数可以稍微增多。嗜碱性粒细胞缺如或极少。红细胞通常为正细胞正色素性，除非因反复失血造成缺铁，这时可呈小细胞低色素性。无幼红细胞、幼粒细胞和泪滴形红细胞。中性粒细胞碱性磷酸酶（NAP）活性增高。少数患者可伴红细胞增多。

2. 骨髓检查

各系细胞均明显增生，以巨核细胞增生为主。可见到大型核过度分叶的巨核细胞均增多，并有大片血小板，原粒细胞不增多，也无骨髓发育异常。骨髓活体组织检查示巨核细胞显著增殖，主要是大型或巨大型，胞质丰富而成熟。40%～70%骨髓穿刺标本中可染铁阳性。

3. 血小板及凝血功能试验

多数患者血小板黏附率降低，ADP诱发的血小板聚集功能异常，血小板因子Ⅲ有效性降低。凝血检查一般正常，少数患者呈高凝状态。出血时间、凝血酶原消耗试验及血块回缩等可不正常。

4. 染色体检查

染色体检查结果不一。可出现异常核型，多为C组染色体的增多或缺失，另可有Ph1染色体、超二倍体、二倍体和G组染色体变化等。有人认为，21q-可能是本病染色体畸变的一个重要特征。JAK2、V617F突变发生率仅为10%～50%，且该突变对PT不具有特异性，但有该基因突变可以肯定排除反应性血小板增多。

五、诊断

原发性血小板增多症的诊断标准见表8-1。

表8-1 原发性血小板增多症的诊断标准

1. 血小板计数持续性超过 450×10^9/L
2. 骨髓活体组织检查标本显示主要为巨核细胞系增殖，胞体增大的成熟巨核细胞增多。无中性粒细胞系或红细胞系显著增多或核左移
3. 不符合WHO真性红细胞增多症，原发性骨髓纤维化，BCR-ABL阳性CML或骨髓增生异常综合征或其他髓系肿瘤的诊断标准
4. 证实有JAK2、V617F或其他克隆性标志，或无JAK2、V617F也无反应性血小板增多的证据

（1）检查期间持续存在

（2）在血清铁蛋白降低的情况下，铁替代治疗不能使血红蛋白升高到真性红细胞增多症的范围。根据血红蛋白与血细胞比容水平排除真性红细胞增多症，不需要单纯测量血细胞比容

（3）要求没有相关的网状纤维增生、胶原纤维增生、外周血幼稚粒红系细胞增多，也没有骨髓有核细胞显著增多伴有PMF典型的巨核细胞形态，包括小到大的巨核细胞，核与质比例异常，核深染，呈球形或不规则折叠形，并密集成簇

（4）要求无BCR-ABL

（5）要求无红系和粒系发育异常

（6）反应性血小板增多的原因包括缺铁、脾切除、外科手术、感染、炎症、结缔组织病、转移癌及淋巴增殖性疾病。若符合前三项诊断标准，虽有引起反应性血小板增多的疾病存在，也不能排除ET的可能性

六、鉴别诊断

1. 继发性血小板增多症

继发性血小板增多症多继发于脾切除术后、溶血性贫血、急性失血后、慢性或急性感染、肿瘤性疾病等（表8-2）。

表8-2 原发性与继发性血小板增多症的鉴别

项目	原发性	继发性
病因	不明	继发于某种病理或生理状态
病期	持续性	常为暂时性
血小板计数	常大于 $1\,000\times10^9$/L	一般小于 $1\,000\times10^9$/L
血小板生存时间	正常或轻度缩短	一般正常
血小板形态与功能	常不正常	一般正常

项目	原发性	继发性
骨髓巨核细胞	显著增多,并可见幼稚巨核细胞	轻度增多
白细胞计数	常增多	一般正常
脾大	常有	常无
血栓和出血	常见	少见

2. 其他骨髓增生性疾病

原发性骨髓纤维化。

七、治疗

治疗目的是减少血小板,以控制和预防出血、血栓形成和栓塞。

1. 骨髓抑制药

骨髓抑制药为本病主要治疗措施,目的是破坏异常的巨核细胞,使血液循环中的血小板计数恢复正常或接近正常。血小板计数在 $1\,000\times10^9$/L 以上者,可用白消安每日 4～8 mg、环磷酰胺每日 100～200 mg、羟基脲 15 mg/(kg·d) 等,均有一定疗效需 3～4 周或更长时间,以获缓解。血小板再度增多时可重复使用。

2. 放射性核素

^{32}P 为治疗本病的重要手段,效果佳,见效快。可口服或静脉注射,首次剂量为 $(11.1～14.8)\times10^7$ Bq,必要时 3 个月后重复给药。

3. 干扰素 α(IFN-α)

对人巨核细胞前体细胞有抗增殖作用,故对本病也有效,但停药后易复发。

4. 血小板单采术

血小板单采术可迅速减少血小板量,改善其状态。在紧急情况下(手术前、伴急性胃肠道出血的老年患者、分娩前及骨髓抑制药不能奏效时)采用。据病情和需要决定血小板置换次数和间隔期。一般临床上多与其他疗法并用。

5. 出血和血栓、栓塞的治疗

出血以继发于血栓形成者较多,可选用抗血小板黏附和聚集的药物(如双嘧达莫、阿司匹林)改善出血倾向。如发生血栓形成或栓塞,可用纤溶激活剂治疗。

八、预后

根据血小板增多的程度,病程不一。大多数病例进展缓慢,其中部分病例临床呈良性过程。中位数生存期常在 10～15 年及以上。有反复出血或血栓形成者,预后较差,这是本病主要致死的原因。少数患者转化成其他骨髓增生性疾病。

第二节　原发性骨髓纤维化

原发性骨髓纤维化(PMF),又称为慢性特发性骨髓纤维化、原因不明性髓样化生、骨髓纤维化或硬化伴髓样化生、特发性骨髓纤维化等,是一种克隆性骨髓增殖性肿瘤,特征为骨髓中以巨核细胞和粒系细胞增殖为主,至病情充分发展期伴有反应性纤维结缔组织沉积和髓外造血(EMH)。

PMF 的进展呈阶段性,从起初的骨髓过度增生、没有或仅有少量网状纤维的纤维化前期,进展为骨髓网状纤维或胶原纤维显著增生的纤维化期,常伴骨硬化,PMF 纤维化期的特征为外周血涂片出现幼稚粒红系细胞及泪滴形红细胞,并有肝大、脾大。

一、病因和发病机制

本病病因目前尚不明了。发病机制近来认为，PMF 是一种原因不明的累及具有多潜能分化能力的原始间质细胞的骨髓增生性疾病。纤维组织增生发生在骨髓及脾、肝髓外造血灶的周围。某些病例曾被证明接触苯或电离辐射有关。

在本病初期，骨髓增生明显活跃时，脾、肝内髓外造血灶已同时存在，说明髓外造血不是骨髓功能衰竭的代偿反应。纤维组织增生和髓外造血是原始间质细胞异常增殖，向不同系细胞分化的结果。最近发现，骨髓内纤维组织增多与血小板衍生生长因子（PDGF）、巨核细胞衍生生长因子（MKDGF）、表皮生长因子（FGF）和转化生长因子 β（TGF-β）的释放有关。它们在巨核细胞中合成，储存于巨核细胞的 α 颗粒中，当细胞破坏和（或）血小板聚集时释放出来。以 PDGF 的作用最为重要，这些因子协同刺激成纤维细胞的增殖，分泌胶原，由于骨髓纤维化的患者，仅有 50% 的病例有 PDGF 水平的增高，难以用该机制解释，故推测可能还有其他介质参与骨髓纤维组织增生的形成。PMF 总是累及血液和骨髓，疾病后期髓样化生变得明显，尤其在脾内。在初始阶段骨髓中 CD34 祖细胞轻度增多，但外周血中不增多，仅在疾病后期外周血中才大量出现，推测髓样化生是脾具有扣留大量循环血液中 CD34$^+$ 细胞这一特殊能力的结果。肝、淋巴结、肾、肾上腺、硬膜、胃肠道、肺、胸膜、皮肤等均可发生髓样化生。

二、病理及分期

骨髓纤维化主要病理改变为骨髓纤维化及脾、肝淋巴结的髓外造血。骨髓纤维化的发生是由中心逐渐向外周发展的，它先从脊柱、肋骨、骨盆及股骨、肱骨的近端骨骺开始，逐步蔓延至四肢骨骼远端。其疾病进展为连续的，大致可分为三期。

1. 早期 PMF

30%～40% 的患者在初诊时处于前驱型的纤维化前期，骨髓中无明显的网状纤维和（或）胶原纤维。骨髓活体组织检查示有核细胞过度增多，中性粒细胞系和不典型巨核细胞数量增多，原粒细胞百分率不增高，看不到明显的原始细胞或 CD34$^+$ 祖细胞簇。

2. 中期 PMF

骨髓萎缩与纤维化期纤维组织增生突出，此期骨髓活体组织检查有明显的网状纤维或胶原纤维化，仍可见骨髓灶性增生活跃，巨核细胞仍增生。不典型巨核细胞较显著，呈大的簇状或片状分布。骨小梁增多、增粗，与骨髓相邻部位有新骨形成。各个散在造血区域被由网状纤维、胶原纤维、浆细胞和基质细胞形成的平行束状或螺旋状物质分隔。

3. 晚期 PMF

骨髓纤维化和骨质硬化期、骨髓纤维化终末期。以骨质的骨小梁增生为主，占骨髓的 30%～40%。纤维及骨质硬化组织均显著增生 - 髓腔狭窄，除巨核细胞仍可见外，其他系造血细胞显著减少。可见明显的髓外造血，尤其以脾、肝为著。

三、临床表现

PMF 大多在中年以后发病，起病多隐匿，进展缓慢，部分患者开始多无症状或症状不典型。多达 30% 的患者诊断时无症状，而是在常规体格检查时发现脾大或在血常规检测时发现贫血、白细胞增多和（或）血小板增多而发现本病的。较少情况下，因发现不明原因的幼稚粒红系细胞增多或乳酸脱氢酶增高而确诊。主要症状为贫血和脾大压迫引起的各种症状。此外，可由代谢增高导致低热、出汗、心动过速。少数有骨骼疼痛和出血，也可发生痛风性关节炎和尿钙增高引起的肾结石。严重贫血和出血为本症晚期表现。巨脾是本病特征，质多坚硬，表面光滑，无触痛，约 50% 患者就诊时脾已达盆腔。轻至中度肝大见于 1/4～1/3 的病例。因肝及门静脉血栓形成，可导致门静脉高压症。病程中常合并感染和出血。

四、辅助检查

1. 血常规

骨髓纤维化呈中、重度正常细胞性贫血。成熟红细胞大小不一和异形红细胞、泪滴状红细胞对诊断有价值。还可见有核红细胞及多染红细胞。白细胞数增多或正常，但很少超过 $50 \times 10^9/L$。约70%的病例血涂片中出现幼红、幼粒细胞，成为本病的特征之一。网织红细胞轻度增高（2%～5%）。粒细胞碱性磷酸酶活性约70%患者增高。

血尿酸增高，球蛋白增多，红细胞沉降率增快。血、尿中组胺含量增加。细胞遗传学检查示C组染色体（多为第9号）有复制现象，无Ph染色体。

2. 骨髓检查

因骨质坚硬，常呈干抽现象。病程早期，常见骨髓有核细胞，特别是粒细胞和巨核细胞，但后期增生低下，有时有局灶性增生象。

3. 脾穿刺

除淋巴细胞外，幼粒、幼红及巨核三系细胞均增生，类似骨髓穿刺涂片，尤以巨核细胞增多最为明显，是诊断髓外造血的主要证据。

肝穿刺与脾相似，有髓外造血象，特别是在窦中有巨核细胞及幼稚血细胞。

4. X线检查

30%～50%患者有骨质硬化征象，典型X线表现是骨质密度增加，并伴有斑点状透亮区，呈毛玻璃样改变。

5. 放射性核素骨髓扫描

放射性胶体 ^{99m}锝、^{52}铁、^{111}铟等，能为骨内红髓、脾、肝等摄取而出现放射浓缩区。肝、脾等髓外造血区积累大量放射性核素，长骨近端等有纤维化改变的红髓则不能显示放射浓缩区。

五、诊断

1. 国内诊断标准

中年以上患者诊断项目如下：①脾大；②贫血，外周血可见幼稚粒细胞、有核红细胞及泪滴样红细胞；③骨髓穿刺多次"干抽"或呈"增生低下"；④脾、肝、淋巴结病理检查示有造血灶；⑤骨髓活体组织检查病理切片显示胶原纤维或（和）网状纤维明显增生。其中，必须具有第⑤项再加其余四项中任何两项并能排除继发性骨髓纤维化即可诊断。

2. 世界卫生组织标准

见表8-3。

表8-3 世界卫生组织诊断标准（诊断需要符合全部三个主要标准和至少两个次要标准）

（一）主要标准
1. 存在巨核细胞的增殖及不典型性，常伴有网状纤维和（或）胶原纤维增生；如无显著的网状纤维增生，巨核细胞的改变必须伴有以粒系增殖为特征的骨髓有核细胞增多，红系造血常减少，直到纤维化前细胞期
2. 不符合世界卫生组织真性红细胞增多症、BCR ABL阳性慢性粒细胞白血病、骨髓增生异常综合征或其他髓系肿瘤的诊断标准
3. 有JAK2、V617F或其他克隆性标志（如MPL、W515K/L）；如无克隆性标志，需没有证据证明骨髓纤维增生或其他改变是继发于感染、自身免疫性疾病或其他慢性炎症、毛细胞白血病或其他淋巴系肿瘤，转移性恶性肿瘤或重度性（慢性）骨髓病变
（二）次要标准
1. 幼稚粒红细胞增多
2. 血清乳酸脱氢酶水平升高
3. 贫血
4. 脾大

(三)其他

1. 小到大的巨核细胞，核/质比例异常，核深染，呈球形或不规则折叠形，密集成簇
2. 在血清铁蛋白减少的情况下，铁替代治疗不能使血红蛋白升高到真性红细胞增多症的范围。根据血红蛋白与血细胞比容水平来排除PV，不需要测量血细胞比容
3. 要求无BCR-ABL
4. 要求无红系与粒系发育异常
5. 伴有反应性骨髓纤维化情况的患者不排除PMF，这些病例中若其他标准符合应考虑诊断为PMF
6. 异常程度可以是交界性的或显著性的

六、鉴别诊断

1. 继发性骨髓纤维化

有明显病因，多见于恶性肿瘤、感染（主要是结核）和暴露于某些毒物和电离辐射后、骨髓转移瘤所致者，一般病程短，脾略大，骨髓中可找到瘤细胞，部分可找到原发病灶，纤维化也较局限。

2. CML、PV等其他各类骨髓增生性疾病

见表8-4。

表8-4 各类骨髓增生性疾病鉴别诊断

项目	PT	PV	CML	PMF
临床表现	出血为主，有血栓症状	高血容量综合征、栓塞	贫血、出血为主	贫血
脾大	轻至中度	轻至中度	中至重度	中至重度
红细胞计数（$\times 10^{12}$/L）	轻度升高	>6.0	正常或偏低	低于正常
粒细胞计数（$\times 10^9$/L）	<50	<50	>50	10~20
血小板计数（$\times 10^9$/L）	显著增高	正常或增多	正常或增多	常减少
其他	异形血小板		幼稚粒细胞	外周血幼红、幼粒细胞、泪滴状红细胞
中性粒细胞碱性磷酸酶积分（NAP）	大多增高	增高	降低	增高
骨髓象	巨核细胞系增生为主，可见幼巨核细胞增多	红细胞系增生为主	粒细胞系增生为主，可见各阶段粒细胞	增生减低，活体组织检查可见纤维化
病程中骨髓纤维化	常发生	常发生	少数发生	全部发生
转成急性粒细胞白血病	极少	5%~30%	80%	5%~20%
髓外化生	极少或晚期	20%	少	常见
Ph1染色体和（或）BCR/ABL	少数阳性	不定	阳性	阴性
中位数生存期	>10~15年	10~15年	3~4年	5年

七、治疗

目前尚无特异性疗法。如患者无症状，血常规基本正常时不需治疗。治疗方法需根据患者临床及血液学改变而定，主要改善贫血及巨脾引起的压迫症状。

1. 纠正贫血

严重贫血者，可输注红细胞，要求血细胞比容保持在0.25以上。红细胞生成素水平低者，可用人重组EPO。雄激素等可加速幼红细胞的成熟与释放，但改善贫血效果不肯定。如合并溶血，可用较大剂量泼尼松，病情稳定后逐渐减量，用小剂量维持。

2. 化学治疗

化学治疗适用于白细胞和血小板明显增多、有显著脾大而骨髓造血障碍不很明显时，可用烷化剂治疗。可选用小剂量白消安，剂量每日2~4mg，连续3~4周后改用维持量；也可试用羟基脲和高三尖

杉酯碱，须注意化疗虽可缩小脾，提高血红蛋白，但同时也常可引起骨髓抑制。

3. 干扰素

干扰素α和干扰素γ对MF有血小板增多者疗效较好。剂量为300万~500万U/次，皮下注射，每周3次。

4. 脾切除

脾切除适应证：①巨脾有明显压迫症状或脾梗死疼痛不止者；②严重溶血性贫血；③血小板明显减少伴出血；④门静脉高压并发食管静脉曲张破裂出血。切脾后，有使肝迅速增大或血小板增多、血栓形成加重的可能，因而应权衡利弊，慎重考虑。

5. 维生素 D_3

活性代谢物是钙三醇，前体是1，25-二羟基胆钙化醇，有抑制巨核细胞增殖，并诱导髓细胞向单核细胞及巨噬细胞转化的作用。个别病例有效。

6. 骨髓移植

骨髓移植有个别成功病例报道，确切效果尚需观察。

八、预后

本病进展缓慢，病程长短不一，中位数生存期2~5年，少数可生存10年以上，常见的死因为严重的贫血、感染、心力衰竭和出血，约20%患者最后可转化为急性粒细胞白血病。急性型病情进展迅速，病情一般不超过1年。

第三节 真性红细胞增多症

真性红细胞增多症（PV）简称真红，是一种慢性骨髓增殖性肿瘤，其特征为红细胞的产生增加脱离红细胞生成的正常调节机制。PV的自然进展包括演化为骨髓增生异常综合征/白血病前期/急性白血病，但发病率不高。诊断PV不需排除各种原因的继发性红细胞增多症，遗传性红细胞增多症及其他MPN。发病高峰年龄集中在50~60岁，男性患病稍多于女性，发病比例为（1~2）：1。

一、病因和发病机制

多数PV患者基础病因不明。曾有报道，某些家族有遗传倾向。在极少数病例曾提示电离辐射、职业性毒物接触可能是致病原因。真红系克隆性造血干细胞病，源自一个造血干细胞的病态增生。病变的发生主要累及血液和骨髓，但脾和肝也可受累，而且是疾病晚期髓外造血的主要场所。但是，任何器官都可因伊红细胞容量增大引起血管病变而受到损害。约90%的病例存在体细胞性Janus2激酶基因的功能获得性突变：JAK2V617F或另外的功能类似的JAK2突变，导致红系和巨核系细胞发生增殖，即全髓增殖。

10%~20%的PV患者在诊断时有细胞遗传学异常，包括8-三体畸形、9-三体畸形、20q缺失。33%的患者中发现不能用常规细胞遗传学检测的染色体9p上杂合性特征的丢失。染色体异常的频率随诊疗疾病的进展而增加。

二、病理及分期

PV是一种累及髓系三系克隆性干细胞疾病。有研究表明，PV还累及B细胞。PV的特征是不依赖于生长因子的红系增殖，生成更高的红细胞总量；在体外，内源性红系集落生长表明祖细胞在EPO的情况下形成CFU-E和BFU-E。PV病变主要累及骨髓、脾、肝。骨髓内红髓明显增多，而脂肪组织相对减少。骨髓结构仍基本正常，红系增生极为明显，粒细胞及巨核细胞系常同时增生，也可其中之一系增生，部分患者仅红系单独增生。幼红细胞在静脉窦旁呈岛状增生，各阶段幼稚粒细胞在小梁旁及血管周围弥漫性增生，巨核细胞在小梁间区增生。骨髓中增生的细胞呈高度异型性，血窦扩张显著。骨髓储铁细胞及铁颗粒明显减少，约80%的患者铁染色阴性。病程后期，成纤维细胞及血管明显增生，同时出现大红细胞造血岛，伴不成熟粒细胞和异型巨核细胞。网状纤维染色示网状纤维高度增生，预示将转化或伴有骨髓纤维化。

早期肿大的脾窦显著扩张、充血，红系细胞增多，伴少量幼稚红细胞。晚期可出现三系造血细胞类似髓样化生。脾轻度或中度肿大，充血，表面光滑，切面暗红，镜下见脾窦扩张，可见髓外化生。后期病例大都有髓样化生，显示疾病发展为骨髓纤维化。肝大，也可不大，表面光滑，呈暗红色，镜下见肝窦扩张、淤血，可出现髓外化生，也可有肝硬化的表现。此外，可由于各种并发症而出现其他病理变化。

PV可分为三期：①前驱性多血前期，其特点为只有交界性轻度红细胞增多；②明确的多血期，红细胞容积显著增大；③消耗期或多血期后骨髓纤维化期（post-PV MF），此期出现贫血和其他血细胞减少，与无效造血、骨髓纤维化、髓外造血（FMH）和脾功能亢进有关。

三、临床表现

本病起病缓慢，可在病变若干年后才出现症状。有的在偶然血液检查时才被发现。临床表现与血容量、血液黏滞度增加紧密相关。症状根据患者病情、病期不同而有很大差别。在血容量和血液黏滞度明显升高时，可出现下列各种临床症状。PV的主要症状与红细胞容量增大引起的高血压和血管异常有关。

近20%的患者有发作性静脉或动脉栓塞，如深静脉血栓、心肌缺血或脑卒中，并可以是PV的首发表现。肠系膜、门静脉、脾静脉栓塞及Buud-Chiari综合征应考虑PV可能是基础病因，而且可以出现在明显的多血期开始之前。主要主诉为头痛、眩晕、视觉障碍及感觉异常等，也常出现瘙痒、指端红痛和痛风。在明显的多血期，常见的体格检查发现是多血症，70%的患者可触及脾大，40%的患者出现肝大。本病10%~16%患者合并消化性溃疡，与组胺分泌增多，刺激胃酸分泌增高，胃活动增强和十二指肠的小血管血栓形成有关。临床表现与普通消化性溃疡相似。

患者可因骨髓增生、细胞过度增殖，使核酸代谢亢进，导致血、尿中尿酸水平增高所致。少数患者可继发痛风，或继发尿路、胆道形成尿酸性结石。

四、辅助检查

1. 血常规

（1）红细胞：①红细胞计数和血红蛋白增高：红细胞计数大多为$(6~10)\times 10^{12}/L$，血红蛋白高达170~240 g/L。

②血细胞比容增高：男性达到0.54，女性达到0.50，患者常在0.60~0.80。

③用^{51}Cr标记法测红细胞容量大于正常值：男性大于36 mL/kg，女性大于32 mL/kg。

④红细胞形态改变：病初期不明显，当脾高度肿大伴髓外造血，外周血出现有核红细胞，红细胞大小、形态不等，可见卵圆形细胞、椭圆形细胞和泪滴样细胞。

⑤红细胞寿命：病初正常或轻度缩短，晚期由于脾髓外造血及单核吞噬细胞系统功能增强，红细胞寿命可缩短。

⑥血及尿中红细胞生成素水平正常或降低，明显低于继发性真性红细胞增多症患者。

（2）粒细胞：约2/3患者白细胞计数增高，多在$(10~30)\times 10^9/L$，常有核左移，嗜碱性粒细胞比值也增高。中性粒细胞碱性磷酸酶积分大多增高，而继发性红细胞增多患者一般均正常。

（3）血小板及凝血功能：血小板计数大多高于正常值，为$(300~1000)\times 10^9/L$。可见体积增大、畸形血小板和巨核细胞碎片。血小板寿命轻度缩短，其黏附、聚集及释放功能均降低。而出血时间、凝血酶原时间、部分凝血活酶时间及纤维蛋白原含量一般正常。

2. 血容量及血液黏滞度

血浆容量一般正常或稍低，总血容量增多及红细胞容量明显增多。血液黏滞度增高，可达正常人的

5~8倍。

3. 骨髓检查

各系造血细胞都显著增生,脂肪组织减少,巨核细胞增生较明显。粒细胞与幼红细胞比例常下降。铁染色显示储存铁减少。

4. 血液生化

多数患者的血尿酸增加,血清γ-球蛋白可增多,$α_2$-球蛋白降低。约2/3患者有高组胺血症和高组胺尿症。血清维生素B_{12}及维生素B_{12}结合力增加。血清铁降低,血液和尿中红细胞生成素减少。

5. 其他

①绝大多数患者动脉血氧饱和度正常,可与因缺氧所致的继发性红细胞增多症相鉴别。

②红系祖细胞培养:正常情况下,在体外培养中加入FPO,红系集落形成单位(CFU-E)和爆式集落形成单位(BFU-E)才能生长。PV患者不加EPO也能生长,而继发性红细胞增多症患者则无此现象。

③染色体异常,非整倍体,尤其是二倍体型较多见,但一般无特异性。

④2/3未治疗患者血中的组胺水平增高。

⑤基础代谢率中度增高。

五、诊断

根据红细胞持续增多、多血症、脾大三项,并能排除继发性红细胞增多症,可确立诊断。对早期临床发现不典型者诊断不易确立。

世界卫生组织关于PV诊断标准(表8-5):诊断需要所有两个主要标准加一个次要标准,或主要标准中第一条加两个次要标准。

表8-5 世界卫生组织关于PV诊断标准

主要标准
1. 血红蛋白,男性大于185 g/L,女性大于165 g/L或有其他红细胞容量增加的证据
2. 有JAK2、V617F或其他功能类似的突变,如JAK2外显子12突变
次要标准
1. 骨髓活体组织检查示相对于年龄的三系过度增生(全髓增生)伴有红系、粒系和巨核系显著增殖
2. 血清红细胞生成素水平低于正常参考范围
3. 体外内源性红系集落形成

六、鉴别诊断

1. 相对性红细胞增多症

因血浆容量减少,血液浓缩而红细胞量并不增多的病症,发生于严重脱水、大面积烧伤、慢性肾上腺皮质功能减退等。

2. 继发性红细胞增多症

出现于慢性缺氧状态,如高山居住、肺气肿和肺部疾病,发绀性先天性心脏病、肺源性心脏病、慢性风湿性心瓣膜病,以及氧亲和力增高的异常血红蛋白病等。也可因肾囊肿、肾盂积水、肾动脉狭窄等,以及皮质醇增多症、各种肿瘤(如肝癌、肺癌、小脑血管母细胞瘤、肾上腺样瘤、子宫平滑肌瘤等)而引起。

3. 应激性红细胞增多症

由于精神紧张或用肾上腺素后脾收缩所致,常为一过性,患者伴有高血压而红细胞容量正常。

4. 慢性粒细胞白血病

PV患者可出现脾大及粒细胞增多,晚期周围血幼粒细胞可明显增多,与CML相似,Ph染色体、BCR/ABL基因和中性粒细胞碱性磷酸酶积分有鉴别意义。CML患者Ph染色体、BCR/ABL大多为阳性,而碱性磷酸酶积分低于正常,PV则与之相反。但仍有少数病例需一段时间的临床观察后才能最后做出鉴别。PV与CML偶尔并存。

七、治疗

目前尚无根治手段,药物性治疗并不能明显延长生存时间以及预防疾病的进展。目前大多采用综合治疗,其目的在于抑制骨髓造血功能,使血容量及红细胞容量尽快接近正常,使病情缓解,减少血栓等并发症的发生。

真性红细胞增多(PV)采用姑息治疗。年龄小于40岁,无症状患者红细胞增多可以被认为是可以单独应用放血疗法治疗的,以维持血细胞比容水平不到45%。高危且伴随全身症状的患者、有血栓或出血病史的患者、高频次放血的患者,或大于69岁的患者,最好应用羟基脲等抑制骨髓。

老年患者的替代治疗是放射性磷(^{32}P),但这是不适合年轻的患者,因为可能引起继发性白血病。

1. 对症治疗

皮肤瘙痒大多随着骨髓增生被抑制后减轻或消失。顽固者可以试用抗组胺类药物,如息斯敏、西咪替丁。有高尿酸血症者,可用别嘌醇,如合并痛风性关节炎,可并用秋水仙碱、糖皮质激素。对于血栓形成,不主张使用血小板抑制剂,如阿司匹林、双嘧达莫,因其并不能减少血栓形成,反而增多胃肠出血机会。

2. 静脉放血及红细胞单采术

静脉放血可在较短时间内使血容量降至正常,症状减轻。每隔2~3日放血200~400 mL,直至红细胞计数在6.0×10^{12}以下。放血后维持疗效1个月以上,本法简便。较年轻患者如无血栓并发症可单独采用。但放血后有引起红细胞及血小板反跳性增高的可能,反复放血又有加重缺铁倾向,宜加以注意。对老年及有心血管疾病者,放血可能引起血栓并发症,要谨慎,一次不宜超过200~300 mL,间隔期可稍延长。

采用血细胞分离机进行治疗性红细胞单采术,可迅速降低血细胞比容和血液黏度,改善临床症状。治疗性红细胞单采术一次即可使血红蛋白降至正常范围,如联合化疗,则可维持疗效,但应补充与去除红细胞等容积的同型血浆,本治疗适用于伴白细胞或血小板减少或妊娠的患者。

3. 化学治疗

(1)羟基脲:羟基脲对PV有良好抑制作用,每日剂量为15~20 mg/kg。如白细胞计数维持在$(3.5 \sim 5.0) \times 10^9$/L,可长期间歇应用。缺点是停药后缓解时间短,治疗过程中需频繁监测血象。

(2)烷化剂:通过抑制骨髓增殖起作用,有效率为80%~85%。常用的有白消安、环磷酰胺、苯丁酸氮芥及美法仑,治疗作用较快,缓解期长,疗效可持续半年左右。苯丁酸氮芥副作用较少,不易引起血小板减少。用量和办法:开始剂量,环磷酰胺为每日100~150 mg,白消安、美法仑为每日4~6 mg。缓解后停用4周后可给予维持量,环磷酰胺为每日50 mg,白消安为每日或隔日2 mg。

(3)高三尖杉酯碱:常用剂量每日2~4 mg肌内注射或加入5%葡萄糖溶液中静脉点滴,7~14日为1个疗程。可使红细胞计数短期内明显下降,甚至达正常水平。通常1个疗程疗效可持续3~6个月,复发后再用仍有效。

4. 放射性核素治疗

^{32}P的β射线损伤DNA和RNA,从而抑制血细胞生成,使细胞数降低,达到治疗效果。

5. 干扰素-α

可抑制PV克隆的增殖,目前已用于临床,剂量为300万U/m²,每周3次,皮下注射。治疗3个月后脾缩小,缓解率可达80%。

八、预后

本病如无严重并发症,病程进展缓慢,患者可生存10~15年或以上。不治疗者平均生存期仅18个月,治疗者中位数生存期为8~16年,主要死亡原因为血栓、栓塞及出血,部分病例晚期可转变为白血病或发生骨髓纤维化、骨髓衰竭等。

第九章 造血干细胞移植

第一节 基础概述

一、造血干细胞移植历史

给予患者亚致死剂量的放疗或化疗，摧毁其体内的造血和免疫系统，然后再输入一定数量的造血干细胞使之重建的过程称之为造血干细胞移植（HSCT）。因为最先采用的造血干细胞来自骨髓，因此早期也常称作骨髓移植。过去的60多年，随着对造血干细胞特性、移植免疫及HLA配型等基础研究的不断深入，以及新的免疫抑制药和抗感染药物的出现、细胞采集和细胞免疫治疗的应用、综合治疗能力的提高等，目前HSCT已经从最初的一项作为终末期患者的挽救措施，逐步发展成为一个完整的治疗体系，是很多血液恶性疾病、部分非恶性疾病及自身免疫性疾病/遗传性疾病等的标准治疗，并一直是临床治疗研究最活跃的领域之一，尤其是近20多年，更取得了长足的进步。

有关造血干细胞移植的历史可以回溯到20世纪40年代，因为原子弹的问世、放射病的出现，引发了科学家对造血系统研究的热情。Jacobson等陆续发现，通过屏蔽脾，或回输脾/骨髓细胞可以使接受致死剂量照射的老鼠免于死亡，随后Ford等发现回输供体鼠的骨髓细胞同样可以起到保护作用，其体内存活的骨髓细胞具有供体鼠的遗传特性，证实了异体骨髓细胞可以在受到辐射后的老鼠体内存活。但接受了异体骨髓的受体鼠很快出现消瘦、腹泻等表现，当时被称为"secondary disease"，即现在我们所熟悉的移植物抗宿主病（GVHD），其发病机制是植入的淋巴细胞对受体鼠器官产生免疫攻击，甲氨蝶呤（MTX）作为免疫抑制药，可以预防或减轻这一反应。随后进行的犬类实验证明不经全身放疗，应用环磷酰胺（CY）或马利兰（BU）等化疗药物同样可以保证异体骨髓的植入。异体的骨髓可以在接受了大剂量放化疗后的受体内存活的现象，极大地激发了血液/肿瘤医师、免疫学家将之应用于临床，用于治疗遗传性疾病、骨髓获得性缺陷以及血液恶性肿瘤的兴趣。但在1950—1960年代早期的尝试是令人失望的，1970年Bortin总结了这一时期近200例人类异基因移植的资料，最终的结论是无一成功，骨髓移植的临床实践因此一度陷入低谷。直至人类白细胞抗原系统（HLA）的发现，其在移植免疫中所起的作用的阐明和配型技术的完善，才使得骨髓移植技术再度兴起。先驱者们对这一全新的领域进行了大量有意的探索，首先仍然是犬类实验，给予狗全身放疗后，若输注狗白细胞抗原（DLA）配型不合的骨髓，则受体狗很快因为排斥或GVHD死亡，反之输注DLA相合的骨髓，有部分狗可以长期生存，若同时移植后再给予MTX，则绝大部分受体狗获得长期生存。由此确立了选择供者的基本原则，即需要HLA相合。从1969年开始，西雅图骨髓移植中心对终末期的白血病（AL）或再生障碍性贫血（AA）患者进行了同胞HLA相合移植。1975年Thomas将73例白血病和37例再生障碍性贫血的移植结果总结发表于新英格兰医学杂志上，证实骨髓移植可以使一部分晚期白血病患者治愈。虽然因为当时选择的都是一些终末期的患者，移植后最终存活的患者比例并不高，但从生存曲线上分析可以到达一个平台期，并且后来证实那些生存下来的患者可以无病生存20多年，因此使用"治愈"这个词语是恰如其分的。以此为标志，奠定了造血干细胞移植作为一种有效可行的治疗方法应用于白血病治疗的地位。因为其对骨髓移植的突出贡献，西雅图的 Edward E.Thomas 博士获得了 1990 年的诺贝尔生理学/医学奖项。此后的十余年骨髓移植处于推广普及完善的阶段。因为早期的研究显示患者移植时的一般状态对移植疗效有直接影响，此外终末期患者移植后的复发率高达 75%，因此移植时机也逐步提前到白血病治疗的早期阶段，如缓解期，或复发早期，此时患者一般状态尚好，且肿瘤负荷低，正如预期，移植疗效大大提高。骨髓移植在血液恶性疾病治疗中的成功，使得这一技术也逐步推广到地中海贫血、镰刀状贫血等的治疗。也是在这一时期，确立了 2 个经典的预处理方案，即含全身放疗（TBI）的 Cy-TBI 方案和不含 TBI 的 BUCY 方案，以后的大部分预处理方案都以此为基础。直至 20 世纪 80 年代后期，骨髓移植更迎来了一个快速发展的时期，已经作为一个标准的治疗技术应用于临床。在 GVHD 的预防方面，从早期的单用甲氨蝶呤发展为 MTX 与环孢素（CSA）联合，大大降低了 GVHD 的发生率，这一方案，至今仍为很多移植中心采用作为 GVHD 预防的标准方案。1986 年世界上最大的非血缘供者资料库——美国国立骨髓捐赠计划（NMDP）建立，部分解决了供者来源问题，同时因为非血缘关系移植对 HLA 相合程度要求更加严格，推动了 HLA 基因配型技术的发展和完善，反过来更精确的配型也提高了移植的疗效。1988 年第 1 例脐带血移植成功实施，1989 年首次报道异基因外周血干细胞移植，1991 年美国纽约血液中心建立世界上第一家脐血库。造血干细胞来源的扩展使得传统的骨髓移植的名称不再适宜，至此更改为造血干细胞移植。1998 年开始尝试并提出非清髓性移植（NST）或降低预处理强度的移植（RIC）的概念，使得移植的受者群体扩大到一些老年、体弱、伴有合并症等不适宜接受传统清髓性移植的患者，并且适应证也扩展到一些自身免疫性疾病。进入 21 世纪后造血干细胞移植技术更是不断完善，并向纵深发展，越来越重视个体化治疗，在移植的适应证和时机，受者的选择，供者的来源，干细胞处理，预处理方案的改进等方面都不断完善。尤其在 HLA 配型不合移植领域取得重大进展，彻底解决了供者匮乏的问题。对于移植后免疫治疗的研究也不断深入，移植后供者淋巴细胞输注/特异性细胞治疗已经是治疗移植后复发、感染等合并症的重要手段。可以说目前 HSCT 已经成为一项常规治疗技术应用于包括恶性血液病在内的多种疾病的治疗，据估计每年全世界完成造血干细胞移植的病例数在 5 万~6 万例，总计移植病例数超过 80 万例。

造血干细胞移植在中国大陆开展得并不晚，1964 年北京大学人民医院成功进行了国内的第一例同基因骨髓移植，但此后一度陷于停滞，直至 1981 年重新开展，并在最近 10 多年无论在移植数量还是移植疗效方面都跻身于国际先进行列，在移植后复发、感染、GVHD 的诊治、研究等领域都逐渐形成了自己的体系。其中将白血病患者按复发危险度分层，并根据白血病基因及免疫标志监测患者移植后微小残留病变的水平，以此指导临床进行改良的供者淋巴细胞输注，进一步降低了复发率，提高了总体疗效。而在 HLA 配型不合的移植方面更是取得了重大进展，彻底解决了供者来源问题，领先国际水平。与此同时，这项技术也在全国推广、普及。目前中国内地有造血干细胞移植资质的单位 104 家，年移植例数超过 100 例的 5 家，2011 年总移植例数超过 2 000 例，其中 91% 为异基因移植，近 1/3 为亲缘单倍体移植。

二、造血干细胞移植分类

根据提供造血干细胞的供者可以将 HSCT 分为自体移植和异体移植两大类；异体移植根据供受者 HLA 基因的相合性可以分为同基因移植，HLA 配型相合的异基因移植和 HLA 配型不合的异基因移植；按照供受者的血缘关系又可以进一步分为亲缘关系移植（包括同胞间移植、亲属间移植）和非亲缘关系移植；根据造血干细胞的来源 HSCT 可以再分为骨髓移植（BMT）、外周血造血干细胞移植（PBSCT）和脐带血移植（CBT）。此外依据预处理强度的不同，预处理后骨髓是否可以自体恢复，又可以分为传统的清髓性移植和降低预处理强度的移植（RIC）/非清髓性移植（NST）。

1. 自体造血干细胞移植

患者接受预处理后，回输预先保存的自身骨髓/外周血干细胞的过程为自体造血干细胞移植（ASCT）。与异体造血干细胞移植相比，自体造血干细胞移植（ASCT）的供者为患者本人，因此不受，HLA 配型的限制，不存在异体免疫问题，无移植后GVHD等并发症，免疫恢复快，感染发生率低，移植相关死亡率远低于异基因造血干细胞移植，一般<10%。缺点是没有移植物抗肿瘤（GVT）作用，因此复发率远高于异体HSCT。ASCT的本质相当于一次"骨髓避难"，目前主要适用两大类患者。一类是对放化疗敏感的恶性肿瘤患者，其放化疗的疗效呈剂量依赖性，通过加大剂量可以使患者获得比较好的长期生存率，而骨髓毒性往往是限制药物剂量的主要因素，ASCT就可以帮助克服这一限制，将剂量提高到其他重要脏器可耐受的范围，发挥最大的杀肿瘤效应。此类疾病包括淋巴瘤、多发性骨髓瘤，各种急慢性白血病以及部分恶性实体肿瘤（乳腺癌、卵巢癌、肝癌、神经母细胞瘤等）在内。另一类为严重自体免疫性疾病患者，如类风湿关节炎、系统性红斑狼疮、系统性硬化症等。对于这类患者移植的目的是去除体内存在的异常的自体反应细胞，在重建造血系统的同时，诱导新生的免疫系统对自身组织产生免疫耐受。据CIBMTR的最新资料，美国2010年的ASCT数量超过10 000例，大于异体移植的数量。

ASCT的造血干细胞同样可以来自骨髓或外周血（PBSC），与自体骨髓移植相比，自体外周血干细胞移植（Auto-PBSCT）具有如下优点：①采集比较方便，采集PBSC时无需对患者进行麻醉，减少了风险，也避免了多部位穿刺抽髓造成的痛苦。②对于部分侵犯骨髓的患者和多发性骨髓瘤的患者，由于骨质破坏或肿瘤细胞浸润，及骨盆局部放疗等原因无法采集骨髓时，可采集PBSC。③移植后造血和免疫功能恢复快，移植后感染、出血等并发症少，降低了移植相关死亡率，缩短了住院时间，节减了费用。④一般认为与骨髓相比，外周血中肿瘤细胞混入少。最初人们曾设想PBSC中肿瘤污染少，Auto-PBSCT可降低复发率。但现有资料表明复发率并不比自体骨髓移植少。可能与采集物中单个核细胞的绝对值大于骨髓，因此虽然混入的肿瘤细胞比例低但绝对数没有减少有关，另外肿瘤复发的主要来源是体内残留的肿瘤细胞。但因为Auto-PBSCT的上述优点，自从1986年第一例报道以来，Auto-PBSCT已经基本替代了自体骨髓移植，占所有AHSCT的90%以上。

如何采集到足够数量的外周血干细胞，同时降低移植后的复发率一直是AHSCT的热点和难点。目前临床使用的动员剂主要有以下几类：①化疗药物：最常用的药物有大剂量环磷酰胺（CY），通常为4 g/m^2。此外，大剂量足叶乙苷（VP-16）、阿糖胞苷（Ara-C）和一些联合化疗方案等也有报道。②造血细胞刺激因子：粒细胞集落刺激因子（G-CSF）是应用最广的动员剂。③化疗联合造血细胞刺激因子，是目前临床上Auto-PBSCT治疗恶性肿瘤患者最为常用的动员方法之一，优点在于既可通过化疗药物进一步杀灭体内残存肿瘤细胞，细胞因子的应用又可动员出更多数量的PBSC，同时缩短骨髓抑制的时间减少感染的发生概率。④一些新型的动员剂如Plerixafor（AMD3100）。目前临床上还没有一个明确的可确保移植成功的最低的干细胞阈值，比较公认的是若输入的CD34$^+$干细胞数量<2×10^6/kg则移植失败的可能性加大，在4~6×10^6/kg基本可以保证植入，如果输入的CD34$^+$干细胞数量>5~8×10^6/kg，中性粒细胞和血小板的恢复会大大加快。但临床上大有10%~30%的患者会出现动员效果不佳，影响干细胞动员效果的主要因素是患者既往接受化疗的次数和剂量。一旦出现动员失败可以通过增加细胞因子的剂量，如G-CSF（10~24μg/kg），或与其他动员剂联合如Plerixafor，或延长化疗与动员的时间间隔来解决。必要时可以采集骨髓作为造血干细胞的来源。

降低复发主要通过以下手段：①加强移植前的化疗以减轻肿瘤负荷，改进预处理方案，以便最大限度地杀灭体内残存的肿瘤细胞为体内净化。②对采集物进行处理，减少肿瘤的污染为体外净化，体外净化的方法包括阳性选择和阴性选择，前者是筛选出CD34$^+$造血干细胞，后者是通过药物、免疫学方法去除采集物中的肿瘤细胞。③加强移植后的抗肿瘤治疗，如淋巴瘤后CD20单抗的维持化疗、IL-2和细胞免疫治疗等，可以进一步减少微小残留病变（MRD），有助于降低肿瘤的复发率。

2. 骨髓移植与外周血干细胞移植

在移植开展的早期人们一直采用骨髓血作为造血干细胞的来源。后来人们发现外周血中存在大约0.06%的造血干细胞，而在某些情况下，如化疗的恢复期，或应用粒细胞集落刺激因子（G-CSF）后这一比例可以提高到几十倍，经过血细胞分离机的采集可以得到足够重建造血的干细胞。外周血采集物和骨髓血的细胞组成无论在数量还是功能上都有不同，外周血采集物中T细胞、单核细胞以及NK细胞的数量是骨髓中的10倍左右，CD34$^+$也是骨髓的2~4倍。此外G-CSF还通过对T细胞、抗原呈递细胞、黏附分子和共刺激分子等的调节，使得外周血中的T细胞处于免疫低反应状态。移植物组成成分和特性的差异使得两种移植方式的临床结果各有特点。1998—2002年共有8个前瞻性的大型随机对照临床试验比较PBSCT与BMT的疗效，结果发现PBSCT相对于BMT具有造血免疫恢复快的优势，绝大部分的研究证实并不增加急性GVHD（aGVHD）的发生，但可加重慢性GVHD（cGVHD）的发生，部分研究显示对于一些高危白血病患者可降低复发率。回顾性分析表明PBSCT的TRM略低，但随机对照研究并没有证实具有统计学差异。PB-SCT在OS方面优势在部分研究和部分高危患者中得到了验证。2006年一项涵盖了1 111例成人资料的荟萃分析显示PBSCT组白细胞和血小板植活快，但重度aGVHD和广泛型cGVHD的发生率高，无论是早期还是晚期患者的复发率均有降低，但2组的非复发死亡率（NRM）无差别，最终OS和DFS在晚期患者中得到了提高。

对于供者而言外周干细胞采集无须麻醉和骨髓穿刺，减少了麻醉风险和疼痛。但因为要对健康供者应用药物进行动员，长期以来人们对此一直心存顾虑。近期，德国的Holig等人发表了单中心3 928例非血缘关系的供者采集资料以及为期12年的长期随访结果。发现骨痛和头痛是应用G-CSF后最常见的短期不良反应，没有供者出现脾破裂，或因不良反应而停药。在采集过程中最常出现的症状是因为低钙血症导致的麻木感，绝大多数为轻至中度。在随访期（5年）内，中性粒细胞绝对值较采集前基数略有下降，但仍处于正常范围内；淋巴细胞在采集后1年内逐渐恢复，但在2~5年后有轻度升高；血色素和血小板在采集后6个月恢复至原水平。有12例供者在随访期内发生恶性肿瘤（0.3%），其中仅霍奇金淋巴瘤（2例）的发生率，比经年龄校正后的正常人群略高。正是因为外周干细胞的采集安全可靠，相对易被供者接受，同时外周干细胞移植的疗效不逊于骨髓移植，因此外周干细胞移植的数目已经超越了骨髓移植。尤其在非血缘关系移植和一些高危患者移植中更有优势，目前已是>20岁患者的主要移植方式，在儿童移植中的比例也逐渐上升。

3. 非血缘关系移植

HLA基因相合的同胞一直是异基因HSCT的首选供者，但在同胞中，HLA完全相合的概率仅为30%。HLA相合的非血缘关系供者就成了无HLA相合同胞患者进行HSCT的另一选择。NMDP 5 000多例资料表明，非血缘移植植入的失败率仅4%，与HLA配型相合度、是否进行去T细胞处理和疾病类型相关。GVHD的发生率随着HLA配型不合度的增加而增加，一般文献报道Ⅱ~Ⅳ度急性GVHD的发生率在40%~90%，慢性GVHD的发生率在55%~80%。约50%的广泛型GVHD患者最终因严重的免疫缺陷而死亡。因此HLA相合程度是影响非血缘关系移植的最主要因素。随着HLA基因配型技术的进步，以及骨髓库的扩大，目前对供受者至少进行HLA-A，B，DRB1，C，DQB1位点的配型，NMDP推荐选择无关供者标准为：①HLA-A，-B，-C-DRB1，-DQB1位点的10个基因型相合。②具有一个基因型不合的供者，亦为可接受作为无关供者。③根据受者原发疾病预后因素，最先可能选择基因不合数目最少的供者。但这并不意味着为了找到相合度更高的供者，患者可以长期等待，因为患者的疾病状态对移植结果同样具有重要影响。西雅图移植中心948例非血缘移植资料显示，尽管对低危患者来说，HLA-个位点的不合移植效果差，但这种趋势在中危和高危患者中并不存在。提示对于需尽快进行移植的患者在没有HLA全相合供者的情况下，可以考虑选择位点不合的供者，但如果为多位点不合的供者，尽量避免选择HLA-DRBI不合的供者。CIBMTR 2011年对全球2000—2009年移植资料的统计结果显示：将AML患者分为早期、中期和进展期三组，3年的OS在同胞相合和非血缘关系移植组分别为58%±1%，48%±1%和25%±1% vs 46%±1%，44%±1%和20%±1%。MDS早期和进展期的患者接受两种移植的3年OS分别为51%±2%和44%±2% vs 48%±2%和36%±2%。对于年龄<20岁的ALL患者来说，同样分为早期、中期和进展期三组。3年的OS在同胞相合和非血缘关系移植组分别为64%±2%，53%±2%和22%±3% vs 61%±2%，45%±1%和28%±3%；而≥20岁患者群的数据分别为51%±1%，34%±2%和21%±2% vs 45%±1%，33%±2%和16%±2%。在≤20岁和>20岁的2组重症再生障碍性贫血患者中，两种类型移植的3年OS分别为88%±1%和74%±1% vs 68%±2%和60%±2%。可见，虽然SAA的疗效略逊于同胞相合移植，但对于一些恶性血液病尤其是高危患者的非血缘移植的疗效已经与同胞相合移植结果相当。美国在2005年后每年进行的非血缘关系移植以及超过了亲属间移植的例数。目前世界上许多国家已经建立了非血缘关系供者骨髓资料库，截至2010年底全球45个国家的64个登记组，总计有1 490万人登记，最大的NMDP有640万。我国的造血干细胞捐献者资料库截至2012年5月，入库资料已达147万份，进行了2 800多例移植。

非血缘移植的最大缺陷是必须维持足够大的库存量来保证查询的成功率，这需要大量的人力物力；此外从查询到实际移植的时间较长，并且受到多种不确定因素的影响，不适宜疾病进展迅速需要尽快移植的患者；移植后患者一旦出现复发或植入不良等情况，再次获得干细胞/淋巴细胞的可能性小；而采集过程对健康供者的影响也是不容忽视的伦理问题。这些都迫使人们寻找非血缘供者之外的其他移植物来源。

4. 脐带血移植

很早人们就认识到脐带血中含有造血干细胞，但直到1988年Gluckman才报道了一例6岁Fanconi贫血患儿成功接受了脐带血移植。1998年，Rubinsten统计了562例脐带血移植，证实了脐带血可以成为替代骨髓的又一种造血干细胞来源。与传统移植相比，CBT患者的植活率低，白细胞和血小板植入速度慢，这与脐带血中干细胞的数量和质量相关。但非血缘脐带血（UCB）与无关供者的造血干细胞相比具有几个明显的优势：冻存的脐带血很快就可以获得，避免了无关供者查询和干细胞采集过程中的时间延误和不确定因素，可以更好地根据病情决定移植时机；因为脐带血中T细胞的低免疫反应性，对于HLA配型相合程度的要求相应降低，使得大多数的患者都能查到4~6/6相合的脐带血。此外对供者和母体无任何损害，传播感染性疾病（如CMV）的风险降低等。与无关供者HSCT相比，在HLA相合程度相同的条件下，UCBT后GVHD的发生率低，曾经人们担心脐带血的低免疫反应性有可能减弱其抗肿瘤作用，但事实是CBT同时保留了GVL作用，并没有增加移植后的复发率。一项对于<16岁白血病儿童的回顾性研究比较证明：6/6相合UCBT的5年DFS优于8/8相合骨髓移植，而5/6或4/6相合的UCBT的疗效与8/8相合骨髓移植相似。移植物中细胞数量和HLA相合程度是影响UCBT疗效的关键因素。欧洲脐血移植组分析了1994—2005年1 204例患者资料，发现在925例恶性血液病患者中，输入的细胞数量是影响疗效的最主要因素，而HLA不相合程度虽然增加延迟植活的风险，导致高的治疗相关死亡率（TRM）和慢性GVHD，但可以降低复发率，最终对生存率未产生统计学影响。对于非恶性病患者来说，低的细胞数和高HLA不相合程度都会影响最终的生存率，但提高输入细胞数可以部分抵消HLA配型的影响。因此，欧洲推荐的保证CBT移植成功的有核细胞数是3×10^7/kg，$CD34^+$细胞数是2×10^5/kg。但对于HLA5/6相合则建议提高到$> 4 \times 10^7$/kg，4/6相合为$> 5 \times 10^7$/kg。美国建议的最低有核细胞数是1.5×10^7/kg，$CD34^+$细胞为1.7×10^5/kg。对于成年人来说，细胞数是限制成年人疗效提高的主要原因，利用双份脐带血来增加细胞数是其中一项可行的措施，Minnesota大学首先报道了23例高危血液恶性肿瘤患者接受了2份HLA部分相合的脐带血，中位的细胞数为3.5×10^7/kg，所有可评估的21例患者均获得植入，植入分析提示为单份脐血稳定植入，最新的83例移植资料显示3年的DFS为54%。此外，脐带血的体外扩增、骨髓内输注以及与HLA单倍体相合供者$CD34^+$细胞同时移植等都是目前尝试的解决细胞数量的方法。

CBT作为无合适供者患者的一个实用性选择，实际病例数超过20 000例。有些移植中心已经把UCBT作为儿童移植的首选，在成年人作为次选，日本近50%的非血缘关系移植为脐带血移植。2006年后全球成年人CBT数量已经超过儿童，CBT的发展离不开脐血库的支持，据不完全统计全球有100多家脐血库，储存脐带血400 000多份，并大多建立了详细而完善的采集、检验、冻存、查询、出入库、运输等制度，为非血缘CBT提高了可靠的保证。

5. HLA配型不合的移植

尽管无关供者和脐带血库解决了部分无HLA相合同胞患者的供者来源问题，但较低的配型成功率、过长的寻找时间和各种不确定因素以及脐带血的低细胞数等问题仍然将相当一部分患者挡在移植门外。如何跨越HLA的免疫屏障，使得HLA配型不合的移植成为可能一直是人们的理想。

阻碍HLA不合移植成功最主要的问题是GVHD重，排斥率高，免疫重建慢。为了解决HLA带来的免疫屏障问题，人们尝试了多种方法。通过生物、物理等方法去除介导GVHD的T细胞可以用于预防或减轻 GVHD 发生。体外去除 3 个对数级（99.9%）以上供者骨髓中成熟 T 淋巴细胞，可以预防 HLA 部分相合造血干细胞移植后的 GVHD，但排斥率进一步上升，IBMTR 的资料表明，HLA-A，B，DR 二位点不合时，去 T 移植后排斥率为 42%，而不去 T 移植后排斥率仅为 28%。同时，体外去 T 细胞使 BMT 后白血病复发率上升。为解决排斥率上升问题，在坚持体外去 T 细胞的同时，移植工作者尝试多种方法来解决此一难题。①增强预处理方案：一则可加强抗白血病作用，降低移植后白血病复发率；二则亦可进一步破坏受者免疫系统，降低移植排斥率，但随着放化疗强度增加，使预处理相关毒性及其死亡率亦上升，限制了其无限制的加强。②体外选择性去除 T 淋巴细胞：选择性地去除引起 GVHD 的 T 淋巴细胞亚群，既能预防 GVHD，又不至降低 GVL 效应或增加 BMT 排斥率，在小鼠，诱发 GVL 与 GVHD 的 T 细胞亚群确具一定的可分离性，但人类是否存在引起 GVHD 的特异 T 淋巴细胞亚群，目前尚无法肯定，体外选择性去除 $CD8^+$ 细胞的临床结果亦不甚令人满意。③保留性去除 T 淋巴细胞：在过度去 T 的骨髓中重新加入适量的成熟 T 淋巴细胞，将 GVHD 的发生限制在可控范围内，同时降低排斥率及白血病复发率，在动物实验，已证实此种关系的存在，但在人类，成熟 T 细胞保留到何水平方为合适，目前尚难以回答，新近国际骨髓移植登记组的资料表明，GVHD 的发生率与 T 细胞去除量有一定关系，但 T 细胞去除量的多少并不影响造血干细胞移植的排斥率和造血干细胞移植后白血病复发率，一般采用去除两个对数级 T 淋巴细胞，但移植后仍需免疫抑制药预防 GVHD。④选择性去除移植物中的活性 T 细胞或体外诱导 T 细胞免疫耐受：供者移植物 T 细胞与受者抗原共培养，然后去除或灭活针对宿主有反应而对第三者细胞无反应的活化 T 细胞，将处理后的 T 细胞再回输体内，则有可能降低 GVHD 发生率，但因为操作技术繁复，并且很难完全清除活化的 T 细胞，目前仅有小宗病例报道。⑤增加干细胞数量：Aversa 通过阳性选择 $CD34^+$ 细胞，使移植物中 $CD34^+$ 细胞中位数达到 $12.8×10^6/kg$，T 细胞则减少 4.5 个数量级，同时 B 细胞也减少 3.2 个对数级，175 例资料显示植活率 95%，aGVHD 的发生率为 8%，虽然 AML CR1 患者的 DFS 达到了 50%，但是 ALL CR 患者的 DFS 仅有 25%，总 NRM 40%，感染仍是导致死亡的主要因素。

除体外去 T 外，还可以应用体内去 T 的方法。Rizzieri 加用 CD52 单抗（alemtuzumab）预防 GVHD，进行体内去除 T、B 细胞处理，49 例进展期患者的植活率为 94%，TRM 降低到 8%，严重的 GVHD 也仅有 8%，75% 的患者在移植后获得 CR。Johns Hopkins 大学采用的是增强移植后免疫抑制的策略，在移植后早期给予高剂量的 CY 50 mg/kg 1~2 剂，清除反应性 T 细胞，56 例各种进展期血液恶性病患者的结果显示 Ⅱ 度以上 GVHD 的发生率在接受 2 剂 CY 的患者中为 43%，1 剂 CY 的患者中高达 78%，经过中位 172 d 的随访，37.5% 的患者无病生存。

北京大学人民医院采用供受者同时诱导免疫耐受进行单倍体移植的新方法–GIAC 技术体系，即 G-CSF 体内改造 T 细胞功能诱导供者免疫耐受，强免疫抑制药（包括 ATG）诱导受者免疫耐受，以 G-CSF 动员的骨髓加外周血干细胞混合移植的方法，成功完成了 1 000 多例 HLA 单倍体 HSCT，其中 80% 为 HLA 2~3 位点不合，结果 99% 的病例均获稳定持久异体植入。在此技术体系中，采用 $Ara-c\ 4\ g/m^2×2\ d$，Bu 12 mg/kg，$Cy\ 1.8\ g/m^2×2\ d$ 预处理，CSA + MTX + MMF + ATG 预防 GVHD，急性 GVHD 发生为 40%；其中 Ⅲ-Ⅳ aGVHD 发生率仅 15%，慢性 GVHD 53%，慢性广泛性 GVHD 发生率为 23%；对高危患者，3 年 DFS 达 48%，标危白血病 3 年 DFS 达 68%。有意义的是，疾病状态是影响患者生存的最主要因素，供受者 HLA 不合程度无论与 aGVHD、cGVHD、DFS 均无相关性。与非血缘移植和同胞相合移植相比较，取得了相同的疗效；对于难治/复发白血病，获得了比同胞相合移植更好的移植物抗白血病作用。在这一技术体系中，平均输入的 CD34 细胞为 $1~2×10^6/kg$ 受者体重，与常规移植无差异；而植入的 CD3 阳性细胞为 $1×10^8/kg$ 受者体重，而且 GVHD 的发生率与 HLA 位点不合程度无关，这些都证实此技术体系与传统体外去 T 的 HLA 不合造血干细胞移植体系不同。

HLA 单倍体亲缘关系移植相对于非血缘关系移植，由于供者可以来源于父母、子女、同胞、堂表亲，因此几乎可以为 100% 的人群找到供者，从根本上解决了供者来源问题。并且不需要特殊的费用和查询等待时间，由于亲情关系的存在，当再次需要供者干细胞或淋巴细胞以解决植入不良及复发等合并症时，操作性更强，从而有利于总体生存率的提高。

6. 降低预处理强度/非清髓性移植

接受去 T 细胞移植患者的复发率增高，发生 GVHD 患者复发率低，供者淋巴细胞输注（DLI）可以治疗移植后复发患者等现象，都证明了在异基因移植中除预处理的肿瘤杀伤作用外，供者的免疫细胞在防治肿瘤复发方面同样发挥着巨大的作用。而这意味着我们有了可以通过降低预处理的强度，来减轻预处理相关毒性的空间。降低预处理强度的移植（RIC）或非清髓性移植（NST）的提出实际上反映了一种治疗观念的改变，是传统造血干细胞移植的发展和更新。完整的 RIC/NST 应该包括降低强度的预处理和移植前后的免疫治疗两个部分，前者在减少对患者重要脏器的损伤，扩大移植的受者群的同时必须保证植入，后者通过植入的细胞和随后的供者淋巴细胞输注（DLI）诱发出 GVL 效应以清除受者残存的肿瘤细胞。

RIC 有效的前提之一是建立完全的供者嵌合，故不能忽略预处理剂量强度的重要性，目前常用的方案对于淋巴造血系统的作用强度差别很大，各种方案孰优孰劣还无法下结论，但比较公认的是对于急性白血病或中度恶性的淋巴瘤，剂量强度具有重要作用，而在恶性程度较低的疾病中剂量强度的重要性还不十分清楚。除此之外，移植物中包含足够的免疫活性细胞是发挥免疫反应的关键。供者的 T 淋巴细胞具有帮助清除宿主免疫活性细胞和肿瘤细胞、减少移植排斥、促进 GVL 的作用。动员的外周血采集物中的 T 淋巴细胞是骨髓中的 10 倍以上，因此目前标准的 RIC/NST 移植选用外周血干细胞。如果在初次输注后没有达到完全淋巴造血嵌合或疾病复发，可以进行 DLI，DLI 的主要不良反应是 GVHD 和造血抑制。目前对于 DLI 的应用时机、细胞数量等尚无明确的规定。

RIC/NST 最主要的优势来自预处理相关毒性的减少，可以使那些因高龄或身体条件不适宜传统移植的患者得益于移植。但是急慢性 GVHD 的发生率与传统移植类似，复发率增加，因此对于一些进展不快，增殖速度慢，且对免疫治疗敏感的疾病，如慢性髓细胞性白血病（CML）、慢性淋巴细胞白血病、低度恶性淋巴瘤、非恶性疾病等方面可能具有优势。

第二节　原理

造血干细胞移植（HSCT）由早年试图挽救核事故中的受害者的探索性治疗，发展至今日，已成为一项成熟的治疗技术，用于根治多种血液系统和非造血系统恶性肿瘤，以及某些造血衰竭性疾病、自身免疫性、代谢性疾病。其宗旨是以健康的造血干细胞替代患者病态的造血系统，清除体内肿瘤细胞或异常细胞，重新建立正常的造血及免疫系统。成功进行异基因造血干细胞移植需具备以下条件：①进行超大剂量或者亚致死剂量的放化疗清除患者体内残存的恶性克隆。②输入足够数量的正常造血干细胞。③患者处于免疫抑制状态。

一、干细胞的生物学特性

1. 干细胞特性

干细胞具有以下三个重要特征：①高度的自我更新或自我复制能力。②无限传代。③可分化成各种功能类型的细胞。这一定义涵盖了不同干细胞，包括胚胎干细胞、全能干细胞、多能干细胞、多潜能干细胞、单能干细胞等，具有各不相同的分化潜能和功能。受精卵是一种真正意义上的"全能"干细胞，具有无限分化潜能的细胞，可以分化形成胚胎生长发育和成体中所需要的任何细胞，形成各种器官组织。胚胎干细胞是早期胚胎中的一团细胞，是一种早期多能干细胞（pluripotent stem cell），可以通过细胞分化形成多种组织，但其分化功能已受到一定限制，已不能单独发育成完整的胎儿，它可以发育成为外胚层、中胚层及内胚层三种胚层的细胞组织。成年人组织中的干细胞被称为成体干细胞，已失去多向分化的能力，仅能在特定组织中分化成熟。造血干细胞是一种次级多能干细胞（multipotent stem cell），在成年人仅存在于骨髓中，维持恒定但很低的数量，可向下游分化形成各系祖细胞（progenitor cell），仅具有一系或两系分化潜能；再进一步分化为前体细胞（precursor cell），如骨髓中形态已可辨认的各系幼稚细胞和各系成熟血细胞等。随着干细胞向下游分化成熟，其增殖能力逐渐增强，而分化能力减弱。

2. 造血细胞生成与调控

造血系统是指机体内制造血液的整个系统，由造血器官和造血细胞组成。正常人体血细胞是在骨髓及淋巴组织内生成，造血分为3个阶段：①卵黄囊造血期，始于人胚第3周，停止于第9周。②肝造血期，始于人胚第6周，至第4～5个月达高峰。③骨髓造血期，始于人胚第4个月，自5个月后成为造血中心，骨髓造血功能迅速增加，成为红细胞、粒细胞和巨核细胞的主要生成器官，同时也生成淋巴细胞和单核细胞。除此外，脾、胸腺和淋巴结等也参与造血，出生后成为生成淋巴细胞的主要器官。成年人体内各种血细胞主要由骨髓中的干细胞分化增生而成。胚胎期有大量造血干/祖细胞参与血循环，这已经被脐带血中检测到大量造血干细胞所证实，并应用于临床进行脐带血造血干细胞移植。在出生后不久，初级造血细胞开始迁移和定居于骨髓中，因此在循环中只有很少量初级造血细胞。造血干细胞定位于骨髓，与基质细胞来源的因子SDF-1有关，除这一因子或其受体CXCR-4会导致骨髓发育不全。造血细胞位点发生变化，可能与发育过程中造血干细胞表面黏附分子发生变化，以及各造血位点中基质细胞特性的改变有关。

在胚胎和迅速再生的造血组织中，造血干细胞多处于增殖周期之中；而在正常骨髓中，则多数处于静止期（G_0期），当机体需要时，其中一部分分化成熟，另一部分进行分化增殖。造血干细胞所处细胞周期与其植入能力相关，实验证实静息状态的G_0/G_1期细胞可以植入受照动物体内，而S期和G_2早期细胞的植入能力很低。但是，成体干细胞具有的这一细胞周期依赖的特性，在脐带血和胎肝干细胞中并未发现，对此进行深入研究，可能进一步了解植入基因的调控。

造血干细胞除具有对称分裂为2个相同后代细胞的特性外，还具有不对称的分裂方式，即由一个细胞分裂为2个细胞，其中1个细胞仍然保持干细胞的一切生物特性，从而保持身体内干细胞数量相对稳定，而另1个细胞则进一步增殖分化为各种血细胞前体细胞并向下游分化成熟，释放到外周血中，维持人体所需。这种对称性和不对称性分裂的平衡与调控对维持造血干细胞的数量以及分化的细胞至关重要。在移植动物模型中已证实，植入有限数量的造血干细胞，骨髓库细胞在扩增至正常容量后将不再变化；而进行连续骨髓细胞移植的实验，验证了干细胞的扩增潜能并没有限制。在正常情况下，造血干细胞在体内仅保持很低的数量，但足以维持所有造血所需。何种机制对造血干细胞分裂方向进行调控尚不明确，可能与干细胞分裂的轴向有关。干细胞能够进行自我更新和向下分化成熟的特性，是其应用于临床造血干细胞移植及其他干细胞治疗的基础。

3. 造血微环境

血细胞生成除需要造血干细胞外，尚需有正常造血微环境及正、负造血调控因子的存在。造血组织中的非造血细胞成分，包括微血管系统、神经成分、网状细胞、基质及其他结缔组织，统称为造血微环境。造血微环境可直接与造血细胞接触或释放某些因子，影响或诱导造血细胞的生成。

干细胞龛是成体干细胞集中存储的微环境，提供特定调控信号，是造血干细胞及其后代维持自我更新、分化及增殖的关键因素，从而维持正常机体的造血所需。造血干细胞龛由基质细胞和细胞外基质构成。造血干细胞位于骨髓的造血微环境即龛中，通过细胞间相互作用、黏附因子及配体、细胞因子、趋化因子及相关受体等与龛内特定的细胞发生相互作用，决定干细胞的命运。成纤维细胞是研究最为深入的骨髓基质细胞，通过细胞表面整合素结合原始造血细胞，骨髓内皮细胞也可支持原始造血细胞。在体内环绕窦状隙内皮细胞，富含CLCL12的网状细胞（CAR），也很可能发挥血管壁的壁龛功能。血管壁龛被认为是活跃分裂的干细胞所处场所，也是细胞进出骨髓的重要交通场所，调节干细胞激活和分化方向。越来越多的研究证实，排列在骨小梁的成骨细胞，除了通过调节骨基质蛋白的分泌形成新骨，以及通过破骨细胞调节骨吸收外，也被认为是造血干细胞龛的重要组成部分，通过释放影响造血干细胞的细胞因子调节造血微环境，对造血干细胞的维持、增殖、成熟起重要的作用。所有这些细胞均可能来源于间充质干细胞，在特定条件下，可诱导生成成纤维细胞、内皮细胞、网状细胞和成骨细胞等。

此外，成骨细胞、破骨细胞和长扁平细胞构成骨内膜层，可能为新移植的造血干细胞提供一种归巢的环境，在特定细胞因子存在时可以生长，但不能生成造血细胞。STRO-1＋间充质干细胞能分化成脂肪细胞、软骨细胞和成骨细胞，STRO-1＋血管外周细胞也具有类似的分化成成骨细胞的潜力。

细胞外基质由间充质细胞分泌形成，包括蛋白聚糖、糖胺聚糖、纤连蛋白、肌腱蛋白、胶原、层粘连蛋白等。基质细胞表面的细胞因子，以及与基质相结合的趋化因子和细胞因子，相互作用，除促进造血细胞发育外，还参与了维持干细胞存活、使细胞处于静止期等功能。基质细胞表面常见的细胞因子包括 C-Kit 配体、白细胞介素-1、肿瘤坏死因子 α、巨噬细胞集落刺激因子（M-CSF）、转化生长因子等。与基质相连的细胞因子包括粒细胞-巨噬细胞集落刺激因子（GM-CSF）、干扰素 γ、白细胞介素、碱性成纤维细胞生长因子等。

造血微环境对造血干细胞的调控正是通过细胞与细胞之间、细胞与微环境中这些信号的传递，使细胞表现出相应的生物学行为，维持体内造血功能的恒定，血细胞的起源与分化。

4. 干细胞检测方法

检测干细胞的方法很多，最初是脾结节形成单位、长期培养法证实了干细胞的存在。动物移植模型也是主要的研究手段，如 NOD-SCID 鼠提供了在体内研究干细胞增殖分化特性的模型，通过有限稀释法可以了解干细胞在造血细胞中的比例。

随着流式细胞技术的发展，应用单克隆抗体识别干细胞表面特异性分子标志，研究干细胞分化阶段及功能，也可以进行干细胞的富集纯化。特异性或主要分布于造血干细胞表面的抗原主要包括：① CD34，调节细胞黏附和细胞周期。② CD90（Thy-1），一种高度糖基化的 GPI 锚连蛋白，参与 T 细胞与基质细胞的黏附。③ CD117（c-kit 受体），支持原始血细胞的生存和增殖。④ AA4，一种鼠源分子，与表达在人吞噬细胞的补体受体同源。⑤ Seal 被证实是正常干细胞发育所必需的细胞因子。⑥ CD133 其功能是维持质膜突起，此外还有 CD164、CD150、CD110 等。由于大部分造血干细胞表面标志也会在定向分化的细胞表达，因此仅用阳性标志进行分离纯化，筛选细胞是不够的。而造血干细胞是多能干细胞，不表达任何系别相关的膜蛋白标志（Lin$^-$），因此，可通过阴性筛选进行干细胞纯化。常用的阴性筛选组合包括 T 淋巴细胞表达 CD38、HLA-DR、CD3、CD4、CD5、CD8，排除 B 淋巴细胞的 CD10、CD19、CD20，区分巨噬细胞和粒细胞的 CD11b、CD14、Gr-1，排除红系的血型糖蛋白 A 和 Ter19 等。目前认为人类造血干细胞表面标志特征是 CD34$^+$CD38$^-$Lin$^-$，约占骨髓细胞的 0.1%。

利用荧光素酶标记的单个干细胞示踪，还可以显示最初仅在移植部位进行细胞增殖，随后扩展至骨髓和脾等部位，然后消退。

5. 白血病干细胞

当从 AML 患者中分离出的 CD34$^+$CD38$^-$ 细胞群移植到 NOD/SCID 小鼠体内，并形成白血病时，白血病干细胞的存在第一个在异种移植模型中被证实。在白血病中，发生恶性转化的这群细胞，自我更新能力保留完好，但是缺乏对增殖的严格控制，导致异常增多。白血病干细胞存在于造血的各个阶段，从早期的干细胞至定向祖细胞，由于恶性转化而具有自我更新能力。白血病干细胞特异性的表面标志虽然尚未确定，但认为存在于 CD34$^+$CD38$^-$ 细胞群中，此外还可以检测到 CD47、CD90、CD96、CD123 等。许多正常造血干细胞调控分子，对白血病干细胞同样发挥功能。正常和白血病干细胞间的差异可能源于基因突变，从而影响细胞内信号传导。如细胞因子受体 Flt3 和 c-kit 出现肿瘤性损伤，可导致早期造血分化阶段，下游的信号传导通路的持续性激活，完成正常向白血病干细胞的转化。

处于静止期是干细胞的特性之一，白血病干细胞同样具有这一特性，这也是其逃避细胞毒性药物的机制。静止期白血病干细胞对常规化疗和靶向药物不敏感，在停药后，成为导致复发根源。近年来，尝试多种方法，如使用 α 干扰素、抗 CD44 单抗等，让白血病干细胞进入细胞周期，从而降低复发，提高治愈的机会。

6. 细胞黏附和归巢

造血干细胞通过与其他细胞及基质蛋白的相互作用定位于骨髓中。造血干细胞并非永远留在骨髓里，有少量细胞进入血液循环后，可再次进入骨髓，或进入其他器官。除干细胞外，其他更分化的祖细胞在归巢前也在血液中循环。造血干细胞具有多种黏附因子和细胞因子受体，使其可以黏附于骨髓窦内的细胞或基质。这些黏附作用对促进干细胞归巢和定居至关重要，并提供与其他细胞密切接触的机会，对维持其生存和调控其增殖非常关键。绝大部分各系分化细胞进入循环，完成其功能寿命，一部分进入外周器官进一步分化成熟，如 B 细胞在淋巴结和脾、T 细胞在胸腺等；部分淋巴细胞再次回到骨髓，发育为成熟细胞，如浆细胞等。

多种黏附分子受体及其配体参与这一过程，如整合素、免疫球蛋白超家族、唾液黏蛋白、选择素等。此外还包括趋化因子受体、趋化因子配体等。

对造血干细胞及其微环境的深入了解，未深入研究多细胞系统的发育带来启示，对治疗血细胞发育相关的血液病和其他疾病有重要意义，同时可能为器官再生提供技术平台。

二、人类组织相容性抗原

组织相容性由主要组织相容性复合体（major histocompatibility complex，MHC）决定，在人类，又被称为人类白细胞抗原（human Leucocyte antigen，HLA），这是一个由一系列紧密连锁的基因座位所组成的具有高度多态性的复合体。因此，HLA 配型问题是骨髓移植成败的关键之一。T 细胞表面表达 HLA 分子，使其能够识别自我和清除外源成分，同时防止将自我识别为异体来源。对这一识别功能进行调控，可以更好地实现在异体间进行移植。

1. HLA 分子生物学

HLA 位于第六号染色体的短臂 6P21.3 区，长 4 200 KB，含有基因多达 200 多个，大部分与免疫反应相关。被分为三个主要的区域：HLA-Ⅰ类抗原，包括 HLA-A、HLA-B、HLA-C 基因；HLA-Ⅱ类抗原，包括 HLA-DR、HLA-DQ、HLA-DP 基因；HLA-Ⅲ类抗原，主要编码肿瘤坏死因子和补体。

HLA-Ⅰ类分子与 HLA-Ⅱ类分子结构相似，在蛋白结合凹槽区具有高度多态性。抗原呈递细胞（APC）将细胞表面抗原呈递给 T 细胞时，在其表面表达 HLA 分子，每一个 MHC 等位基因可以呈递上千种蛋白肽，只有表达相同 MHC 分子时，T 细胞受体（TCR）才能在识别其表面上 MHC 分子所呈递的抗原肽，此现象即 MHC 限制性（MHC restriction）。

HLA-Ⅰ类抗原几乎表达于所有有核细胞和血小板，由两条链组成，具有多态性的 α 链和稳定的 $β_2$ 微球蛋白（由 15 号染色体编码，不具有多态性），其分子凹槽末端为封闭的，因此可以结合 8～10 个氨基酸长的抗原肽，与 CD8 细胞相作用。HLA-Ⅱ类抗原一般仅表达于免疫系统细胞，如 B 细胞、树突状细胞等。有两条相似的链组成，α 链和 β 链，均由 HLA 复合体基因编码，仅有后者具有多态性，其分子凹槽末端为开放的，因此可以与更长的抗原肽相结合（12-24 氨基酸），被呈递给 $CD4^+$ T 细胞。

2. HLA 多态性和遗传学

HLA 基因是目前所知人基因组中最复杂，具有最高多态性的区域。有几十个基因座位，每个基因座位又有几十个等位基因，且呈共显性表达，这就构成其多态性。其中Ⅰ类抗原，如 HLA-A 位点有 1 601 个等位基因，HLA-B 位点有 2 125 个等位基因，而 HLA-C 位点有 1 102 个等位基因；Ⅱ类抗原 β 链也具有多态性，如 HLA-DRB 有 1 027 个等位基因，HLA-DQA1 和 HLA-DQB1 分别有 44 和 153 个，HLA-DPA1 和 HLA-DPB1 则分别有 32 和 149 个。

由于 MHC 基因位于同一条染色体上，其多基因座位上的基因型组合相对稳定，很少发生同源染色体间交换，这就构成了以单倍型（Haplotype，即在同一条染色体上紧密连锁的一系列等位基因的特殊组合）为特征的遗传方式。按中国人常见的 A 座位基因有 13 个，B 座位基因有 30 个计算，可组成的单元型约有 13×30 = 390 种之多。理论上估计，父母各遗传一条单倍型给子女，便会形成 4.3 万种 HLA-AB 基因组合。事实上，HLA 各基因并非完全随机地组合，而是某些基因组合呈现高频率，这就是连锁不平衡（linkage disequilibrium，LD）的特点。世界上各个民族人群的 HLA 多态性和单倍型都有各自的特点，总体来讲，中国北方汉族、北美白种人和北美黑种人人群的多态性较中国南方汉族和日本人群丰富。即使在地区间也存在差异，中国汉族群体中抗原 A1、A3、B13、B44 和 B51 频率呈北高南低分布，而抗原 A24、B46、B60 呈北低南高分布。一些单倍型在不同种族相对常见，在中国汉族群体中常见的 A30-B13-DRB1*07，A1-B37-DRB1*10 单体型频率呈北高南低分布，在苏浙沪汉族人群中频率较北方汉族人群下降，而 A2-B46-DRB1*09，A33-B58-DRB1*17，A33-B58-DRB1*13 单体型频率呈北低南高分布。HLA 多态性程度可见一斑。虽然可以根据连锁不平衡进行等位基因预测，但并不完全正确，尤其在未进行详细研究的不同种族间。移植前进行高分辨配型是避免失误的最好方法。

HLA 遗传方式是子女从父母各得到一条单倍体，父母的两条单倍体随机分配给每一个子女，因此，根据家系 HLA 分析，很容易推断单倍体。从理论上讲，父母和子女之间均为 HLA 单倍体相合，而同胞之间 HLA 完全相合的概率是 1/4，1/2 为单倍体相合，1/4 为完全不相合。

3. HLA 分型技术发展和命名法

HLA 分型是为了确定个体的 HLA 型别，以便更好地选择造血干细胞移植的供者。HLA 系统研究从 20 世纪 70 年代到 80 年代末期主要是血清学分型技术，利用抗原抗体反应原理，采用微量淋巴细胞毒试验方法来进行检测，主要侧重于分析 HLA 产物特异性，但是难以满足 HLA 如此多态性的需求。20 世纪 90 年代以来，随着分子生物学的发展，使 HLA 分型有了巨大的飞跃，基于 DNA 分型，可获得低分辨、中分辨和高分辨结果。1991 年第 11 届国际 HLA 专题讨论上提出了 HLA 的 DNA 分型方法，随着测序技术的突飞猛进，基于 DNA 序列的分型方法已经取代了传统的血清学及细胞学分型方法。目前 DNA 分型方法主要分为两种：基于核酸序列识别的方法和基于序列分子构型的方法。基于核酸序列识别的方法主要有 PCR-RFLP（限制性片段长度多态性聚合酶链反应），PCR-SSO（采用序列特异性寡核苷酸探针杂交技术），PCR-SSP（序列特异引物引导的 PCR 反应）和 PCR-SBT（直接碱基序列分析基因分型技术）。其中 PCR-SBT 测序方法是目前世界卫生组织（WHO）推荐的 HLA 分型方法的"金标准"。

随着 HLA 检测方法的进步，HLA 命名也进行了相应调整。每个 HLA 等位基因具有唯一性，由四位数字组成，前两位表示等位基因组，通常与血清学抗原相关，如 A*01，一般由低分辨技术获得，可以用于选择同胞相合供者，但筛选无关供者就远远不足了。冒号后的一组数字表示亚型，可以对应一种或多个核苷酸序列，但是所编码的蛋白质氨基酸序列不同，如 A*01：01/01：04。中分辨技术（如 PCR-SSO，PCR-SSP）可以区分特定的等位基因组，但不能百分之百。高分辨技术可以完全区分所有的等位基因，表示为 A*01：01。在查找无关供者时，要求进行高分辨分型。

4. 根据 HLA 分型选择供者

目前实验室常规进行检测的包括 HLA-A、HLA-B、HLA-C、HLA-DRB1、HLA-DP 等基因。同胞之间首选 HLA 全相合的。如果没有配型相合的同胞供者，可在无关人群中寻找。找到 HLA 相合的无关供者概率如何，与单倍体出现频率的高低、是否存在罕见等位基因、少见的组合以及供者库的大小等因素有关。需要建立足够大的供者 HLA 资料库，以便在大量的供者中去寻找。高分辨配型技术为找到"最佳相合"供者提供了可能，尤其是可以避免一些静默基因造成的失误。通常实验室需常规进行 HLA-A、HLA-B、HLA-C 和 HLA-DRB1 检测，部分实验室或中心增加 HLA-DQB1 或 HLA-DPB1。无关供者造血干细胞移植供受者之间 HLA 配型相合程度要求很高，优先选择配型全相合的供者，如果没有，至少需要满足低分辨（HLA-A、HLA-B、HLA-DRB1）5/6 相合和高分辨（HLA-A、HLA-B、HLA-C、HLA-DRB1 和 HLA-DQB1）8/10 相合的原则，才能进行移植，否则可能会发生严重的移植，物宿主病而致生活质量严重下降或死亡。目前中华造血干细胞资料库已有 140 万人的 HLA 资料可供查询，对于亲属之间不能找到配型相合供者的患者约有 60% 的机会找到配型相合的无关供者。如果初步查询不能找到适合的无关供者，随时间延长找到的概率反而下降，因此根据病情需要，宜尽早选择其他移植供者。

脐带血造血干细胞移植，由于新生儿免疫发育的不成熟，脐带血移植 HLA 配型相合要求较低，一般 4/6 相合即可移植，但需要细胞数较多的脐血或双份脐血同时移植。此外，由于防治排异反应的药物和方法的不断完善，亲属之间 HLA 不全相合移植 GVHD 发生率和全相合移植已无明显差异，亲属之间不完全相合（半相合）也可以选择。

认识 HLA 的多态性，依此进行供者和患者的 HLA 配型，进行造血干细胞移植才能取得良好效果。

三、其他影响移植的因素

即使供受者之间 HLA 配型完全相合，仍有部分患者发生移植物抗宿主病和移植排斥。这就提示存在其他因素影响移植的效果，虽然其他移植相关抗原诱导的免疫反应没有 HLA 强烈。

1. 杀伤细胞免疫球蛋白样受体（the killer cell immunoglobulin-like receptor，KIR）

NK 细胞是天然免疫系统的组成成分，在控制病毒感染和监视肿瘤中发挥重要作用。NK 细胞表达一些受体，有抑制性和激活性受体，包括 KIR、NKG2D 和 DNAM-1 等。KIR 基因家族目前已知由 15 个基因和 2 个假基因组成，位于第 19 号染色体上的 LRC（leukocyte receptor complex）区域中，长度 100~200 Kb。LRC 长度约 1 Mb，是一个快速进化的免疫相关基因的基因族，这些基因编码一些含胞外免疫球蛋白样结构域的分子。

KIR 的配体是 MHC-Ⅰ类分子，在配体缺失的情况下，NK 细胞激活并溶解靶细胞（这种情况见于单倍型移植），抑制性 KIR 与Ⅰ类分子相作用，可以抑制 NK 细胞的激活。目前采用配体-配体模型或配体-受体模型，研究了 KIR 不合对移植的影响。某些受体的存在或缺失，与受体数目或单倍体数目等，均影响移植的结果。

2. 次要组织相容性抗原

次要组织相容性抗原（minor histocompatibility antigens，MiHAs）是种群内某些多态性基因编码的细胞内蛋白，被降解形成的肽段具有同种异型决定簇，以 MHC 限制性方式被 T 细胞识别，属同种异型抗原，包括与性别相关的抗原（如 H-Y 抗原）、表达于白血病细胞或正常细胞表面的非 Y 染色体连锁的血 H 抗原等。即使 MHC 完全相合的同胞之间的造血干细胞移植，仍有约半数患者出现急性和慢性 GVHD，严重地影响移植的预后。研究资料表明，MiHAs 是发生这部分 GVHD 的重要原因。在移植患者中，可以检测到抗 HA 和 H-Y 抗体，及特异性 CTL，这些是 MiHAs 通过细胞免疫应答和体液免疫应答参与 GVHD 的证据，但是，在未来是否具有临床治疗价值，仍需进一步评估。

3. 细胞因子、趋化因子和免疫反应基因的多态性

大量细胞因子及其受体、抑制药等参与造血干细胞移植的免疫反应，与 GVHD 相关。DNA 单个核苷酸多态性是否会影响最终结果，取决于是否会对细胞因子的功能或活性水平产生影响。已经在移植模型中对 TNF、IL-10、IL-1、IL-2、IL-6、干扰素等进行了研究。对某些与天然免疫系统相关的基因也开展了研究。NOD 样受体、Toll 样受体等被证实可能与移植后复发，GVHD 和感染有关。还有很多基因也引起了研究者的兴趣。

四、预处理

造血干细胞移植前，患者须接受一个疗程的大剂量化疗或联合大剂量的放疗，这种治疗称为预处理（conditioning），这是造血干细胞移植的中心环节之一。预处理的主要目的为：①为造血干细胞的植入腾出必要的空间。②抑制或摧毁体内免疫系统，以免移植物被排斥。③尽可能清除基础疾病，减少复发。根据疾病和所进行的造血干细胞类型不同，所选择的预处理方案的侧重点各有不同。

恶性血液病目前常用的预处理方案有：① Cy/TBI（环磷酰胺 + 全身照射）。② Bu/Cy（白消安 + 环磷酰胺）。③ Bu/Flu（白消安 + 氟达拉滨）等，尚可在这些基础方案中增加药物或调整用药剂量。在 HLA 半相合或无关供者造血干细胞移植的预处理方案中通常加用抗胸腺细胞球蛋白或抗淋巴细胞球蛋白。再生障碍性贫血进行异基因造血干细胞移植的预处理方案多选择大剂量环磷酰胺联合抗胸腺细胞球蛋白。白血病自体造血干细胞移植可选用上述某种预处理方案，但恶性淋巴瘤自体移植常用的预处理方案为 CBV（环磷酰胺 + 卡莫司汀 + 依托泊苷）或 BEAM（卡莫司汀 + 依托泊苷 + 阿糖胞苷 + 美法仑）。多发性骨髓瘤自体造血干细胞移植的预处理方案多选择大剂量美法仑。淋巴细胞白血病患者推荐含有 TBI 的预处理方案。具体方案会在相关章节中详细介绍。

第三节 适应证

造血干细胞移植（HSCT）作为一项治疗平台，不仅适用于血液系统恶性肿瘤，而且还为某些造血衰竭性疾病、自身免疫性、代谢性疾病及其他系统恶性疾病的治疗提供了新的方式。除此之外，目前还衍生出多种干细胞治疗方法，如输注供者淋巴细胞（DLI）、NK 细胞、间充质细胞、特异性杀伤细胞等，

这些细胞既可以来源于同一供者,也可能来源于第三方。虽然,造血干细胞移植仍然是多种血液系统恶性肿瘤的唯一根治方法,但是随着近年来治疗方法的多样化以及靶向治疗等的发展,其适应证也发生了很大的变化。如在慢性粒细胞患者中,越来越多的患者选择酪氨酸激酶抑制药作为一线治疗,异基因造血干细胞移植的比例在下降;而随着单倍型移植技术的突破与进展,解决了供者来源的难题,也有越来越多的恶性肿瘤患者可以通过寻求单倍型移植获得根治。

一、异基因造血干细胞移植

白血病是异基因造血干细胞移植的主要适应证,约占70%以上。对于大多数成人急性白血病患者,如果单纯依靠化疗而不进行异基因造血干细胞移植,复发往往在所难免,难以获得根治。但是,由于异基因造血干细胞移植的治疗风险相对较高,因此需要全面仔细评估该治疗给患者带来的利益和风险,选择恰当的治疗。

1. 急性髓性白血病(AML)

近年来,由于大剂量阿糖胞苷的应用,使一部分具有特殊分子生物学异常的急性髓性白血病患者获得将近50%的长期缓解率,治疗效果接近异基因造血干细胞移植,因此,需要根据患者的具体诊断和分期选择是否需要移植。

NCCN 2012版指南,根据患者的分子生物学和遗传学异常将AML患者分为低危、中等及高危三组(表9-1)。对于年龄<60岁,低危组的AML的患者,第一次完全缓解期(CR1)时可以不选择异基因HSCT,是自体HSCT或大剂量化疗的适应证。但是,对于那些微小残留白血病定量监测不能降至0或者在治疗期间下降后有上升趋势的患者,也应该考虑行异基因HSCT,首选同胞相合HSCT,根据各移植中心的情况也可以考虑行无关或者亲属半相合供者HSCT。

表9-1 NCCN急性髓性白血病指南2012版

危险度	细胞遗传学	分子生物学异常
低危	inv(16)或t(16;16) t(8;21) t(15;17)	正常 NPM1突变阳性,或者孤立的CEBPA突变但不具有FLT3—ITD
中危	正常核型 +8 t(9;11) 其他未确定的	t(8;21),inv(16)或t(16;16)伴c-KIT突变阳性
高危	复杂异常(≥3项克隆性异常) —5,5q$^-$,—7,7q$^-$ 11q23,但不包括t(9;11) t(6;9) t(9;22)	伴FLT3—ITD突变的正常核型

根据遗传学及分子生物学异常危险度分组而对于中危或高危组患者在达到CR1后,就应该考虑行异基因HSCT以寻求根治,在供者的选择上同样首选同胞相合供者,在没有相合供者的情况下,应考虑无关或者亲属半相合供者。

由于急性早幼粒细胞白血病(APL)经砷剂、全反式维A酸及化疗的完全缓解率及生存率已将近90%,除复发患者外,原则上不进行异基因HSCT。

所有CR2或以上的AML患者均是异基因HSCT的适应证,应尽快进行移植,以争取根治。对于所有复发或者第一次诱导治疗失败的患者,异基因HSCT可以作为挽救治疗,但是,长期缓解率及生存率仍然不理想,仅有10%~20%。

对于儿童患者,处于第一次完全缓解期的低危组患儿,一般不推荐行异基因HSCT。具有高危因素的CR1患者,以及所有CR2或以上的AML患儿,均有异基因HSCT的适应证。在没有同胞全相合供者的情况下，可考虑行无关供者 HSCT 或者脐带血造血干细胞移植，而在具有相应比较丰富治疗经验的移植中心，高危患儿也可以考虑行亲属单倍型移植。对于复发的患儿，异基因 HSCT 同样也是一种有效的挽救性治疗。

2. 急性淋巴细胞白血病（ALL）

所有 Ph^+-ALL 患者在达到 CR1 时均应考虑行异基因 HSCT，并在移植后继续给予 TKI 治疗，监测 BCR/ABL 融合基因水平，疗效明显优于自体移植和化疗。

2012 NCCN 指南将成年人 ALL 患者进一步分组，对于青少年和年轻成人患者（即 15～39 岁）低危 ALL 患者可以考虑采用参照儿科方案的联合化疗或自体移植，而不做异基因 HSCT，也可以取得较高的长期存活率。但是，对于具有高危因素的 ALL 患者，如 MRD 阳性、发病时高白细胞（即 B-ALL $>30 \times 10^9$/L，或者 T-ALL $>50 \times 10^9$/L）、MLL 基因阳性、亚二倍体等，无论年龄大小，应考虑行异基因 HSCT。虽然异基因 HSCT 对于复发、诱导缓解失败或晚期的患者可以作为一项有效的挽救性治疗，在移植后获得暂时的缓解，但最终多数患者仍然死于原发病复发或者其他移植相关合并症，能够获得长期存活的患者为数很少。

对于儿童患者，处于第一次完全缓解期的低危组患儿，一般不推荐行异基因 HSCT 或者自体 HSCT。具有高危因素的 CR1 患者，以及所有 CR2 或以上的 ALL 患儿，均有异基因 HSCT 的适应证。首选同胞全相合供者进行移植，其次可以考虑行配型相合的无关供者 HSCT 或者脐带血造血干细胞移植，而在治疗经验比较丰富的移植中心，高危患儿也可以考虑行亲属单倍型移植。对于复发的患儿，异基因 HSCT 同样也是一种有效的挽救性治疗。

3. 慢性粒细胞白血病（CML）

异基因 HSCT 仍然是根治 CML 的唯一方法。由于酪氨酸激酶抑制药（TKI）越来越广泛的应用，大部分 CML 慢性期的患者疗效肯定，HSCT 已不再作为首选治疗，但是，对于儿童或者年轻患者，如果有同胞全合供者，在充分评估治疗风险后也可首选进行 HSCT。对 TKI 疗效不佳（治疗 3 个月未达到血液学疗效、6 个月无细胞遗传学疗效、12 个月无或者仅有微小分子生物学疗效的患者）、不耐受 TKI 治疗或者治疗中失去疗效的慢性期患者，应尽早进行移植。年龄大于 45 岁的患者，推荐首选 TKI 治疗，若对 TKI 治疗敏感则尽量在出现耐药证据后再进行异基因 HSCT。对于年龄较大的，或者不能耐受常规移植预处理方案的患者，也可考虑行减低预处理毒性的 HSCT。首选同胞全相合供者，如果不能查询到相合的无关供者，也可以考虑进行亲属单倍型移植。

患者的疾病状态是影响 HSCT 疗效的重要因素。进展期（加速期或急变期）CML 患者，通过化疗或 TKI 治疗达到第二次慢性期后应尽早移植，因这些患者容易产生耐药而失去移植的机会，应尽量控制在 3 月以内。首选同胞全相合供者，如果不能尽快查询到相合的无关供者，应尽早考虑进行亲属单倍型移植。

4. 慢性淋巴细胞白血病（CLL）

由于慢性淋巴细胞白血病患者的自然病程相对较长，患者发病年龄较大，异基因移植相关死亡率高，因此需要充分评估疾病状态与移植的相关风险，严格把握适应证，仅对预后差，如 del（17p）、相对年轻，无活动性感染或其他基础疾病的患者，可以考虑行异基因 HSCT，首选同胞相合供者。近年来，在 CLL 和一些反复复发的低度恶性淋巴瘤患者，应用减低预处理毒性的 HSCT，也取得了较好的疗效。

5. 淋巴瘤

对初始治疗抵抗、难治性、复发的进展期淋巴瘤患者，或者高度恶性的淋巴母细胞淋巴瘤、自体 HSCT 后复发的患者可考虑行异基因 HSCT。此外，由于既往治疗或疾病浸润造成的骨髓衰竭、骨髓纤维化等也是行异基因 HSCT 的指证。近年来，对于一些年轻的、反复复发的低度恶性淋巴瘤患者，由于传统化疗难以治愈，如果有配型相合的同胞供者或无关供者，也可采用减低预处理毒性 HSCT 治疗。

6. 骨髓增生异常综合征（MDS）

异基因 HSCT 是根治骨髓增生异常综合征的唯一方法。根据 MDS 的疾病分型和状态选择是否需要移植以及移植的最佳时机。其主要的适应证包括：RA，RAS 需要频繁输血及血小板支持的患者，应尽早移植；RAEB，RAEB-t 在诊断后应尽早行异基因 HSCT，认为移植前是否进行化疗对移植后无病生存没有影响；MDS 转 AML，可先化疗争取达到 CR1 后再行移植。

异基因 HSCT 首选同胞全相合供者，其次可考虑 HLA 相合的无关供者。如果没有配型相合的供者，对于年龄 50～55 岁的患者，也可以选择单倍型相合的亲属供者；对于年龄较大的患者则推荐选择化疗、支持治疗及临床试验。随着减低毒性预处理方案的应用，使移植患者的年龄上限相应提高了，因此部分年龄较大的患者也获得了异基因移植的机会。

7. 多发性骨髓瘤（MM）

大剂量化疗及自体 HSCT 作为多发性骨髓瘤患者的标准治疗已被广泛接受。异基因 HSCT 虽然避免了输入被肿瘤细胞污染的移植物，且可以提供移植物抗肿瘤作用，但是由于治疗相关死亡率较高，且这一患者群年龄相对较大，对于是否选择异基因 HSCT 应经过慎重考虑和全面评估。在 SWOG 随机对照试验中，由于 6 个月病死率高达 45%，异基因 HSCT 组被关闭，随访 7 年的总生存率在传统化疗、自体移植和异基因移植组并无差别，均为 39%。但是，仅有异基因组生存曲线稳定在 39%，其他两组继续下降，这一结果提示，部分患者经异基因 HSCT 后可获得长期存活。因此，对有同胞全相合供者的年轻患者（< 55 岁），有预后不良指征的，可考虑异基因移植寻求治愈的机会。另外，在移植后复发的患者，还可以考虑行供者淋巴细胞输注来进一步降低复发。

减低毒性预处理方案可以降低移植相关死亡率，保留移植物抗肿瘤作用，是进一步提高长期生存的方法之一，且可以使移植年龄上限进一步提高至 60～65 岁。自体-异基因序贯移植也是近年来出现的新治疗策略。在一项随机对照研究中，有同胞全合供者的患者，在自体移植后序贯进行 RIC 异基因 HSCT，与两次自体移植组的患者相比，获得更高的完全缓解率（55% 和 26%），中位生存期也更长（80 个月和 54 个月）。但是，另一项前瞻性研究发现，第一次自体移植后未能获得完全缓解或者接近完全缓解的患者，异基因 HSCT 组的无疾病进展期虽然长于二次自体移植组的患者，但是总体生存率并无差别。此外，对于高危、曾接受反复治疗或者处于进展期的患者，这一治疗方式也未显示出治疗优势。因此，对于多发性骨髓瘤患者，选择何种移植方式，如何获得更好的疗效，尚有待进一步研究。

8. 重症再生障碍性贫血（SAA）

重症再生障碍性贫血是一种以骨髓造血衰竭为特征的疾病。对于年龄 < 40 岁的新诊断的成人患者，如果有配型相合的同胞供者，造血干细胞移植是首选治疗，而且应该尽快进行，避免因严重感染、出血等原因，失去移植机会。如果没有同胞相合供者，也可尽快查询配型相合的无关供者。但是，由于无关供者查询的过程相对耗时较长，部分患者可能因为病情较重而不能等待，或者经初步查询没有适合的无关供者，也可以考虑行亲属单倍型移植。

既往免疫抑制治疗失败或者复发的年轻患者（< 40 岁），也应该接受异基因 HSCT。2012 年 EBMT 指南也推荐将配型相合的同胞和无关供者移植作为这一患者群的标准治疗。

儿童 SAA 患者，同样应该尽早行异基因造血干细胞移植，同胞相合供者和配型相合的无关供者移植是其标准治疗。

9. 其他遗传性或先天性疾病

对于多数遗传性疾病，其发病年龄在婴幼儿或儿童期，异基因移植是根治的唯一方法。常见疾病包括：一些遗传性骨髓衰竭综合征，如 Fanconi 贫血、Diamond-Blackfan 贫血、遗传性血小板减少等；血红蛋白病，如地中海贫血、镰状红细胞病等；原发性嗜血细胞综合征；代谢性疾病，如脑白质肾上腺萎缩症、Hurler 综合征、骨硬化症等。首选配型相合的同胞供者，对于儿童患者，如果没有同胞相合供者，除配型相合的无关供者外，脐带血干细胞也是不错的选择。脐带血移植后因移植物抗宿主病的发生率较低，患儿的长期生活质量较好。

原发性免疫缺陷病可笼统分为重症联合免疫缺陷病（SCID）和非 SCID，后者包括如 Wiskott-Aldrich 综合征、X-连锁淋巴增殖性疾病（XLP）、慢性肉芽肿、Chediak-Higashi 综合征等。对于 SCID 患儿，一旦诊断，应尽早进行异基因 HSCT，配型相合的同胞供者是最佳选择，其次是配型相合的无关供者或者脐带血也应考虑。如果没有上述供者选择，配型不合的其他供者类型（如单倍型相合亲属）也应考虑。

对于其他非 SCID 免疫缺陷病，也是异基因造血干细胞移植的适应证。

10. 其他

Lille 评分中、高危的原发性或继发性骨髓纤维化也适合选择异基因 HSCT 治疗。严重的 PHN 有同胞相合供者的，也可选择移植治疗。有些实体瘤如乳腺癌、小细胞肺癌、肾细胞癌、卵巢癌等，复发或者晚期患者，有配型相合的同胞供者时，也有尝试进行异基因移植的临床试验。

二、自体造血干细胞移植

自体造血干细胞移植通过大剂量放化疗清除体内的残留肿瘤细胞，同时输注自体的干细胞以重建造血。通常这一治疗方式仅适用于那些干细胞采集物未被肿瘤细胞累及，且可以采集到足够数量的造血干细胞的恶性肿瘤患者，或者自身免疫性疾病患者。

1. 急性髓性白血病（AML）

AML 低危成年人患者达到第一次完全缓解期（CR1）的，可以选择进行自体 HSCT 以获得长期存活及治愈。一般在达到 CR1 后巩固 2～3 个疗程，即可采集自体造血干细胞，首选自体骨髓干细胞，但是现阶段临床上更多是采集外周血干细胞。3 年无病生存率可达到 40%～50%。随着支持治疗的改善，移植年龄上限提高至 65 岁或者更高，这使得更多老年 AML 患者获得进行 HSCT 和治愈的机会。第二次以上的 CR 的低危患者一般不推荐自体 HSCT，尽管移植相关死亡率低，但是复发率高，能够获得持久缓解的患者仅为 20%。

中危组 AML 成人患者，处于 CR1，如果没有配型相合的同胞供者或无关供者，微小残留白血病（MRD）检测为阴性的，也可以考虑行自体 HSCT。

复发的 APL 患者，如果可以达到第二次分子生物学 CR，没有配型相合的同胞或无关供者，也可进行自体 HSCT。

复发仍然是影响移植后长期生存的最主要原因，如何降低自体移植后复发是进一步改善疗效的关键。可以对采集物进行 MRD 的定量监测，若为阳性，则不建议行自体 HSCT。

自体 HSCT 在儿童患者中曾经作为缓解后的巩固治疗被广泛应用，但结果显示低危组患儿自体 HSCT 不如联合化疗，而高危组疗效差于异基因 HSCT。目前对于儿童 AML 患者，仅处于 CR1 的高危组或者达到 CR2 的，如果没有配型相合的同胞供者，可以考虑自体 HSCT。

2. 急性淋巴细胞白血病（ALL）

自体 HSCT 在成年人 ALL 中的疗效有限。大部分随机对照研究显示，自体 HSCT 与联合化疗相比，没有显示治疗优势甚至更差。而与异基因 HSCT 相比，同样自体 HSCT 的结果也不如异基因移植。影响疗效的主要原因是移植后的高复发率，自体移植后给予维持治疗，是改善疗效的尝试之一。对于 MRD 监测阴性的 ALL 患者，没有配型相合同胞供者或无关供者的，如果采集物中 MRD 监测同样阴性，可以考虑自体 HSCT。

自体 HSCT 在儿童患者中应用有限。

3. 非霍奇金淋巴瘤（NHL）

非霍奇金淋巴瘤是一组预后差异非常大的肿瘤，其生物学特性从非常惰性至高度侵袭性，初始治疗方式也各不相同，可以采用观察等待或者标准的联合化疗。不同类型患者的移植时机和指征不同。很多高度恶性非霍奇金淋巴瘤，自体 HSCT 的疗效明显优于传统化疗。

弥漫大 B 细胞淋巴瘤是中国人最常见的 NHL，联合美罗华的化疗显著改善了疗效，患者是否还需要进行自体移植需仔细评估。Ⅰ～Ⅱ期患者未达到完全缓解的，完全缓解的Ⅲ～Ⅳ期患者，以及 IPI 评分高危的患者，能耐受大剂量化疗的，可以考虑大剂量化疗加自体干细胞移植。复发或者难治患者，经二线治疗再次达到缓解的，也是其适应证。

Burkitt 淋巴瘤，低危患者复发后，可采用二线化疗方案加自体干细胞移植，高危患者达到完全缓解的，也可以考虑采用自体移植作为巩固治疗。

Ⅲ～Ⅳ期套细胞淋巴瘤达到完全缓解，或者Ⅰ～Ⅱ期患者复发后，有移植条件的患者，可考虑选择大剂量化疗及自体干细胞移植作为巩固或挽救治疗。

滤泡淋巴瘤是常见的惰性淋巴瘤，常常多次复发，如转化为弥漫大 B 细胞淋巴瘤，对化疗尚敏感的，可以考虑大剂量化疗加自体干细胞移植治疗。

外周 T 细胞淋巴瘤，低危未完全缓解的以及高危的完全缓解患者，可以进行自体移植，而难治复发的患者，如果二线治疗有效，也可考虑。

对年龄较大的患者，可以尝试降低毒性预处理方案，而 B 细胞来源淋巴瘤，如表达 CD20，预处理方案可以增加美罗华以改善疗效。

4. 霍奇金淋巴瘤

多数霍奇金淋巴瘤是患者通过治疗可以被治愈。高危患者或者对化疗仍敏感的复发患者可以采用大剂量化疗加自体造血干细胞移植。对难治复发、进展期的患者，通过大剂量化疗及自体造血干细胞移植支持，可以显著提高无病生存和无进展生存，疗效优于传统化疗，但是不能提高总体生存率。对于经初始治疗未获得治愈的患者，自体移植是最佳选择。尝试在自体移植前应用一些新的二线化疗方案，或可以提高难治复发患者的疗效。

5. 多发性骨髓瘤

自体 HSCT 作为多发性骨髓瘤的标准治疗已被广泛接受，大剂量美法仑是最常用的预处理药物。随机对照研究显示，大剂量化疗加自体移植疗效明显优于传统化疗，改善总体生存和无事件生存，特别是高危患者。但是，在年龄较大的患者中，随机对照研究显示，大剂量治疗虽然可以带来较长的无症状期，但不能改善总体生存。尽早移植，虽然也不能改善总体生存，但是因为治疗相关不良反应轻和无症状期长，患者可以获得更好的生活质量。应用新的药物，如硼替佐米、反应停等作为初始治疗，可以进一步提高移植后的无事件生存和总有效率。移植后，选择这些药物进行维持治疗，也可以改善疗效。

很多方案尝试二次自体序贯移植，比单次自体移植可以获得更持久的疗效，更高的长期存活率，7 年 OS 为 20% vs 10%。尤其是那些在第一次移植后，未能获得非常好的部分缓解以上的患者，通过第二次移植可以提高疗效，延长治疗的有效时间。但是，也存在结果相左的报道。对于第一次移植后复发的患者，也可以考虑再次进行自体移植作为挽救性治疗。对多发性骨髓瘤患者需根据具体情况选择治疗方式。

6. 自身免疫性疾病

生命受到威胁的，或可能致残的严重自身免疫性疾病患者，对传统治疗无效，在发生不可逆性的器官损害之前可考虑行自体移植。常见疾病类型包括多发性硬化、系统性硬化症、系统性红斑狼疮、克罗恩病等。进行移植前需全面权衡利弊。

7. 其他实体瘤

对于晚期或转移的实体瘤患者，自体 HSCT 是一项有效的挽救性治疗。常见肿瘤类型在成人主要包括生殖细胞癌、尤因肉瘤、髓母细胞瘤、乳腺癌、卵巢癌等，儿童和青少年主要包括神经母细胞瘤、尤因肉瘤、视网膜母细胞瘤、软组织肉瘤、中枢神经系统肿瘤、大理石骨病等。

第四节　造血干细胞移植的常用技术

一、预处理方案

1. 清髓性预处理方案

清髓性预处理（myeloablative preconditioning），是指采用超大剂量的化学治疗和（或）放射治疗，目的是：①进一步清除体内残存的恶性细胞或骨髓中的异常细胞群。②抑制或摧毁体内免疫系统，使输入的骨髓不易排斥。③为骨髓干细胞植入形成必要的"空间"。

理想的预处理方案应能充分消灭体内残存的肿瘤细胞，对正常组织无致命性毒副作用。组成方案时要考虑肿瘤细胞的敏感性及髓外毒性这两个问题。根据预处理方案是否含放疗，可将预处理方案分为两类。

异基因移植的预处理方案通常采用具有免疫抑制作用,并同时有抗肿瘤作用的药物和方法。根据预处理方案是否含放疗,可将预处理方案分为两类。

(1)含全身放疗的预处理方案:异体造血干细胞移植应用最多的预处理方案为含全身放疗(TBI)的经典方案,其组成见表9-2。

表9-2 造血干细胞移植经典预处理方案之一

*CY+TBI	CY:1.8 g/(m^2·d)或60 mg/(kg·d)移植前第5、4 d或第4、3 d静点
	TBI:600~1 400 cGy移植前1 d,或在2~3 d内分4~6次完成

*CY,环磷酰胺;TBI,全身照射

各种含放疗的预处理方案,均在此方案基础上改进而成,分述如下。

①TBI:TBI是预处理的重要组成部分,早期预处理方案中TBI均为一次完成,其优点为抗肿瘤作用强,移植后肿瘤复发率低,但预处理相关毒性及肺部并发症,尤其是间质性肺炎发病率上升。多数学者认为5~6 cGy/min为单次连续照射的最佳剂量率。近年来,许多单位推荐分次TBI(FrTBI)代替单次连续TBI,每日剂量200~300 cGy,4~6 d完成,总剂量可达12~15 Gy。其中来自西雅图移植中心的研究显示,采用分次TBI总量12.0 Gy的方案,优于单次TBI总量10.0的方案。北京医科大学血液病研究所采用的TBI总剂量1.5 Gy,分2 d完成。

在TBI的时间安排方面,传统的方法是先化疗后TBI,但采用分次照射后,通常采用先TBI后化疗。

②化疗:有些学者认为,在含TBI的方案中,单用大剂量CY是不够的,应根据病情及病种加用其他药物或更换他药,如在CY的基础上加用阿糖胞苷(Ara-C)或足叶乙苷(VP16)或环已亚硝脲(CCNU),但伴随移植后复发率减低,移植相关死亡发生率(TRM)也增加,而患者的长期生存率并无改善。亦有人尝试用大剂量Ara-c(6~36 g/m^2)或美法仑(Melphalan)(110~180 mg/m^2),VP16(60 mg/kg)取代CY,而药物相关的毒性亦相应增加,患者的长发生存率没有优于单纯Cy/TBI方案。北京大学人民医院血液病研究所采用加CCNU 200 mg/m^{2}或甲基CCNU(Me-CCNU)250 mg/m^{2}的Cy/TBI方案,获得良好疗效。

(2)不含TBI的预处理方案:为避免TBI后所引起的远期不良反应,包括间质性肺炎、白内障、第二肿瘤、儿童生长发育停滞等,采用非TBI方案的探索一直在进行。

异体造血干细胞移植中最经典亦是应用最广泛的不含TBI预处理方案为BU+CY方案,其组成见表9-3。

表9-3 造血干细胞移植前预处理经典方案之二

*BU-CY	BU	1 mg/(kg·Q 6 h)×4 d	移植前(第9 d到第6 d共4 d)口服
	CY	50 mg/(kg·Q 6 h)×4 d	移植前(第5 d到第2 d)静脉滴注

BU,白消安(静脉制剂,白舒菲);CY,环磷酰胺

研究表明,BU+CY方案可使急性白血病骨髓移植后复发率降低,但肝静脉阻塞综合征(VOD)发病率上升,Tvschka.P.J等将方案中的CY自4 d减为2 d,称BU+CY2方案,结果患者耐受性与并发症皆改善,而疗效不比原方案差。静脉白消安(商品名,白舒菲)通常采用0.8 mg/kg,q 6 h×4 d。北京大学人民医院血液病研究所将BU+CY2方案进行改良,将BU从4 d减为3 d,同时加用Ara-C、Me-CCNU、羟基脲(HU),用于白血病患者造血干细胞的治疗,其疗效与含TBI的方案相似。

通常对于急性淋巴细胞白血病,化疗耐药的急性非淋巴细胞白血病患者多采用含TBI的预处理方案;对于非淋巴细胞白血病,儿童患者,以及移植前接受过中枢神经系统,或纵隔放射治疗的患者多采用非TBI预处理方案。

2. 减低预处理强度、非清髓性移植

减低预处理强度(reduced intensity condition ingregimen,RIC)、非清髓性HSCT(non myeloablative hematopoietic stem cell transplantation，NST)，也称之为小移植（mini-transplantation）。由于传统预处理方案采用的超大剂量放疗，化疗所具有的预处理毒性，使其仅限于在年轻患者及脏器功能良好的患者中采用。

基于下述临床资料：①发生急，慢性GVHD患者具有更好的无复发生存率。②异基因移植后的复发率显著低于同基因移植，自体移植及去除供者T淋巴细胞的异基因移植。③异基因移植后白血病复发患者采用再诱导化疗加供者淋巴细胞输注（DLI）后可以获得长期缓解。从而证明异基因移植后存在移植物抗肿瘤作用（GVT），并由此为降低预处理剂量的移植奠定了理论基础。

与传统采用的预处理方案不同，其预处理目的不是为了彻底清除受者的肿瘤细胞和造血功能，而是要达到足够的免疫抑制，诱导受者对供者产生免疫耐受，从而使供者的干细胞顺利植入，并通过植活的移植物产生移植物抗肿瘤细胞的效应（GVT）。早期由西雅图移植中心在动物模型的研究为降低剂量的移植奠定了基础。其研究表明给予狗4.5 Gy的TBI照射后，只有13%的狗实现完全的供者植入，28%形成稳定的供者植入，59%植入失败。因此，该中心在临床成功的采用TBI 2 Gy加氟达拉：（Flu）90～150 mg/m^{2}作为预处理方案，移植后应用骁悉（MMF）联合环孢霉素A（CSA）的免疫抑制，使得小移植取得成功。目前多数NST预处理方案采用包含氟达拉滨（Flu）的方案，主要由于Flu的免疫抑制作用强而细胞毒作用相对较轻。其他常用的药物和方法有环磷酰胺（Cy）、阿糖孢苷（Ara-c）、去甲氧柔红（IDA）、2-脱氧腺苷（2-CDA）、美法仑（Mel）、白消安（BU）和低剂量TBI等。为加强免疫抑制作用，有些移植中心在预处理方案中还采用抗胸腺细胞球蛋白（ATG）、抗CD52单克隆抗体（Campath-1H）、全淋巴结照射（TLI）等。国外部分移植中心采用降低预处理剂量的方案治疗恶性血液系统疾病的临床研究及其疗效见表9-4。

表9-4 降低预处理剂量的异基因移植治疗恶性血液系统疾病的临床研究及其疗效

移植中心	病例数	供者类型	预处理方案	移植后免疫抑制药	排斥率（%）	长期生存率
Seattle	426	MRD	2 GyTBI+F	MMF/CSA	4	3-yOS51%
						3-ydfs38%
MDAnderson	86	MURD	F+M	T+MTX	2	3-yOS51%
		MRD	2-CDA+M	T+MP		3-yDFS38%
			5/6RT	CSP+MP		3-yNRM45%
NIH	15	MRD	F+CY	CSA	7	OS53%
						PFS53%
London	44	MRD	F+M	CSA+MTX	2	OS82%
		MURD	Campath-1H			RFS75%
Jerusalem	26	MRD	F+M	CSA+MTX	2	OS82%
			Campath			RFS75%
Stanford	37	MRD	TLI+ATG	CSA/MMF	16	OS73%
		MURD				DFS62%
Dresdon	42	MURD	F+B+	CSA/MMF	21	OS36%
		MMURD	ATG	CSA/MTX		DFS26%

注：TBI，全身照射；F，氟达拉滨；M，马法兰；2-CDA, cladribine；CY，环磷酰胺；B，马利兰；T，他克莫斯；CSA，环孢菌素；MMF，霉酚酸酯；MMURD，配型不合的无关供者；MP，甲泼尼松龙；MRD，配型相合的亲缘供者；MTX，甲胺蝶呤；MURD，配型相合的无关供者；OS，总体生存；PFS，无疾病进展生存；DFS，无疾病生存；MTX，甲胺蝶呤；ATG，抗胸腺细胞球蛋白；TLI，全淋巴结照射

非清髓移植和降低强度的移植是对传统异基因移植的发展和改进，已经成为异基因移植的重要进展，是年龄大的患者可以采用异基因移植的重要治疗手段。其主要特点是预处理方案强度明显低于清髓方案；预处理降低后导致植入方式不同，需要通过增加免疫抑制药首先帮助受者形成供受者混合性嵌合

体,再进一步达到供者细胞的完全植入。因此,移植后还要定期检测供受者嵌合状态,对于供者细胞植入比例低,或供者细胞成分进行性下降的患者,为防止发生排斥,要给予供者淋巴细胞输注(DLI),使之最终达到100%的供者细胞植入。此外,由于预处理减弱,其抗肿瘤作用也会相应减弱,通过DLI等手段还可进一步加强抗肿瘤作用(GVT),防止肿瘤复发。

NST及降低强度移植的适应证:①老年患者,或身体重要脏器功能不能耐受常规清髓性移植的患者。②疾病进展相对缓慢,对于GVT敏感的恶性血液系统疾病,如急性髓性白血病、慢性髓性白血病(CML)、慢性淋巴细胞白血病(CLL)、多发性骨髓瘤(MM)、惰性淋巴瘤等。③首次移植(包括自体干细胞移植)后复发,需要进行二次HSCT的患者。④非恶性血液系统疾病[包括骨髓衰竭性疾病,如重症再生障碍性贫血(sAA);Fancons贫血;Gaucher病等]不需要采用清髓性移植者。

异基因移植治疗非恶性血液系统疾病的预处理方案,见表9-5。

表9-5 异基因移植治疗非恶性血液系统疾病的预处理方案

疾病	预处理方案	用药方法	用药方法
SAA	CY	50 mg(kg·d)×4 d	移植前(5~1 d共4 d)静脉
	ATG	2.5 mg(kg·d)×4 d	移植前(5~1 d)静脉
fanconi's anemia	CY	5~10 mg(kg·d)×4 d	移植前(5~1 d共4 d)静脉
	TBI or ATG	400~450 cGy	移植前~1 d

TBI,全身照射;CY,环磷酰胺;ATG,抗胸腺细胞球蛋白

因此,NST及降低强度移植使异基因移植的适应证及适应人群得到扩展。由于NST后复发率相对较高,因而建议选择肿瘤负荷低的患者采用。目前许多临床研究结果显示,采用RIC的移植治疗急慢性白血病,其缓解率和长期生存率与常规移植比较是可以接受的,急性和慢性GVHD发生率基本与常规移植相当,只是急性GVHD发生时间与常规移植比较一般延迟出现数周,且早期细菌感染比例下降,而晚期GVHD及感染与常规移植比较无显著差异。

3. 自体造血干细胞移植(ASCT)的预处理方案

ASCT的预处理目的不同于异基因造血干细胞移植的预处理之处在于,ASCT的预处理不需要具有强烈的免疫抑制作用的药物,而主要强调采用更有效的抗肿瘤细胞作用的药物和方法。

对于急性白血病、MDS患者,目前多数中心仍然采用TBI/CY,或BU/CY2作为预处理方案。为加强预处理抗白血病细胞的强度,在上述2中方案基础上还有加用其他化疗药物的方案,如足叶乙苷(VP16)、美法仑(Mel)、阿糖胞苷、去甲氧柔红霉素(IDA)等。

多发性骨髓瘤行造血干细胞移植的预处理方案主要是以美法仑为主的方案。美法仑200 mg/m^{2}是自体造血干细胞移植前经典的预处理方案,总剂量可以在移植前2 d一次给予,也可以在前3 d和2 d分次给予,研究表明两种给药方式在毒性反应以及植入时间方面均没有差异。采用美法仑140 mg/m^2,并联合TBI,或其他化疗药物如白消安(BU),可以降低大剂量美法仑的相关毒性。IFM进行的随机研究表明,自体PBSCT前采用美法仑200 mg/m^{2}与美法仑200 mg/m^{2}联合TBI的方案比较,具有更长的OS(45个月时的OS为65% vs 45%),而试图加用其他烷化剂来加强预处理强度的方案,均未达到提高移植后缓解率和改善长期生存率的结果。关于蛋白酶体抑制药,硼替佐米联合美法仑作为预处理的临床研究,初步结果显示移植后MM患者的完全缓解率似有提高,但是否能够延长患者的长期生存还没有最终的结论。

淋巴瘤自体移植的预处理方案,主要采用BEAM、CBV化疗方案。包含TBI的方案有TBI/Cy±VP16,具体见下述,其中BEAM是最常采用的预处理方案。

(1)BEAM方案:

① BCNU(卡莫司汀;卡莫司汀)300 mg/m^2 IV-7 d。

② VP16 200 mg/m^2/d IV-6 d、-5 d、-4 d、-3 d(总量800 mg/m^2)。

③ Ara-C 200 mg/m^2 IV-6 d、-5 d、-4 d、-3 d Bid(总量16 000 mg/m^2)。

④ Mel 160~180 mg/m^2 po-2 d。

（2）CBV方案：

① BCNU 300 mg/m² IV–6 d。

② VP16 200 mg/m²/d IV–6 d、–5 d、–4 d、–3 d（总量 800 mg/m²）。

③ Cyclophosphamide（CY）4.8 ~ 7.2 g/m²（总量），–5 ~ –4 d 给予。

（3）TBI/Cy ± VP16：

① Cyclophosphamide（CY）60 mg/kg，–6 ~ –5 d。

② VP16 30 ~ 60 mg/m²/d，–4 d。

③ TBI 12 ~ 13.8 Gy（总量），–3 ~ –1 d。

4. 预处理相关毒性

预处理早期毒性有胃肠道反应（恶心、呕吐、腹泻）及口腔、膀胱等黏膜炎，主要是由于预处理方案对于黏膜直接损伤及其细胞因子介导的炎性反应所致。移植后早期感染包括细菌、真菌、病毒（主要是疱疹病毒）进一步加重黏膜炎。所以，针对以上反应，采用小剂量皮质激素可缓解早期预处理相关的反应，而有效的预防和抗感染措施有利于黏膜炎的恢复。由于采取有效的预防措施，包括水化、碱化尿液及应用美斯钠（Mesna）结合大剂量CY的代谢产物（Acrolein）等，移植早期后与大剂量CY相关的出血性膀胱炎发生率显著下降。

预处理相关的晚期并发症：①白内障：主要与TBI有关，糖皮质激素和环胞菌素应用亦可导致其发生。②白质脑病：与移植前反复鞘内注射、颅脑照射及高剂量TBI有关，临床表现可呈精神症状（异常兴奋、思维奔逸，甚至躁狂），严重者可癫痫发作，脑脊液检查可有颅压增高，蛋白升高，MRI检查表现为脑白质或皮髓交界处脱髓鞘改变。③内分泌功能低下，甲状腺功能低下，性腺功能损伤引起闭经，无精子形成，不育，以及垂体功能受损导致儿童生长发育延迟等。④继发性肿瘤，大剂量放、化疗以及免疫抑制药应用均可诱发第二肿瘤发生，并且随着患者生存率延长，第二肿瘤发生率逐渐增加，但总体发生率为5% ~ 15%，其中接受TBI的患者发生率明显高于接受非TBI预处理方案者。

二、造血干细胞的采集

1. 骨髓的采集与处理

（1）异基因骨髓的采集与处理：

①异基因骨髓的采集：为了能从供者体内采集到足够数量的骨髓血，而由保证健康供者的安全，需要在供者捐献骨髓前2 ~ 3周，对于供者进行"自体循环采血"。具体方法为，第一次现抽取供者血液400 mL储存在4℃冰箱中，一周后，将血液回输给供者，同时再抽取600 mL血，再间隔一周回输600 mL，同时抽取供者800 mL外周血储存在4℃冰箱中。这样，一方面保证骨髓移植当天回输的血液储存期不大于一周，又基本可以弥补供者采髓当天所损失的血液，同时避免供者输注异体血所带来的合并症。

采集骨髓一般要求在医院中心手术室进行，供者采用硬膜外麻醉（国外通常采用全身麻醉），应用手术常规消毒皮肤后，用骨髓穿刺针分别在供者双侧髂前上棘和髂后上棘多点抽取骨髓血，必要时加胸骨。采集骨髓的针可为Thomas针或普通骨髓穿刺针，采髓时每位点抽吸的骨髓量不宜过大，以免导致骨髓稀释，同一位点可行深浅层抽髓。抽髓所用骨髓针和注射器药事先加入含肝素的BP-MI 1640细胞保养液。所采集的骨髓实际上是血液与骨髓的混合液，其中血液占极大部分，故称之为骨髓血，而真正的骨髓含量仅约10 mL。一般采集的骨髓血量为800 ~ 1 000 mL，为保证患者造血重建一般要求采集的有核细胞数达到 3×10^8/kg。由于采集的骨髓血里有骨髓小粒，需要采取过滤将其分散。过滤的方法通常有两种：不锈钢网过滤和针头过滤，前者是目前国外多数移植中心所采用的方法，操作简单，缺点是开放式的；后者是北京大学血液病研究所采用的过滤方式。

此外，在采集术中应严密检测供者生命体征，并充分补液，可将乳酸盐、林格液与胶体液等量交替使用，输液量为采集骨髓量的2.5 ~ 3倍。总体来讲，采集骨髓手术是非常安全的，术后短期内局部疼痛常见，少数供者有一过性低热，对供者无任何长期影响。

②血型不相容的骨髓处理：ABO 血型不合不是骨髓移植的禁忌证，但须对供者或受者进行处理，以免发生溶血，以确保手术安全。ABO 血型不合的处理可分下述三种情况。

供者与受者 ABO 血型主要不合时（即受者体内具有针对供者 ABO 血型抗原的凝集素，如供者为 A、B、AB 型，受者为 O 型）。若将采集的骨髓血全部回输给受者势必导致严重的溶血反应。目前通常采用去除供者骨髓血红细胞的方法，以避免上述溶血反应的发生。具体方法是将骨髓血按 4∶1 比例加入 6% 羟乙基淀粉，静置后使红细胞自然沉淀，分离红细胞后的血浆为富含骨髓细胞，将回输给受者，所分离出的红细胞回输给供者。

供受者 ABO 血型次要不合（供者体内具有针对受者 ABO 血型抗原的凝集素，如受者为 A、B 型，供者为 O 型）。当供者的血型抗体滴度≥256 时，可能导致不同程度的溶血反应，因此需要将供者的骨髓血通过离心的方法，去除部分血浆。

供受者 ABO 血型双向不合（如供者为 A 型，受者为 B 型），可以参照上述方法处理。

（2）自体骨髓移植（ABMT）时自体骨髓的采集和保存：自体骨髓的采集方法基本同异基因骨髓采集。对于恶性血液系统疾病，通常在最后一个巩固强化治疗后，骨髓恢复期进行自体骨髓采集。对于骨髓未受累及的实体肿瘤，应在化疗早期进行自体骨髓采集保存，然后再进行强烈放疗和化疗。冻存方法有：如果受者在采集自体骨髓后 60 h 内输注，可将骨髓保存在 -4℃ 冰箱以备输注；在 -196℃ 液氮中可以保存数年至数十年。自体骨髓净化方法主要有物理方法和化学方法，但净化的效果有限，并且可不同程度损伤造血干细胞。

2. 外周血干细胞采集和保存

外周血干细胞一般可通过白细胞单采收集得到。目前，临床上应用较为普遍的为 CS3000 和 Spectra 血球分离机进行干细胞采集，平均循环外周血量为 15～20 mL/kg（被采集者体重）。采集到的细胞可直接冻存，无须进一步处理。

分离收集的外周血单个核细胞可经控速降温后，保存在 -196℃ 液氮中，可以保存数年到数十年，各种活细胞的回收率在保存 24 个月后一般超过 90%。然而程控降温和液氮保存操作复杂。在临床实践中，简单理想的冷冻保存方法，也可采用细胞外冷冻防护剂羟乙基淀粉（HES）和 DMSO，不经程控降温在 -80℃ 冰箱中保存的方法。10 例患者的大量外周血单个核细胞，用该方法保存 2 个月至 7 个月时，细胞数、CFU-GM 和 BFU-E 的回收率分别为（86.6±12.3）%、（71.8±14.7）% 和（85.2±19.4）%，台盼蓝拒染率 > 80%。

三、外周血造血干细胞动员

正常成人的外周血中造血干细胞（HSC）数量很少，只占骨髓 HSC 的 1/100。因此，需要采取措施将骨髓内的 HSC 动员到外周血，以便应用血球分离机采集到足够数量的 HSC，供移植之需。

1. 自体外周血干细胞的动员、采集

一般根据疾病的不同类型决定动员时机，例如，急性白血病的动员宜安排在诱导缓解后，并巩固治疗 2～3 个疗程以后进行。动员方案包括以下几种：①抗肿瘤化疗药物，通过药物化疗不但可以动员外周血干细胞，并可有抗肿瘤细胞的作用。化疗药物的选择可依据肿瘤不同类型而选择，如急性髓系白血病和淋巴细胞白血病可分别选择大剂量 Ara-C 和大剂量 CY。②造血干细胞生长因子如 G-CSF，其特点是动员效率高，不良反应较少，但对于某些白血病，如急性髓系白血病，有刺激白血病细胞增殖的作用。③细胞毒药物和造血刺激因子联合应用，这是目前血液肿瘤患者最常采用的动员方案，通常在化疗结束后，待患者白细胞将至低谷时，开始应用集落刺激因子[G-CSF，5～10μg/（kg·d）]。

采集时机：①外周血白细胞计数升至 4～5×10^9/L。②血小板开始上升。③外周血白细胞分类示单个和细胞比例升高。④有条件的单位可以采用流式细胞仪检测外周血计数 CD34$^+$ 细胞 10～20/mm^3。

采集量及干细胞冻存：目标采集量，MNC 大于 4～5×10^8/kg；CD34$^+$ 细胞数大于 2×10^6/kg，以后检测 CFU-GM 应在（15～50）×10^4/kg 为宜。所采集的干细胞建议保存在 -196℃ 液氮中。

2. 异基外周血干细胞动员、采集

健康供者单用 G-CSF 或 GM-CSF 动员 3~4 d，进行外周血干细胞采集，通常采集 2~3 d，采集后的干细胞立即回输给受者。

临床研究显示，健康供者应用 G-CSF 中位剂量 10μg/kg（范围 4~20μg/kg），中位应用时间 5 d（范围 4~8 d），可以采集到 CD34$^+$ 细胞中位数为 $6.9×10^6$/kg（范围 $1.3~36×10^6$/kg），仅有 2.9% 供者未采集到 $2×10^6$/kg 的目标采集量。目前，推荐健康供者 OCS 动员剂量 5~16μg/kg，连续应用 4~5 d，在第 4、5 d 进行干细胞分离采集。研究表明 G-CSF 连续应用 7 d，外周血中 CD34$^+$ 细胞开始下降。关于 G-CSF 的应用是否会引起健康供者的远期并发症，到目前为止还没有见报道和证实。而近期不良反应包括骨痛、头痛、乏力、出汗等，通常在停止注射 OCSF 后 48 h 消失。也有报道应用 G-CSF 后导致高凝状态（纤维蛋白原增加，因子Ⅷ增加，蛋白 S、蛋白 C 降低等），特别是在年龄较大供者中值得注意和观察。干细胞采集后引起血小板下降也应得到关注。外周血干细胞采集本身并无严重并发症，采集管路中的抗凝药可导致供者血钙降低，而引起麻木感。应注意补充钙剂。

四、移植后植入证据及监测

植活状态的监测对异基因造血干细胞移植具有重要的理论与实践意义：①可以观察异基因造血干细胞移植后的造血恢复是源于自体或输入的异体干细胞，血液中各种细胞成分以及造血基质细胞是否来源于同一干细胞。②观察异体干细胞的植入水平与 GVHD 复发等临床过程的关系。

清髓性移植后患者骨髓出现急性衰竭，导致外周血白细胞迅速下降，通常在回输干细胞后 5~7 d 降低到不能计数的程度。如果不应用集落刺激因子（如 G-CSF），通常要到移植后 10~14 d 开始逐渐恢复，一般到移植后 20 d 左右上升到 $1.0×10^9$/L。通常在移植后 2 周，网织红细胞开始逐渐升高，到移植后第 4~6 周达到高峰。而血小板恢复一般晚于白细胞恢复，且血小板植入与输注的干细胞数量和质量密切相关。移植后一般定义白细胞植活时间为：中性粒细胞（ANC）$> 0.5×10^9$/L，连续 3 d；血小板植活时间为外周血血小板计数 $> 20×10^9$/L，持续一周未输注血小板。

外周血造血干细胞移植（PBSCT）与骨髓移植（BMT）相比，具有植入快的特点。PBSCT 后外周血 ANC 恢复到 $> 0.5×10^9$/L 的时间为移植后 11~15 d，血小板恢复比 BMT 亦快。

骨髓移植植活证据的检测是通过识别供受者之间遗传学标记差异而得以实现，实验方法大致可分为生化方法、细胞遗传学分析和分子遗传学分析三大类，详见表 9-6。

表 9-6 BMT 植活状态的监测方法

1. 生化方法：①红细胞表面抗原系统：ABO，Rh，Lewis，Duffy，MNSs 等 ②白细胞抗原系统：HLA-Ⅰ、Ⅱ、Ⅲ类抗原 ③免疫球蛋白的同种异型 ④细胞内同工酶：ACP、PGM、ESD、ADA、PGD 等
2. 细胞遗传学分析：包括染色体带型的多态型及荧光原位杂交技术（FISH） 检测性染色体检查及异常标记染色体，如 Ph$^+$ 染色体
3. 分子遗传学分析：（1）Y 基因分析（含原位杂交） （2）RFLP（包括 DMA 指纹图） （3）PC：R（含 PCR-FLP，STR/VNTR-PCR）

五、造血干细胞移植后输血

HSCT 后，为保证患者安全，国内推荐应维持患者血小板计数不低于 $20×10^9$/kg，对于有活动性出血或需要接受有创性检查操作者，血小板要维持在 $50×10^9$/kg。对于没有贫血相关症状患者，血色素保持在 7~8 g/L 以上，血细胞比容不小于 25%。目前，推荐采用成分输血。由于血液制品中存在献血员的白细胞，其 HLA 与患者不同，对于 HSCT 后免疫功能低下患者，可以引起严重的输血相关的 GVHD（post-transfusion GVHD，transfusion-associated GVHD，TA-GVHD），90% 的输血相关 GVHD 是致命性的，因此预防 TA-GVHD 极为重要。对于 HSCT 后患者，为避免 TA-GVHD，血制品的输注除一般原则外，尚有其他一些重要原则，包括血液成分的放射线照射，一般采用 X 线或 γ 线照射；使用白细胞过滤器。采用白细胞过滤器使每次输入的白细胞少于 $5×10^6$/L 则可能有效（>97%）防止上述不良反应。但是对于移植后预防 TA-GVHD，目前认为单纯采用去除白细胞的方法（包括白细胞过滤器）还是不够的，因此不作为推荐。此外，所有供者在采集干细胞前 2 周输注的血制品也需要放射。

对于供受者 ABO 血型不合的患者，主要分为：①供受者 ABO 血型大不合，即受者体内存在针对供者 ABO 血型抗原发生的凝集素，例如，受者为 O 型，供者为 A 型或 B 型。②供受者 ABO 血型小不合，即供者体内存在针对受者红细胞血型抗原的凝集素，例如，受者为 A 型或 B 型，供者为 O 型。③供受者 ABO 血型大小不合（双向不合），供受者体内均存在针对 ABO 血型抗原凝集素，例如，供者为 A 型，受者为 B 型，反之亦然。

ABO 血型不合的异基因移植后可出现的并发症如下：① ABO 血型大不合，造血干细胞，尤其是骨髓输注过程中，可能导致急性溶血反应，预防方法：采取有效去除骨髓血中红细胞的措施，可避免发生急性溶血反应。②纯红细胞再生障碍性贫血（pure red blood cell aplasia，PRCA）主要在 ABO 血型大不合、双向不合移植后，由于受者体内存在针对供者 ABO 血型抗原的凝集素，导致供者红细胞延迟植入，预防方法包括移植前减少受者体内针对供者的凝集素，移植后输注供者型红细胞，去除供者红细胞。③过路淋巴细胞综合征（passing lymphocyte syndrome）主要发生在 ABO 血型小不合的移植后，由于移植物内存在记忆性淋巴细胞，被受者体内 ABO 血型抗原激活导致的迟发型溶血反应，通常发生在移植后 7~10 d，临床以贫血、黄疸为主要表现。此并发症在去除 T 淋巴细胞移植及 $CD34^+$ 筛选的干细胞移植中极少发生，一旦发生可加强免疫抑制，并应丙种免疫球蛋白及支持治疗（水化、碱化尿液等）。ABO 血型不合的移植主要影响移植后红细胞植入，不影响白细胞及血小板植活。近期荟萃分析结果显示，在亲缘间移植，ABO 血型不合移植不影响患者总体生存率（OS），但在无关供者移植，ABO 血型小不合、双向不合的移植后 OS 有轻度下降（但未达到统计学意义），尤其在急性白血病患者中更为明显。

1. 红细胞输注

预处理后红细胞的下降较粒细胞和血小板的下降为迟且程度也较轻。在再障及急慢性白血病移植后应保持血细胞比容（HCT）在 0.25~0.30，血红蛋白应保持在 7~8 g/dL 以上，血细胞比容 25% 以上，以维持机体功能，输入红细胞的量各家报道不全一致，与患者具体情况，如有无并发症及 ABO 血型是否一致有关。一般在 ABO 血型一致的移植，红细胞用量平均为 6.6 U，而 ABO 血型不符的移植约需 10.5 IU。这是由于尽管受体的 ABO 血型抗体与供体红细胞发生反应并不影响干细胞的植活，但骨髓植活后红细胞的产生延缓且可有轻度的溶血反应，故需较多的红细胞输入。

ABO 血型不合的骨髓移植在供髓植活后逐渐出现血型变化。供者血型转换出现在移植后 22~42 d，移植后约 80 d 血型可完全转变为供者血型，患者原有的同种凝集素在移植后减少，至移植后约 40 d 消失。所以移植后不同阶段，应根据检测的血型及血清凝集素水平，输注适当血型的血液制品以防止迟发性输血反应。原则上，移植后早期，血型未转换期间：① ABO 血型大不合移植后，HSCT 后可选择用受者型红细胞和供者型血小板或血浆，直至血型转换，在患者原有凝集素完全消失后才输注供者血型红细胞或粒细胞或全血。②对于供受者 ABO 血型小不合，HSCT 后可选用供者型或 O 型红细胞，及受者型血小板或血浆，直到血型转换为供者血型才输注供者血型的血浆或血小板。③在血型 ABO 血型双向不合的骨髓移植后，需输注 O 型红细胞或粒细胞，当患者原有凝集素消失再用供者血型的细胞；移植后先输注 AB 型血浆或血小板，至血型完全转变为供者型后，再用供者血型血小板等血液成分。对于在血型转换过程中的患者，可采用输注 O 型洗涤红细胞及 AB 型血小板。

2. 血液制品的辐照处理

GVHD 是骨髓移植的重要并发症，也是骨髓移植后致残甚或致死的重要原因之一。GVHD 可由植活的供髓所致，也可能是预处理后严重免疫抑制期间输注血液制品含有活性的淋巴细胞所引起的输血相关的 GVHD（TA-GVHD）。由输血所致的可通过血液制品（包括全血，红细胞、粒细胞、血小板）的辐照加以预防。国内推荐用 ^{60}Co 或 ^{137}Cs（铯）进行辐照，剂量为 25～30 Gy，可使 95% 淋巴细胞失去分裂和复制能力而其他血细胞不受影响。美国血库协会标准为容器中央部分的 γ-辐射不少于 25 Gy（2 500 cGy），而其他部分不少于 15 Gy。应用辐照血液制品的时限应包括预处理开始后的免疫受损期，如淋巴细胞技术 $< 1.0 \times 10^9$，约持续 2 年，在有 GVHD 的患者可能需要更长时间。对自体造血干细胞移植的患者，干细胞采集前 7 d 直至移植后 3～6 个月内输注的血制品应经放射。2 500 cGy γ 射线足以灭活供者的白细胞，而不影响血小板功能。所采集的供髓以及为加速再障患者骨髓的植活而采自供髓者外周血的白膜层细胞均不应辐照。

应用经过放射（15～20 Gy）后血液制品，可以灭活 T 淋巴细胞。而采用白细胞过滤器可以去除包括淋巴细胞在内的白细胞。应用去除白细胞后的血液制品不但可以减少白细胞相关的输血反应，还可以减少巨细胞病毒感染的风险。

第十章 血液成分输注与血液净化

第一节 血液成分输注

人类把输血作为一种常规的临床治疗手段是从 1900 年奥地利人 Landsteiner 发现红细胞 ABO 血型系统开始的,迄今已有百余年的历史。在这一百多年里,输血领域发生了翻天覆地的变化,尤其是近 30 年来,在相关学科的影响下输血领域飞速发展已逐渐成为一门独立学科——输血医学。它包含许多学科:血液学、免疫学、移植学、临床医学、生物学、微生物学、流行病学、传染病学、病毒学以及生物工程学等。

输血从实质上讲是一种组织细胞的移植,同其他器官移植一样,它也存在着同种异体免疫问题。由于人类血型的复杂性,可以说,世界上除了同卵双生的双胞胎以外,没有两个人的血型完全相同。现代的输血概念不仅仅是单纯血液的输注,采血的方法也发生了革命性的改变,现代高科技技术的应用可以单独采集供血者的某一种血液成分。血液及血液成分在输入前除了要做血清生化及免疫学方面的检查外,必要时还要做一些特殊的处理,如洗涤、过滤、病毒灭活以及辐照等。总之现代的输血比以前更加科学、安全、有效。

从 20 世纪 70 年代起,输血领域进入成分输血时代。1980 年召开的第十六届国际输血大会总结中指出:20 世纪 70 年代是输血史上发生重大变革的 10 年,其中最大成绩就是成分输血代替了输全血。到了 20 世纪 80 年代,一些发达国家成分输血占临床用血的比例已达到 80%~90%;进入 20 世纪 90 年代,发达国家的成分输血比例已占临床用血的 95% 以上。现代输血的一个最重要内容就是成分输血。成分输血占临床用血比例的多少是衡量一个国家、一个血站、一所医院医疗水平高低的标准之一。一名医生能否根据患者病情,合理选择和正确应用各种血液成分,也是衡量其医术高低的标准之一。

成分输血是目前认为最合理、最科学的输血方式。成分输血的原则就是缺什么,补什么,尽量减少或杜绝病人不需要的成分的输入,最大限度地减少输血不良反应的发生。据调查,临床上需要输血的病人,有 80% 以上只是缺乏血液中的某一两种成分,而传统的输血方式是把需要输血的病人,不分是什么情况一律输全血,这是缺乏根据、不科学的而且是不安全的做法。有人把它形象地称为猎枪疗法,针对性不强。现代的科学手段可以将全血分离成各种成分,如红细胞、血小板、白细胞、血浆、冷沉淀等。根据病人的情况有选择性地输血,其疗效就不言而喻了。血液成分的输注临床上称为成分输血或血液成分疗法。

一、成分输血的定义

将全血经科学的方法分离加工成各种血液成分或用血细胞分离机直接采集某一种血液成分,然后根据不同病人的不同需求以血液成分的方式进行输注治疗,称为成分输血,也有人称为"血液成分疗法"。成分输血包含两个概念,广义地讲,凡是血液中的成分输注都可以称为成分输血,它可以包括有形成分以外的白蛋白、球蛋白、凝血因子以及各种细胞因子;而专业人员经常讲的是狭义的成分输血概念,它仅仅包括红细胞、血小板、白细胞、血浆和冷沉淀五种成分。由于白细胞的输血不良反应及并发症比较复杂,输注要求比较严格,因此目前白细胞的输血应用非常局限。

二、特点

（一）有效成分浓度高，疗效显著

一个单纯贫血的病人输入 200 mL 红细胞制剂可以起到 400 mL 全血的作用，而浓缩血小板的体积仅仅是全血的 1/10。一位因血小板减少而伴有出血的病人，一般需要输注 2 000 mL 以上刚刚采出的全血才能达到止血目的。这样大量的血液对于一个血容量正常的患者根本无法接受，而输用浓缩血小板只需 200～300 mL 即可达到治疗效果。对于有轻度出血的血友病患者，为纠正出血需输注凝血因子Ⅷ的标准剂量为 10 U/kg。一个 60 kg 体重的人，一次应输注 600 U，即 7～8 袋冷沉淀，总体积 140～200 mL。如输全血至少需要 1 400 mL 以上才能满足此剂量。因此在没有冷沉淀制剂之前，临床上对血友病患者的治疗几乎是束手无策，靠输全血来治疗几乎是不可能的。再如 25% 白蛋白制剂 100 mL 在维持胶体渗透压扩充血容量方面的作用相当于 500 mL 血浆。大剂量静脉注射丙种球蛋白还可以防治某些疾病，而输注全血是不可能达到这些治疗目的的。

（二）输用安全，不良反应少

血液中的许多种成分都有它的抗原性，目前发现红细胞系统有 416 种抗原，HLA 系统有 148 种抗原，血小板系统至少有 8 种抗原，粒细胞抗原有 9 种以上，血清中各种蛋白的血型至少也有 20 多种，以上各系统血型综合在一起构成了血型的表现型有 1 017 种。如此复杂的血型，除了同卵双生的双胞胎外，世界上几乎找不到两个血型完全一样的人。我们通常所讲的同型输血，主要是指红细胞 ABO 血型相同。按我国目前的要求，临床输血前只检查红细胞的 ABO 和 Rh 血型，其他血型一般情况下是不考虑的。因此，在常规输血的同时肯定也输入了不少血型不合的物质，这些不相容的血型物质作为异体抗原在输血的同时对受体进行了免疫，使受体产生了许多特异性抗体，当受体有机会再次接受相同的抗原时这些特异性的抗体便与输入的相应抗原结合，因此而引发了同种免疫输血反应。成分输血限制了无效成分的输入，从而也就大大地减少了同种异体免疫反应的发生。

（三）减少白细胞引起的输血反应

一般情况下，在给病人输注全血或血液成分的同时也会输入大量的白细胞，而输入的白细胞数量与其产生的不良反应有一定的关系。有人做过调查，临床输血反应中有很大的比例是由于供受体之间的白细胞血型不合引起的。最常见的输血不良反应是非溶血性发热反应，而非溶血性发热反应大约 80% 的原因是白细胞抗体所致。由白细胞引起的最严重的输血反应是输血相关的移植物抗宿主病（transfusion-associated graft versus host disease，TA-GVHD）。各种输血不良反应的发生与每次输血时所输入的白细胞数量有一定的相关性（表 10-1）。全血及血液成分中白细胞的混入量见表 10-2。

表 10-1 一次输入白细胞数量与不良反应的关系

输入白细胞数量	不良反应
$> 10^8$	非溶血性发热反应（NHFTR）
$> 10^7$	巨细胞病毒（CMV）感染
$> 10^6$	T 淋巴细胞病毒（HTL-1）感染
$> 10^5$	同种免疫
$> 10^4$	与输血相关的移植物抗宿主反应（TA-GVHD）

表 10-2 全血及血液成分中白细胞的混入量

200 mL 全血制备的成分	白细胞量
浓缩红细胞	$> 10^9$
悬浮红细胞	$> 10^9$
少白细胞红细胞	$> 10^{6～8}$
洗涤红细胞	$> 10^8$
浓缩血小板	$> 10^8$
新鲜血浆	$> 10^7$

既然白细胞会引起这么多不良反应，在输血前就应该尽可能地把白细胞从全血或血液成分中清除干净。占除白细胞的方法有很多，最有效的方法是使用白细胞过滤器。新一代的白细胞过滤器可以去除全血或血液成分中 99.999% 的白细胞。理论上讲在输血前使用过滤器绝大部分与白细胞相关的输血反应都可以被杜绝。但过滤的时机是非常关键的，大量的数据已证明血液在贮存前过滤是最理想、最有效的。到目前为止，预防 TA-GVHD 最有效的办法是在输血前对全血或血液成分用 γ 射线进行照射，目的是杀死 T 淋巴细胞。

（四）便于保存和运输

全血的保存温度一般为 2～6℃；红细胞的保存温度分为两种：2～6℃或冷冻；血小板的保存温度为 20～24℃或冷冻；冷沉淀和新鲜冷冻血浆的保存温度为 -18℃以下。总之，不同的血液成分有不同的最佳保存条件，如果不考虑这个特点，血液成分的活性和质量就无法保证。

（五）综合利用、节约血液资源

有人把血液比作石油，没有任何一个国家把原油当作燃料去使用，而是把它当作一种原料从中提炼出许多种产品，如煤油、柴油、汽油及各种化工产品，就是最终废物——沥青也可以用来铺路。血液也是如此。血液中有许多种成分，它们的作用也各不相同，目前已经能分离出几十种。成分输血就是做到了物尽其用，充分发挥血液中每一种成分的作用，这是目前最科学的输血方式。

药品和生物制品有三个最基本的要求：安全、有效、经济。同输全血相比，成分输血更符合这三个要求。

三、输注原则

任何一个经过专门训练过的医务工作者都会有这样的常识：内科医生用药有用药原则，为了病人的安全能口服用药不肌内注射，能肌内注射不静脉注射；外科医生对需手术治疗的病人要考虑病人是否有手术指征，并不是所有的病人到了外科都必须动手术；对于一个病人是否需要输血，医生要掌握的原则应该更加严格。医生必须要了解病人的病情并进行综合分析，再决定该患者是否需要输血，输注哪一种成分以及输注多少剂量。要掌握这样一个原则：可输可不输时坚决不输；能够输自己的血就不输别人的血；适合输成分血的病人，绝不输全血；血液成分的输注剂量一定要符合治疗标准。

四、输全血的缺点

（一）全血不全

从字义上理解全血应包括血液中的全部成分。但事实并非如此，血液中的几乎所有成分都是有一定活性的，各种成分含量也是不均一的。血液一旦离开人体就会发生一系列的变化，特别是有些成分在一般条件下非常不稳定，如凝血因子Ⅷ和血小板。目前我们常用的几种保养液只适合保存红细胞，所谓保存 21 d、28 d、35 d、42 d 也只是对红细胞而言。在 4℃条件下血液中的各种成分都会有不同程度的破坏和损伤，我们称为血液的保存损伤。如 4℃条件下全血中的血小板 12 h 后大部分活性丧失，24 h 后几乎失去全部活性；凝血因子Ⅷ 24 h 后活性下降 50%；凝血因子Ⅴ 3～5 d 后活性下降 50%；中性粒细胞 4℃条件下的保存时间最多不超过 8 h。各种血液成分保存方式和保存温度是不同的，红细胞的保存温度分为两种：2～6℃和 -80℃，后者需要加入专用保护剂（如甘油）；白细胞最常用的保存温度为 20～24℃，也可加入专用保护剂（如二甲基亚砜）低温冷冻保存；血小板需要专用塑料袋，在 22±2℃，50～60 次/min 振荡条件下保存，也可加入专用保护剂（如二甲基亚砜）低温冷冻保存；血浆要求采血后 6～8 h 内分离并在 -18℃以下冷冻保存；冷沉淀也要求在 -18℃以下冷冻保存。

（二）循环超负荷

对于一个血容量正常只需要补充某种血液成分的病人，特别是年老体弱、心功能不好的病人，如果输入全血非常容易发生循环负荷过重。

（三）其他

（1）全血中的细胞碎片、乳酸、钾、氨等含量高，病人的代谢负担重。

(2)各种抗原物质含量高,病人产生同种免疫反应的机会多。

(3)全血中的有效成分含最少,如 200 mL 刚刚采出的全血中(假设所有成分活性为100%),血小板含量只有有效治疗量的 1/8～10,白细胞含量只有有效治疗量的 1/10～20,第Ⅷ因子含量只有有效治疗量的 1/20～40,纤维蛋白原含量只有有效治疗量的 1/20。

五、各种血液成分的特点及应用

(一)红细胞

红细胞输血是成分输血的最主要的内容,应用合理时它至少应占全部输血量的 50% 以上,红细胞是一组血液成分,它主要是由全血去除血浆后制备而成的。

1. 浓缩红细胞(concentrated red blood cells,CRC)

全血离心后去除血浆剩余部分为浓缩红细胞。每袋浓缩红细胞制剂含 200 mL 全血中的几乎全部红细胞,容量 110～120 mL;血细胞比容是 0.65～0.80;同时还含有部分血浆和抗凝剂,细胞碎片、乳酸、钾、氨、抗原抗体等含量均低于全血,运氧能力和体内存活率等与全血相同。通常在 2～6℃条件下保存,含 ACDB 或 CPD 抗凝剂的浓缩红细胞保存期为 21 d,含 CPDA 抗凝剂的浓缩红细胞保存期为 35 d。一般用于各种血容量正常的贫血病人、急性出血或手术病人失血低于 1 500 mL 者,心、肝、肾功能不全者,小儿或老人输血、妊娠晚期伴有贫血者和一氧化碳中毒者等。对于一个 60 kg 体重的成年人,每输入 2 个单位浓缩红细胞(每单位由 200 mL 全血制备)可以提高血红蛋白 10 g/L。输注前需交叉配血,必要时可用生理盐水稀释后输注。

2. 添加剂红细胞(additive solution red blood cells,AS-RC)

添加剂红细胞也称悬浮红细胞或红细胞悬液(suspended of red blood cells,CRCs)。这是目前临床上用量最大的一种红细胞制剂,它是在浓缩红细胞的基础上加入红细胞添加液,降低了红细胞的黏稠度使输注时更加顺利,全部操作在密闭条件下完成。血细胞比容是 0.50～0.65;添加液为 MAP、SAGM、SAGS,保存期为 35 d;添加液为 CPD-AS,保存期为 42 d。它的临床适应证和输注剂量与浓缩红细胞相同,输注前也需要交叉配血。

各种红细胞添加液配方见表 10-3。

表 10-3　各种红细胞添加液配方(单位:mmol/L)

	BAGPM	SAG	SAGMAN	AS-1	AS-3	AS-5	MAP
碳酸氢钠	115.7	0	0	0	0	0	0
氯化钠	0	150.0	150.0	154.0	70.15	150.4	83.5
磷酸盐	1.0	0	0	0	23.0	0	4.75
腺嘌呤	1.0	1.25	1.25	2.0	2.22	2.22	1.0
葡萄糖	55.0	45.0	45.0	111.0	55.51	45.41	40.0
甘露醇	27.5	0	30.0	41.0	0	28.82	80.0
枸橼酸钠	0	0	0	0	0	0	5.1
枸橼酸	0	0	0	0	0	0	0.94

3. 少白细胞红细胞或悬浮少白细胞红细胞

这是一种非常有前景的红细胞制剂。它的特点是在浓缩红细胞或悬浮红细胞的基础上去除绝大部分的白细胞,从而降低了由白细胞引起的免疫性输血反应和疾病的传播。用过滤法制备的少白细胞红细胞残存白细胞数量 ≤ 2.5×10^6/200 mL 全血。该成分适用于各类需要输注红细胞的病人,特别适合于已有白细胞抗体、骨髓移植和器官移植的病人。

4. 洗涤红细胞(washed red blood cells,WRC)

这是一种目前被认为是比较安全的红细胞制剂。洗涤红细胞是在少白细胞红细胞的基础上用无菌生理盐水反复洗涤三遍以上制备而成。经过洗涤的红细胞去除了 80% 以上的白细胞和 98% 的血浆蛋白,也去除了大量的细胞碎屑、代谢产物、抗凝剂、乳酸盐、钾、氨和微聚物，同时也损失了 30% 左右红细胞。该成分适用于各类需要输注红细胞的病人，更适合于对血浆蛋白有严重过敏反应的病人、自身免疫性溶血性贫血、阵发性睡眠性血红蛋白尿、高钾血症及肝肾功能障碍者以及新生儿换血等。开放制备的洗涤红细胞应在制备后 24 h 内输注。由于该成分内已基本不含抗 A 抗 B 抗体，输注前可只做主侧配血。输注剂量要比浓缩红细胞增加 30% 左右。

5. 冷冻解冻去甘油红细胞（frozen thawed of deglyceridated red blood cells，FTRRC）

红细胞加入甘油保护剂后在 –80℃ 或 –196℃ 低温条件下保存，最长保存期可达 10 年。使用前将贮存的红细胞放在 37℃ 水浴中解冻，然后洗净甘油，再用生理盐水悬浮，24 h 内输注。

该成分主要用于稀有血型血液的贮存，也可用于自体血液的长期贮存。该成分内也基本不含抗 A 抗 B 抗体，输注前可只做主侧配血。在输注剂量上也应考虑到红细胞损失部分。

6. 照射的红细胞

实验证明使用最好的白细胞过滤器也不可能去除 100% 的白细胞，剩余的 T 淋巴细胞仍可能会使受体发生输血后的 GVHD。最可靠的办法是用 γ 射线进行照射。血液中的淋巴细胞经过 25 ~ 30 Gy γ 射线照射基本上被灭活，而对其他成分没有明显影响。早期使用的辐射源是 ^{60}Co，现在使用较多的是 ^{137}Cs，临床实验证明，血液照射后对人体无害。照射后的血液及成分主要用于免疫缺乏或免疫抑制的病人。

7. 年轻红细胞

所谓年轻红细胞就是指网织红细胞以及网织红细胞和成熟红细胞之间的红细胞。这种细胞体积较大、比重较轻，平均年龄也比较轻，在体内存活时间也较长，正常的成熟细胞半衰期一般不超过 30 d，而年轻红细胞的半衰期可达 45 d 左右。输入这种成分可延长输血间隔减少输血次数，因此这种成分主要适用于需反复输血的病人。红细胞在体内代谢破坏后释放出铁，平均 1 mL 红细胞破坏后释放出 1.08 mg 的铁。输注年轻红细胞可以减少红细胞在体内的破坏，从而减少了铁的释放，避免或减少了铁在体内的堆积。

8. 红细胞输血的目的和原则

给病人输注红细胞的目的是为了增加机体内红细胞含量从而提高氧的运送能力。有文献报道：一个心肺功能正常的人由于体内代偿功能的作用，适当地减少红细胞的数量不但机体氧的运送能力不降低，反而有所增高。我们把正常人 Hct 0.40 时氧的运送能力设定为 100%，进行对照观察发现：当血液中 Hct 降低到 0.30 时，氧的运送能力反而上升到 110%；当 Hct 降低到 0.24 时，氧的运送能力仍能维持在 100%；而当 Hct > 0.40 或者 < 0.24 时，氧的运送能力均低于 100%。这个结果就提示：不是患者红细胞数量减少或手术中患者有出血就一定要输血，如果患者的心肺功能正常，只要血红蛋白不低于 70 g/L（也有人建议不低于 80 g/L）适当补充晶体液和胶体液维持足够的血容量就可以了；但对于有心肺疾患的患者，血红蛋白应保证不低于 10 g。应提醒医生注意：在任何情况下给患者输注红细胞都是为了消除或减轻临床症状，而不是为了纠正血红蛋白含量。如：一个心肺功能正常的患者，他的血红蛋白是 50 g/L，临床表现为心慌、气短、出虚汗、心跳加快，而其他指标均正常。此时给病人输注红细胞制剂将他的血红蛋白提高到 80 ~ 100 g/L，临床贫血症状改善了就可以了，没有必要一定要把他的血红蛋白提高到 120 g/L 以上。

（二）粒细胞

粒细胞成分主要是指嗜中性粒细胞。近年来由于抗生素和其他抗感染措施的应用和白细胞刺激因子的应用，以及人们对粒细胞输注所产生的不良反应和传播疾病的认识大大提高，粒细胞的输注越来越少。但在临床上仍有些病人由于化疗、放疗等原因使得体内白细胞减少导致感染，有些感染用药物很难控制而其他措施又难以奏效，有时需要输注粒细胞成分。一般要求 ABO 同型输注，最好能够输注 HLA 配合的机采浓缩粒细胞。一次要求至少输注 1×10^{10} 个粒细胞才能有效。目前使用血细胞分离机可以从献血员体内一次采集一个治疗剂量的粒细胞。粒细胞采集后应尽快输注，最好不超过 6 h。粒细胞的输注一般为每日 1 次，连续输注 4 ~ 6 d，直至感染控制，骨髓恢复功能为止。肺部有并发症或输注无效时应及时停止。目前现有的技术很难把粒细胞和红细胞完全分离，因此输注前要做红细胞交叉配血试验。为预防 TA-GVHD，输注前最好能先进行照射。符合以下三个条件才建议输注粒细胞：粒细胞计数 < 0.5×10^9/L，

有明显的细菌感染用强有力的抗菌素治疗48 h无效，骨髓功能在短时间内不能恢复。输注粒细胞会引起许多不良反应，如非溶血性发热反应、肺栓塞、病毒感染、输血后移植物抗宿主病（TA-GVHD）。

（三）血小板

血小板是一种非常重要的血液成分，临床应用范围非常广泛。20世纪初就有人尝试通过输注全血而增加血小板数量，20世纪50年代开始有血小板输注的报道。到70年代中期血小板输注在全世界广泛普及。据有关统计，从1972年到1986年，美国血小板的临床用量增长了15倍，据美国AABB统计，输注的血小板中将近70%是用于血液病和肿瘤患者，16%是用于骨髓移植患者。如果输用合理，该成分在临床上的用量可以达到全部输血的20%甚至40%以上。正常人血小板计数为（100~300）$\times 10^9$/L。无论是出血还是化疗、放疗导致血小板计数低于20×10^9/L时可发生自发性出血，有时甚至会有颅内出血的危险。一般手术患者血小板的计数不应低于50×10^9/L。根据它的制备方法不同可以分为浓缩血小板和机器单采血小板两种。

1. 浓缩血小板（concentrated platelets，PC）

先使用多联采血袋采集全血，然后6~8 h内在20~24℃的条件下用大容量的离心机将血小板分离出，并悬浮在血浆内所制成的血小板浓缩物称为浓缩血小板。200 mL全血制备的血小板含量是$\geq 2.0\times 10^{10}$，容量为25~35 mL。浓缩血小板在临床上主要用于止血或预防出血；它的适应证包括血小板数量减少，如白血病、再生障碍性贫血、恶性肿瘤、特发性血小板减少性紫癜、多发性骨髓瘤、感染、化疗或放疗后、大量输注库存血等；血小板功能障碍，如血小板无力症、药物（阿司匹林类）、白血病、DIC、尿毒症、发热、感染以及创伤和手术病人等。患有血栓性血小板减少性紫癜（TTP）患者不宜输血小板。血小板在输注时无须交叉配血，要求ABO血型相同输注。

2. 机器单采血小板

使用血细胞分离机在无菌密闭的条件下，从单个供体内分离采集血小板成分称为机器单采血小板，也可简称为机采血小板。机采血小板的特点：①减少输血后传染病及输血反应；②提高治疗效果，便于开展血小板配型；③血小板的品质优良，临床输注方便；④节约献血员；⑤血小板含量每袋$\geq 2.5\times 10^{10}$可以满足一次治疗量；⑥红细胞混入量$\leq 8.0\times 10^9$/袋；⑦白细胞混入量$\leq 5.0\times 10^8$/袋；⑧血小板容量为200~300 mL。机采血小板的适应证与浓缩血小板基本相同，尤其适用于反复输注血小板无效的患者，骨髓移植的患者以及其他脏器移植的患者，如需要时可做HLA配型或用细胞毒试验筛选献血员，可以显著提高输注效果。机采血小板一般在20~24℃振荡条件下可以保存5 d。影响血小板保存的因素主要包括以下两个方面：一方面是温度，血小板对温度非常敏感，最佳保存温度应在20~21℃，温度过低和过高对血小板的功能都会有影响；另一方面血小板周围的pH值对维持血小板的功能也有很大的影响，当血小板处于一个pH<6.0条件时凝血功能明显减弱，最佳的pH是6.5~7.2。为保证血小板处于一个良好的环境首先对它的贮存容器有很高的要求，它应具有良好的透气性，普通塑料袋是不能满足这些要求的，因此保存血小板的塑料袋是一种特殊材料制成的；血小板在保存中还要不停地振荡，防止酸性代谢产物的堆积，振荡的条件也有要求；水平式振荡频率60次左右/min，振幅5 cm左右；此外血小板还应悬浮在足够的血浆中，一般要求血小板的浓度应$<1\,500\times 10^9$/L以保证血小板有一个良好的保存环境。

血小板的输入剂量问题，一般情况每输入1×10^{11}/m²体表面积可使受体外周血血小板计数增加（5~10）$\times 10^9$/L，一个70 kg体重的患者一次输浓缩血小板12个单位（每单位200 mL全血分离）或输机采血小板1个单位（血小板总数$\geq 2.5\times 10^{11}$）可使外周血血小板计数提高20×10^9/L以上。浓缩血小板每2~3 d输注1次，而机采血小板只需每周输2次。一般情况输至出血停止或临床症状消失为止。应使用带有标准滤网的输血器（孔径为170μm），以受体可以耐受为原则快速输注。

血小板输注的红细胞血型问题，按临床输血技术规范要求应ABO血型同型输注。因机采血小板中混入的红细胞$\leq 8\times 10^9$/袋，不需配血可以直接输注。Rh阴性的患者应该输Rh阴性的血小板，Rh阴性血小板的血浆中可能含有效价比较高的抗D抗体，所以也应该输给Rh阴性的患者。

血小板输注的疗效评价应从以下几方面考虑：①输血后血小板计数没有明显增高，但临床出血症状有明显改善，应该说血小板输注有效；②输血后血小板计数增高指数（corrected count increment，CCI）；③血小板回收率。

$$CCI = \frac{(输后血小板计数 - 输前血小板计数) \times 体表面积}{输入的血小板总数} \times 10^{11}$$

注：血小板计数单位为 10^9/L，体表面积单位为 m^2，一般检测血小板输注后 1 h 和 24 h 的血小板计数结果判定：输后 1 hCCI > 7.5，18～24 hCCI > 4.5，说明血小板输注有效。1 hCCI 下降，说明是输注的血小板剂量不足或受者体内有抗血小板抗体和脾肿大；18～24 hCCI 下降主要原因是发热、感染、败血症、DIC 或血小板保存问题；CCI < 7.5（< 7.5×10^9/L）提示输注无效，可能是同种免疫原因。

血小板回收率（platelet recovery，PPR）：表示血小板在体内的存活情况。与 CCI 一样，PPR 也要检测输注后 1 h 和 24 h 的血小板计数；血小板输注后 1 h 回收率应 > 60%，21 h 应 > 40%。输入的血小板约有 1/3 进入脾脏血小板贮存池中，在受体内的半衰期为 3～4 d。

$$PPR = \frac{(输后血小板计数 - 输前血小板计数) \times 血容量}{输入的血小板总数 \times 2/3}$$

由于各种因素使得血小板破坏，输注效果受到损伤或完全无效称为血小板输注无效。血小板输注无效判定的标准是：连续两次输注足量的随机供血者提供的血小板后受体 CCI < 7.5，也就是说外周血的血小板计数增长 < 7.5×10^9/L 或临床出血未得到改善，可以诊断为血小板输注无效。血小板输注无效的原因主要有：①血小板质量问题：数量不足或质量不好。②病人有发热、严重感染、脾肿大和脾功能亢进等症状。③免疫因素：有输血史或妊娠史，输入 HLA 不相合白细胞可引起异体免疫和致敏产生特异性抗体，从而使输入的血小板失去作用；HLA 不配合是引起免疫性血小板输注无效的主要原因，占 70%～80%；血小板特异性抗原是次要原因；ABO 血型不合输注也容易导致血小板输注无效。一旦发生血小板输注无效应仔细分析原因对症处理，临床上比较棘手的是免疫性血小板输注无效。如果能确诊为免疫性血小板输注无效时可以采取以下对策：①输注 AHO 血型配合的机采血小板；②用微量淋巴细胞毒试验选择相合献血员；③输注 HLA 配合的机采血小板；④建议在第 1 次输血小板时就尽可能地去除血小板中的白细胞（每次输入白细胞量应 < 10^6）。血小板输注的不良反应包括发热、过敏、输血传染病和溶血反应等。

机采血小板与手工法全血分离血小板性能对照见表 10-4。

表 10-4 机采血小板与手工法全血分离血小板性能对照

项目	机采血小板	浓缩血小板（全血分离血小板）
血小板容积	200～300 mL/袋	25～35 mL/袋
血小板含量	≥ 2.5×10^{11}	≥ 2.0×10^{10}
处理全血量	> 2 000 mL	200 mL
每人每次输入量	1 袋	> 10 袋
输注频率	2 次/周	3～4 次/周
保存时间（22±2℃，振荡）	5 d	1～3 d
血小板功能	好	差
血小板质量	好	差
红细胞含量	< 8×10^9/袋	多
白细胞含量	< 5×10^8/袋	> 10^8/袋
病人发生同种免疫反应的机会	1 次	12 次
病人发生过敏反应的机会	1 次	12 次
病人输注血小板时可能发生污染的机会	1 次	12 次
病人发生 TA-GVHD 机会	1 次	12 次
HBV、HCV、CMV、AIDS、梅毒等通过输血传播疾病的机会	1 次	12 次

（四）血浆

1. 新鲜冷冻血浆（fresh frozen plasma，FFP）

血液采集后 6～8 h 内将血浆分离出并在 –30℃ 以下用具有风冷装置的速冻冰箱或在乙醇浴中速冻而制成，也可用 –196℃ 液氮快速冻结。FFP 中几乎含有血浆中的全部蛋白成分和凝血因子，包括不稳定的第 V 因子和第 Ⅷ 因子。提醒医生注意的是未经特殊处理的血浆中还含有各种抗体和一些致病物质如肝炎病毒。1 mL 新鲜正常人血浆大约含有 1 U 的凝血因子。新鲜冷冻血浆在 –18℃ 以下可以保存 1 年。它主要用于各种凝血因子缺乏引起的出血同时需要补充血容量或血浆蛋白的患者，如大量输血伴凝血功能障碍、血浆置换、体外循环、严重创伤、大手术出血等；单纯凝血因子缺乏没有相应的及时浓缩；肝衰竭伴获得性凝血障碍者，肝移植；口服香豆素类药物过量引起出血者；抗凝血酶 Ⅲ 缺乏；血栓性血小板减少性紫癜（TTP）；免疫缺陷综合征等。应按 ABO 血型相容原则输注，不需做交叉配血。输用前应在 37℃ 水浴中融化，融化过程中应不断轻轻摇动，避免局部温度过高；融化后的血浆应在 24 h 内尽快用输血器输注，不可再重新冻存；在冷冻和融化过程中凝血因子活性大约损失 15%；Rh 阴性的血浆不得用于 Rh 阳性的病人；IgA 缺乏的患者应输不含 IgA 的血浆（表 10-5）。

表 10-5 血浆的 ABO 血型相容

血浆的血型	受体的血型
A	A、O
B	B、O
O	O
AB	A、B、O、AB

血浆输注剂量：每千克体重 10～15 mL，可使大多数凝血因子提高到正常人的 25% 以上，并可达到止血效果，剂量过大可造成循环超负荷。输注速度一般不超过 10 mL/min。

2. 普通冷冻血浆（frozen plasma，FP）

FFP 保存 1 年以上，或 FFP 制备冷沉淀后所剩余的血浆以及全血在有效期内分离出的血浆统称为普通血浆。它主要特点是缺乏凝血因子 V 和凝血因子 Ⅷ。它可以在 –18℃ 以下继续保存 5 年。普通冷冻血浆主要用于凝血因子 V 和凝血因子 Ⅷ 以外的凝血因子缺乏的患者。

（五）冷沉淀

冷沉淀是新鲜冷冻血浆在 1～5℃ 条件下不溶解的白色沉淀物，主要含有凝血因子 Ⅷ、纤维蛋白原、血管性假性血友病因子（von Willebrand 因子）、第 ⅩⅢ 因子以及纤维结合蛋白成分。200 mL 血浆制备的冷沉淀有 20～30 mL，含有 80 U 以上的第 Ⅷ 凝血因子以及 150 mg 以上的纤维蛋白原。冷沉淀在 –18℃ 以下可以保存 1 年。

它主要用于儿童及轻型成年人甲型血友病，血管性假性血友病以及先天性或获得性纤维蛋白缺乏导致出血的病人等。应按 ABO 血型相容原则输注，不需做交叉配血；用前应在 37℃ 水浴中 10 min 内融化，融化过程中应不断轻轻摇动，避免局部温度过高；融化后的应在 4 h 内尽快输用，不可再重新冻存。其输注剂量首次为每 6～10 kg 体重 1 U，以后减半，每日 2 次。婴幼儿剂量可以加倍。成人每输 1 U 冷沉淀，可提升体内 Ⅷ 因子 2%。

输注剂量计算公式：输注剂量（袋数/200 mL 血浆制备）= $\dfrac{体重（kg）\times 期望的 Ⅷ 因子（正常的 \%）\times 0.5}{80}$

甲型血友病者有轻度出血给 10～15 U/kg 体重，中度出血给 20～30 U/kg 体重，重度出血给 40～50 U/kg 体重。小量出血时，需将患者凝血因子 Ⅷ 水平提高到 30%，每 12～24 h 重复输注；大量出血时，需提高凝血因子 Ⅷ 水平到 50%，每 12 h 重复输注；危及生命的出血及外科大手术提高凝血因子 Ⅷ 75%～100% 并保持在 50% 以上，每 6～8 h 重复输注。

（六）输血反应及输血传播性疾病

血液和血液成分的输注是一种临床治疗的有效手段，尽管现代高科技手段已经将输血变得更加安全、有效，但是输血本身仍然是危险性极大的，即便是采用成分输血技术仍然会发生许多不良反应，并且还可以通过输血传播一些疾病。对此，广大的医务人员应该有一个足够的认识，且有责任将输血的弊端告知患者。由于输血成分不同输血反应的发生率也不同，有报道，输血小板出现的反应率最低为0.4%，输白细胞的反应率最高为6.49%，也有报道输血反应率为2%～10%。

1. 输血反应

（1）非溶血性发热反应：这是最常见的也是发生率最高的输血反应，约占全部输血反应的一半以上。其原因是由热源物质或免疫反应引起。

（2）过敏反应：这也是比较常见的输血反应，其发生率仅低于非溶血性发热反应。常见的过敏反应是荨麻疹，当患者由于IgA缺乏伴有IgA抗体时过敏反应会很严重，可以出现血压下降，支气管痉挛甚至休克。

（3）溶血反应：可以分为急性和迟发性溶血反应两种。急性溶血反应比较罕见，主要是由于输入了ABO血型不合的血液引起；迟发性溶血反应主要表现为血管外溶血，受血者因妊娠或输血已产生免疫性抗体，再次输入不相容的红细胞使受血者产生抗原抗体反应。

（4）输血后移植物抗宿主病：当患者先天或继发性免疫功能低下时，对输入的血液或血液成分中的免疫活性细胞–淋巴细胞不能正常地识别和清除，供体的淋巴细胞在受血者体内得以生存，并增值和分化，对受体的组织进行攻击破坏，进而发生一系列的免疫反应使受血者组织受到损坏，产生一系列全身性病理改变，引起输血后移植物抗宿主病或称为输血相关性移植物抗宿主病，该病病死率为90%～100%。

（5）输血后肺损伤：患者输入了含有一定浓度的HLA抗体或抗粒细胞抗体的血液或血液成分，这些抗体会与受体的白细胞发生免疫反应；输注HLA不相和粒细胞成分也会发生免疫反应；免疫反应发生后补体被激活时，中性粒细胞在肺血管内聚集滞留，释放蛋白酶等物质，肺血管内皮细胞受损，通透性增加液体渗入肺间质和肺泡，导致肺水肿和呼吸窘迫综合征。

（6）输血后紫癜：血小板HPA-1抗原阴性的患者，因多次妊娠或输血体内产生了大量的抗HPA-1抗体。当再次输入HPA-1抗原阳性的血液时，供体的HPA-1抗原与受体的抗HPA-1抗体形成免疫复合物，此复合物还可以吸附到受血者血小板的表面，使供体的HPA-1抗原阳性血小板和受体的HPA-1抗原阴性血小板均可以被受血者体内的单核巨噬细胞破坏。输注抗HPA-1抗体阳性的血浆给HPA-1抗原阳性的患者，同样可以引起输血后紫癜。

（7）循环负荷过重：对于心肺功能不健全或者有严重疾患的病人，体弱多病者，慢性贫血患者，老人、儿童尤其是婴幼儿，在短时间内大量快速地输血和输液，使血容量迅速增加超过患者心脏或循环的负荷能力，从而导致充血性心力衰竭或急性肺水肿，严重时可导致死亡。

（8）枸橼酸盐中毒：当快速输入ACD或CPD抗凝的全血或血浆（>100 mL/min）或在2 h内输血量>6 000 mL时，超过机体对枸橼酸盐的代谢速度或代偿能力，就会引起枸橼酸盐蓄积中毒及低钙血症。有人建议：首次输入2 L血液以后，每输入1 L血给10%葡萄糖酸钙10 mL，经另一静脉输入。血浆置换时如使用新鲜冷冻血浆作为置换液容易发生枸橼酸盐中毒。

（9）细菌污染：由于采血器材的消毒不彻底、静脉穿刺部位消毒不严、血液成分制备时的污染、输血时的污染等原因造成给患者输入的血液或血液成分被细菌污染，细菌污染性输血反应的严重程度取决于细菌的种类、数量、患者的机体状态和免疫功能，严重时可导致死亡。

（10）血小板输注无效：患者反复输注HLA及血小板血型不相容的血小板成分时，由于病人体内异常产生了大量的同种免疫性抗体，当再次输入血型不合的血小板时可以发生血小板输注无效。此外，患者如果有肝脾肿大、发热、感染、出血、DIC等疾病可使输入的血小板损耗增加，也可导致血小板输注无效。

2. 输血传播性疾病

（1）病毒性肝炎：凡是输血或是血液制品引起受血者发生肝炎，无论有无肝炎症状和体征，只要血清学检查有阳性的标志者，都可称为输血后肝炎，病毒性肝炎目前至少可以分为甲型、乙型、丙型、丁型、戊型、庚型六种，其中乙型、丙型、丁型、庚型主要是通过输血及血液制品传播的。据国外报道输血后肝炎的发生率为 2.4% ~ 27.3%，其中以丙型肝炎为主，占输血后肝炎的 90% 以上；乙肝的发生率为 0.3% ~ 1.7%，占输血后肝炎的 7% ~ 17%。

（2）艾滋病：AIDS 患者和 HIV 携带者均为 AIDS 的传染源。在这些人的外周血液、组织液、精液、阴道分泌物、乳汁、脑脊液、骨髓、中枢神经系统和皮肤均可分离到病毒。除通过输血传播外还有很多传播途径。

（3）梅毒：主要通过性接触传播，但也可以通过胎盘传播和输血传播。梅毒螺旋体在体外的生存能力很低，4℃条件下可生存 48 ~ 72 h，40℃失去活性，100℃立即死亡，因此应尽量输用 2 ~ 6℃保存 3 d 以上的血液。

（4）疟疾：输注全血和血液成分均有传播疟疾的危险。输血相关性疟疾的预防主要是对献血员的筛选工作。

（5）巨细胞病毒感染：巨细胞病毒（CMV）的感染途径有输血、器官移植、性接触、哺乳和通过胎盘等，以输血为最多见。CMV 的感染多发生在免疫力低下的受血者。输血传播的巨细胞病毒主要与献血员的白细胞有关，输用保存血时 CMV 感染的机会比输用新鲜血时少。去除白细胞的血液及成分可以预防 CMV 的感染。

（6）T 淋巴细胞病毒感染：T 淋巴细胞病毒可导致成人 T 淋巴细胞白血病。此病毒可以分为两种：HTLV-Ⅰ型和 HTLV-Ⅱ型。其中 HTLV-Ⅰ型流行广泛，对人类危害较大。其传播途径与 HIV 相似。

第二节 血液透析

血液透析在我国的正式启用始于 1973 年，90 年代后血液透析技术有了很大的进步，在尿毒症患者的维持治疗中占有重要的地位。血液透析是血液与透析液之间进行溶质交换的过程，由透析机、水处理设备、透析液和透析器组成的系统完成。

一、基本原理

血液透析是根据膜平衡的原理，利用半透膜两侧的溶质浓度梯度差，将血液通过半透膜与透析液接触，可透过半透膜的小分子物质进行跨膜运动，最终达到动态平衡。

血液透析中溶质的转运方式有如下两种。

（1）弥散：溶质从浓度高的一侧通过半透膜向浓度低的一侧移动。血液中的代谢产物如尿素、肌酐、电解质等可以通过透析膜弥散到透析液中，而透析液中的碳酸氢根、醋酸根等也弥散到血液中，起到清除代谢产物并纠正酸碱失衡和电解质紊乱的作用。

（2）对流：在跨膜压的作用下，液体从压力高的一侧通过半透膜向压力低的一侧移动称为超滤，其中的溶质也随之通过半透膜，这种方法即为对流。弥散对小分子溶质的清除效果比对流要好，而对流则比弥散清除中、大分子溶质效果更好。

血液透析主要是通过弥散和对流的作用，使血液中可透过的溶质进行交换和清除，达到治疗的效果，对溶质和水分的清除能力主要与透析器的类型、透析时间、溶质分子的大小、血流速度和跨膜压差有关。

二、适应证和禁忌证

（一）适应证

（1）急性肾功能衰竭：有明显的水钠潴留表现；无尿两天或少尿两天以上；血钾达 6.0 mmol/L 以上；血尿素氮大于 25 mmol/L；少尿伴血肌酐 442 μmol/L 以上；少尿伴每日血尿素氮升高 6 mmol/L，或每日肌酐升高大于 176.8 μmol/L。

（2）慢性肾功能衰竭：内生肌酐清除率（Ccr）< 5 ~ 10 mL/min、出现水潴留、心力衰竭或尿毒症性心包炎或有难以控制的高血压和高磷血症。

（3）急性药物或毒物中毒：分子量小、蛋白结合率低的药物和毒物易被血液透析清除。安眠、镇静、巴比妥类药物包括眠尔通、安眠酮、地西泮、水合氯醛、氯丙嗪等，解热镇痛药包括乙酰水杨酸、非那西丁、扑热息痛，三环类抗抑郁药包括阿密替林、多虑平等，心血管药包括洋地黄类、奎尼丁、苯妥英钠、硝普钠等，肾毒性、耳毒性抗生素包括氨基糖苷类、万古霉素、多黏菌素等，毒物包括有机磷类、四氯化碳、三氯乙烯、砷、汞等。

（4）难治性充血性心力衰竭、急性肺水肿等。

（二）禁忌证

目前血液透析无绝对禁忌证，但以下情况应慎用：休克或低血压，严重的出血倾向，心功能不全或严重的心律失常不能耐受体外循环，恶性肿瘤晚期，精神失常的患者，脑血管意外的患者等。

三、临床实施

（一）血管通路的建立

目前，对血管通路方式的选择主要根据肾功能衰竭的类型和透析的紧急性，分为暂时性血管通路和永久性血管通路。

1. 暂时性血管通路

本方法操作简单，可以立即建立并使用，适用于紧急、短期内实施血液净化治疗，一般能维持数小时至数月。常用的方法包括以下三种。

（1）直接动静脉穿刺：临床较常使用，但动脉穿刺置管存在血栓形成、肢体坏死、动脉瘤等并发症。

（2）经皮中心静脉穿刺：是目前暂时性血管通路建立的首选、常用方法，可选择经皮颈内静脉、锁骨下静脉和股静脉置管。

（3）动静脉外瘘：又称为 Quiton-Scribner 分流，由于外瘘容易感染并影响行动，目前已被中心静脉置管取代。

2. 永久性血管通路

本方法主要适用于维持性血液透析治疗，主要包括动静脉内瘘和移植动静脉内瘘，前者最常用，后者主要用于自身血管条件差、静脉纤细或短缺，或经过多次内瘘吻合自身血管已无法利用时。

（二）血泵的应用

血泵是连接血液透析动脉系统和静脉系统的动力装置，它将动脉系统的血液输送到透析器，再输送回患者体内，血液透析时血流速度常设定为 200 ~ 300 mL/min。

（三）透析器

目前临床上多采用有中空纤维的透析器，其体积小、透析面积大。根据制作材料的不同分为纤维素膜和合成膜，纤维素膜如醋酸纤维素膜、铜仿膜等，合成膜如聚丙烯腈膜、聚乙烯醇膜等，临床上使用的透析器多为纤维素膜。

（四）透析液

透析液的基本要求为不含杂质、无菌、无离子和无致热源，其内所含的成分与正常血浆内各电解质浓度相当，而渗透浓度可高于血浆。透析液的成分和性状与血液透析时溶质的清除相关，并且水质不纯容易引发并发症，如硬水综合征等，目前采用反渗透水处理保证达到理想水质要求。对于小儿、高龄、心血管功能不稳定等患者由于不能耐受醋酸盐透析液，因此多选用碳酸盐透析液。透析液以与血流速度相反的方向流经血液透析器中空纤维以外的空腔，实现血液透析。

（五）抗凝技术

血液透析时为防止透析器和血液管道凝血，需要进行抗凝。常用的抗凝方法有以下四种。

（1）全身肝素化法：首剂 2 000 U 于透析开始时静脉注入，并以 1 200 U/h 动脉端泵入，透析结束前 30 ~ 60 min 停用。

（2）局部肝素化：用于有明显出血倾向的患者，从透析器前注入肝素，同时透析器后鱼精蛋白中和肝素。

（3）低分子肝素法：静脉注射首剂 4 000 U，维持剂量为 750 U/h，对有出血倾向和活动性出血患者较普通肝素安全。

（4）无肝素透析法：用于有活动性出血的患者。透析前用含肝素的生理盐水冲洗并浸泡 10～15 min，然后用生理盐水冲洗后使用。透析中尽量提高血流量，每隔 15～30 min 用生理盐水 100～200 mL 冲洗透析器。

四、并发症

（一）急性并发症

（1）失衡综合征：是在透析过程中或透析结束后不久出现的以神经系统为主要表现的综合征。产生原因是透析时血液内的代谢产物迅速被清除，但脑实质、脑脊髓中的尿素及其他物质受血脑屏障的限制，浓度下降较慢，因此形成了血浆和脑脊液之间的渗透浓度差，使水分进入脑组织，从而造成脑水肿和脑脊液压力增高，出现神经系统的症状。防治措施是缩短首次透析的时间，减慢尿素的下降速度，适当提高透析液中钠和葡萄糖的浓度。

（2）首次使用综合征：首次使用综合征是使用新透析器发生的一组症候群，分为严重的过敏现象（Ⅰ型反应）和胸痛、背痛等非特异性症状（Ⅱ型反应）。Ⅰ型反应多发生在透析开始后 5～30 min，每出售 10 万个透析器中约有 5 个会发生过敏现象；Ⅱ型反应多发生在透析 1 h 内，每 100 次透析中有 3～5 次非特异性症状的发生。

（3）低血压：引起低血压的原因主要有：①超滤过高过快，超过了组织间液对血浆的再充盈率；②采用醋酸透析液时醋酸盐使外周血管扩张，抑制心肌收缩力；③透析膜生物相容性差，血液与滤膜接触，激活补体或炎性介质释放，引起低血压和休克；④晶体物质被迅速清除，血浆晶体渗透压降低，细胞外液量减少，细胞内水肿；⑤透析液受污染，细菌产生的内毒素可以弥散入血，引起低血压；⑥医源性低血压是在肾脏替代治疗开始之前短时间内或之后给予抗高血压药物或血管扩张药引起的，避免在血液透析开始前 4 h 内或更长时间给予抗高血压药物（随药物半衰期而定）。

（4）高血压：透析中血压突然升高多见于过多或过快超滤导致血浆肾素活性增高、失衡综合征、紧张恐惧，特别是原有高血压的患者。

（5）心律失常：常见的原因是高钾血症和低钾血症。高钾血症引起的心律失常多表现为高度窦房阻滞、房室交界性心律、室性自主心律等，透析中发生快速性心室异位节律较少见。

（6）出血：常见的原因为肝素引起的各种内出血，还可以由于动静脉导管的压力过高引起泵管破裂或导管连接处松脱，引起大出血。

（7）肌肉痛性痉挛：多见于透析时低血压，超滤过多或透析液中钠浓度较低，可通过提高透析液钠浓度预防肌肉痉挛的发生。

（8）透析液配制异常：透析液配制中各种成分的比例异常可以引起低钠、高钠、低钾、高钾等，透析液中有害物质超量会造成透析性脑病及溶血。

（9）空气栓塞：是致命的并发症，主要由于装置漏气或管道破损使空气沿管路进入体内。

（10）发热。透析刚开始出现的发热可能由于：①管道冲洗不净，残留的消毒剂；②透析器装置灭菌时间不足，或透析器中细菌繁殖产生内毒素；③透析过程中的输血或输液反应。

（二）远期并发症

（1）贫血：肾衰导致的慢性贫血，并且每次透析中失血和频繁化验检查需要抽血，使贫血更难以纠正。

（2）淀粉样变：血液透析对清除体内 β_2 微球蛋白的能力较差，因此血液中 β_2 微球蛋白的浓度长期升高，与透析引起的淀粉样变性有关。

（3）透析性脑病：长期血液透析引起的进行性脑病，多见于透析的 2～3 年后，发病原因之一可能与脑组织中铝浓度升高有关系。

（4）病毒性肝炎：血液透析患者经输血注射或接触血液污染的医疗器械发生病毒性肝炎的机会明显增加。

(三）永久性血管通路的并发症

1. 直接动静脉内瘘的并发症

（1）血栓形成：早期动静脉血栓形成多出现在术后 24 h 内，应立即再次手术。后期血栓形成常见于过早使用尚未成熟的动静脉内瘘，应严格掌握首次使用动静脉内瘘的时间一般在 3~4 周后。

（2）出血：常发生在术后 24 h 内。

（3）假性血管瘤：主要由静脉血管局部扩张引起，一般不需特殊处理。

（4）感染：应及时使用敏感抗生素，必要时切除感染灶，关闭内瘘。

（5）动静脉分流量过大导致心脏负荷过重：常见于心功能不全的老年患者，吻合口内径 ≤ 4 mm 发生少。

2. 移植血管的动静脉内瘘的并发症

其主要为栓塞和感染。移植血管栓塞发生率高于直接动静脉内瘘，自体和异体血管栓塞的发生率高于人工血管。血管栓塞主要与移植血管材料的生物相容性、术前处理和血管吻合技术有关。移植血管感染主要与穿刺有关，穿刺时应严格无菌操作。

第三节　腹膜透析

腹膜透析是治疗急、慢性肾功能衰竭的有效措施，近年来随着透析装置和消毒方法的改进，腹膜透析的应用更加广泛。它具有对免疫系统干扰少、失血少、透析时低血压发生率低等特点，在治疗慢性肾功能不全使用最广泛。

一、基本原理

腹膜是一种具有半渗透性的生物膜，具有扩散、渗透、分泌和吸收的功能，成人腹膜的总面积与体表面积相仿，比两侧肾脏的肾小球滤过面积（1.5 m^2）和一般的血液透析膜面积（0.8~1.0 m^2）大，但腹膜参与溶质交换的毛细血管数目只占总面积的 5%。腹膜透析是利用腹膜作为透析膜，将透析液灌注腹膜腔，与腹膜表面的毛细血管进行弥散与渗透作用，高浓度侧的小分子溶质通过腹膜向低浓度一侧弥散，而水分子则由高渗透压一侧向低渗透压一侧渗透，最后达到膜两侧的平衡，因此通过反复地向腹腔内灌洗和放出透析液，可以使体内潴留的代谢废物、水和电解质得到清除，达到治疗的目的。

腹膜透析过程中溶质的转运主要通过弥散和超滤的方式。弥散是腹膜透析清除小分子代谢产物的主要方式，溶质的分子量和腹膜的阻力是影响弥散的主要因素。超滤是清除水分的主要方式，通过透析液和血液的渗透压差超滤清除多余水分。

二、适应证和禁忌证

（一）适应证

（1）慢性肾功能衰竭：血肌酐 > –442 μmol/L 或肌酐清除率 < 10 mL/min，伴出现尿毒症症状者。

（2）抢救重症药物中毒无血液灌流装置时：分子量小于 5 000 道尔顿及以游离形式在血液中存在的药物或毒物易从腹膜透出。

（3）急性肾功能衰竭非高分解代谢型。

（二）禁忌证

腹膜透析没有绝对的禁忌证，下列情况下不宜进行腹膜透析：广泛的腹膜粘连，严重的腹壁感染，近期腹部做过大手术，腹腔内弥漫性恶性肿瘤，腹腔内脏外伤，妊娠，膈疝等。

三、临床实施

(一) 腹膜透析管

长期维持性导管中常用的是Tenckhoff管,不易屈曲、阻塞,成人用的透析管全长35～40 cm,分为体外段、皮下段和腹腔段。

(二) 透析管路的建立

透析管的置入前先排尿或导尿及灌肠排便,置入方法分为以下两种。

(1) 切开法:一般是在脐与耻骨联合线上1/3或左下腹旁侧位(与右下腹麦氏点相对应的部位)全层腹壁切开,分离至腹膜并切开,用卵圆钳夹持透析管前端直视下送入膀胱直肠陷窝内(约15 cm),将近导管尖部的涤纶环置在腹膜外,将腹膜做双荷包缝合以防渗漏,试注入腹透液1～2 L,以观察是否流出通畅,分层缝合腹肌、筋膜,再作导管皮下隧道,皮肤出口与皮下另一涤纶环应距离2～3 cm,导管出口位置应置侧位,方向朝下为宜。

(2) 穿刺法:穿刺前先向腹腔内注入腹膜透析液1 000 mL,以腹部正中线或腹直肌外缘为穿刺点,局麻后于穿刺处皮肤做一小切口,套管针刺入腹腔,令患者做鼓腹动作,进入腹腔有落空感,拔除针芯有透析液流出,放入透析管,当透析管内端置入膀胱直肠窝时患者有便意或尿意,退出套管针及导丝,建立皮下隧道并固定透析管。

(三) 透析液

根据心衰的程度和急需超滤的速度可选用1.5%～4.25%的葡萄糖透析液,3%～4.5%的透析液每次灌入2 L,留置35～40 min,可清除水分300～500 mL,用2.5%的葡萄糖透析液,每小时可超滤100～200 mL。对有糖尿病的患者应注意监测血糖,必要时透析液或腹腔内可加用胰岛素。

(四) 实施方法分类

国内常用的有间歇性腹膜透析(intermittent peritoneal dialysis,IPD)和连续性非卧床腹膜透析(continuous ambulatory peritoneal dialysis,CAPD)两种,CAPD为透析过程不断进行,虽然透析液的流量低,但透析时间长,对中分子物质的清除最为充分,患者自我感觉良好,透析液的用量以8 L/d为基础,白天留置4～5 h共3次,夜间9～12 h一次,每周6～7 d,IPD清除水分多,腹膜炎的并发症相对少,可以排除更多的氮质,每日交换4～5次,每次2 L,每周7 d。

(五) 具体实施

将2 L透析液加热至37℃后,通Y型管及连接管与透析管相接,悬挂于腹腔上1 m高度,通过重力的作用使透析液进入腹腔,透析液流完后夹闭管道,留置30～45 min后将透析袋打开,放置在低于腹腔1 m的地方,借助重力和虹吸的作用将残留在腹腔内的液体引流出来。

四、腹膜透析的并发症及处理

(一) 插管引起的并发症

插管导致的出血、内脏穿孔、肠梗阻、透析液引流不畅、透析液渗漏等,避免方法是操作时小心谨慎,技术熟练。

(二) 腹膜炎与肺部感染

腹膜炎是腹膜透析最常见的并发症,细菌性腹膜炎最多见,还可以出现真菌性腹膜炎和化学性腹膜炎,影响透析的疗效和病死率。多经皮肤或透析管道感染,一般更换透析连接管,透析液连续冲洗或腹腔内给予抗生素即可,症状严重应及时改做血液透析。腹膜透析和患者长期卧床均可使横膈抬高,影响肺通气,易发生肺不张或肺部感染。

(三) 腹痛腹胀

可能与灌注或排出液体的速度过快、透析管放置过深、透析液温度过低或过高、腹膜炎、透析液过酸等原因导致,去除原因后可以缓解。

（四）水电解质紊乱

透析期间不能有效地控制水盐的摄入，透析液引流不畅等可以导致水过多和肺水肿。使用高渗性透析液可以快速脱水，发生高张性脱水。透析液的配制不当或腹腔感染不能控制可以引起低钾血症等电解质紊乱。

（五）营养缺失综合征

CAPD 的患者时蛋白质和氨基酸的丢失特别多，尤其是腹膜炎后，容易出现低蛋白血症，一次交换液可以丢失氨基酸 0.5 g 和蛋白质 1.0 g，因此每日饮食中至少应该供给生物效价高的蛋白质 50 ~ 60 g，每日热卡在 2 000 大卡以上。

参考文献

[1] 尹利华，陈少华，范海燕. 血液学检验[M]. 武汉：华中科技大学出版社，2017.
[2] 胡晓梅. 邓成珊血液病诊疗传真[M]. 北京：北京科学技术出版社，2016.
[3] 阮幼冰. 血液病超微病理诊断学图谱[M]. 沈阳：辽宁科学技术出版社，2015.
[4] 李娟，王荷花，血液病简明鉴别诊断学[M]. 北京：人民卫生出版社，2016.
[5] 孙仁华，黄东胜. 重症血液净化学[M]. 杭州：浙江大学出版社，2015.
[6] 李德爱，李雪松，张晓坚. 血液病治疗药物的安全应用[M]. 北京：人民卫生出版社. 2015.
[7] 王建祥. 血液病诊疗规范[M]. 北京：中国协和医科大学出版社，2014.
[8] 张献清，胡兴斌. 实用临床输血医学[M]. 西安：第四军医大学出版社，2014.
[9] 夏琳，姜傥. 临床输血医学检验[M]. 武汉：华中科技大学出版社，2014.
[10] 陈庆莹，周芳. 血液科标准化诊疗工作手册[M]. 北京：军事医学科学出版社，2015.
[11] 唐旭东，胡晓梅. 麻柔血液病带教实录[M]. 北京：北京科学技术出版社，2016.
[12] 徐卫. 血液科临床处方手册[M]. 南京：江苏科学技术出版社，2016.
[13] 马梁明，朱秋娟，贡蓉. 血液系统恶性肿瘤非手术治疗[M]. 武汉：华中科技大学出版社，2015.
[14] 颜霞，王国权，侯彩妍. 血液病百问百答[M]. 北京：军事医学科学出版社，2014.
[15] 葛建国. 临床处方用药指导丛书血液病用药指导[M]. 北京：人民军医出版社，2015.
[16] 孙世仁，刘宏宝，李嵘. 血液透析患者手册[M]. 西安：第四军医大学出版社，2013.
[17] 吴怡春，徐熠熠. 血液学检验实训指导[M]. 杭州：浙江大学出版社，2013.
[18] 袁成录. 现代血液内科疾病基础与临床[M]. 北京：科学技术文献出版社，2013.
[19] 王质刚. 血液净化学[M]. 北京：北京科学技术出版社，2016.
[20] 丁淑贞，郝春艳. 血液科临床护理[M]. 北京：中国协和医科大学出版社，2016.
[21] 张伯礼，高学敏. 常见病中成药临床合理使用丛书血液科分册[M]. 北京：华夏出版社，2015.
[22] 高广勋，董宝侠. 血液病分子病理诊断学[M]. 西安：第四军医大学出版社，2016.
[23] 阮长耿，沈志祥，黄晓军. 血液病学高级教程珍藏本[M]. 北京：人民军医出版社，2015.
[24] 黄振翘. 沪上中医名家养生保健指南丛书常见血液病的中医预防和护养[M]. 上海：复旦大学出版社，2016.
[25] 刘振，吴圣豪，郑翠苹. 多发性骨髓瘤患者血清IL-16水平的检测和意义[J]. 临床血液学杂志，2015（04），594-596.